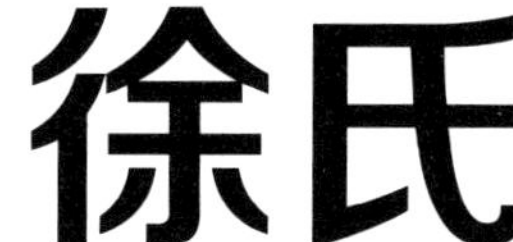

徐氏对应疗法

徐明光 著

徐百贤 俞大雄
周玲娣 吴红英 整理

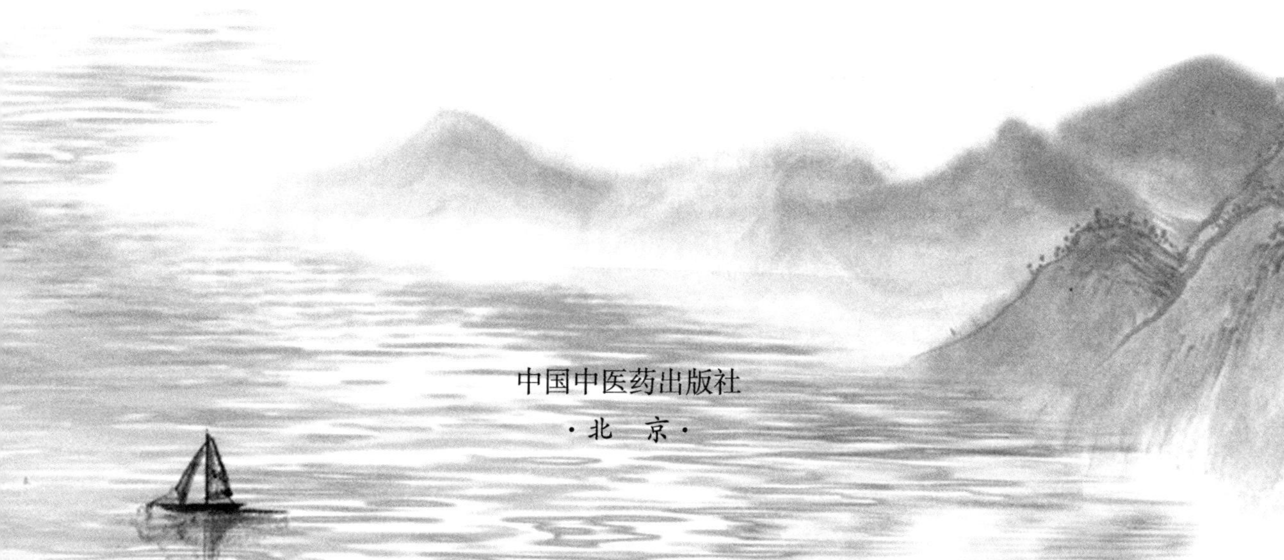

中国中医药出版社

·北 京·

图书在版编目（CIP）数据

徐氏对应疗法 / 徐明光著 .— 北京：中国中医药出版社，2019.12（2021.2 重印）

ISBN 978-7-5132-5864-7

Ⅰ . ①徐…　Ⅱ . ①徐…　Ⅲ . ①针灸疗法　Ⅳ . ① R245

中国版本图书馆 CIP 数据核字 (2019) 第 247394 号

中国中医药出版社出版

北京经济技术开发区科创十三街 31 号院二区 8 号楼

邮政编码　100176

传真　010-64405721

印刷　三河市同力彩印有限公司印刷

各地新华书店经销

开本 787×1092　1/16　印张 9　彩插 2.25　字数 238 千字

2019 年 12 月第 1 版　2021 年 2 月第 2 次印刷

书号　ISBN 978-7-5132-5864-7

定价　69.00 元

网址　www.cptcm.com

社长热线　010-64405720

购书热线　010-89535836

维权打假　010-64405753

微信服务号　zgzyycbs

微商城网址　https：//kdt.im/LIdUGr

官方微博　http：//e.weibo.com/cptcm

天猫旗舰店网址　https：//zgzyycbs.tmall.com

如有印装质量问题请与本社出版部联系（010-64405510）

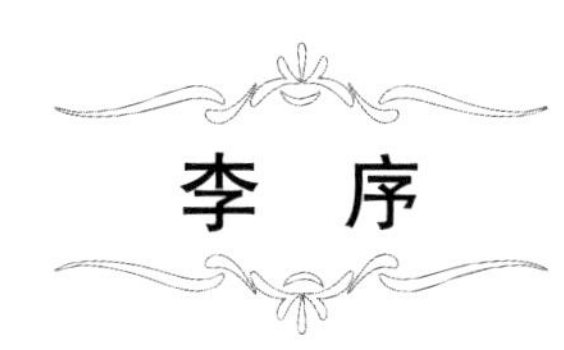

李　序

上海自开埠以来，中西交汇，海纳百川，藉由各方砥砺，各行各业均能别开生面，而有海派之称，于针灸学术亦然，有海派针灸之誉。余因循经考穴，整理医籍，深究明堂，传针海上，凡七十年（为此有拙著《循经考穴五十年》《海上传针六十年》），有幸阅历针灸学术由清末以来之式微而至如今之兴盛，由海内传承以至弘传于海外，其间端赖诸位同仁能薪火相传，推陈出新，发扬光大。而徐君明光是其中之一员。

徐君明光，早年为海派针灸大师杨永璇先生之高足，尽得其师之传，其后在海外行医，近二十年间则在澳大利亚传承与弘扬杨氏针灸，颇有业绩。近以新撰之《徐氏对应疗法》示余，览阅之后，则知在其师经验上又有所创新矣。

《灵枢》所载之针法，后世每多发挥，其中如“巨刺”“缪刺”等刺法，常为针灸界师法。回溯二十世纪五十年代，有张崇一氏提出：经脉上段输穴所主治，此经脉之中下两段输穴也能主治；经脉中段输穴所主治，此经脉上下两段之输穴也可主治。以后降至六十年代，尚古愚氏将“巨刺”“缪刺”与“远道刺”结合，以成“同经相应取穴法”，风行海内。降至七十年代，徐君又与王君卜雄结合临床实践，总结了历代文献中输穴主治规律，发现“经络分区对应”之法。此法较之“同经相应取穴法”，更为丰富灵活，同时又对经络学说之研究有所启迪。

徐君四十余年来坚持研究并运用于临床，发皇古义，推出新知，余深为嘉许。

此书之出版，将为临床医者提供新的思路和方法，若能举一反三，深入开拓，则更具不可估量之价值，诚针灸临床不可或缺之参考著作也。爰乐而为序。

李鼎

序于上海中医药大学

岁次己亥（2019年）孟夏

李鼎教授（1929—　）：中医针灸界泰斗，国家级非物质文化遗产针灸项目代表性传承人，上海中医药大学终身教授，博士生导师。

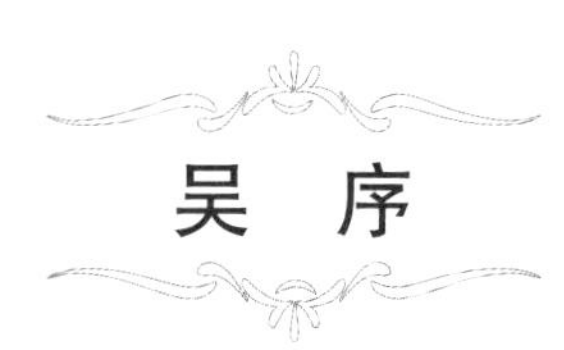

吴 序

海派中医是中国中医药史上的一颗璀璨明珠。自清末民国以来，上海吸引了一大批名医名师，形成了数十个声名显赫的医家流派。海派中医名家精湛的医术与深厚的文化底蕴，是现今中医药人学习的榜样、成长的标杆。而说到海派中医针灸流派，其中最有影响力的当数“陆氏针灸”和“杨氏针灸”。徐明光先生乃海派中医“杨氏针灸”第二代传人，跟随针灸大师杨永璇先生达8年之久，为跟师时间最长的弟子，并深得其真传。20世纪七八十年代，徐明光先生曾先后在上海龙华医院、曙光医院和岳阳医院工作，并任上海曙光医院针灸科负责人。其后，徐明光先生又受国家委派出访中国香港、新加坡等地，90年代旅居澳大利亚。2012年，其又受上海中医药大学原校长严世芸教授所托，回国负责整理杨永璇学术经验。2014年在上海中医药大学附属曙光医院成立海派中医“杨氏针灸”流派传承研究基地期间，我与徐明光先生一同被聘为顾问，他将珍藏的杨永璇先生手稿毫无保留地交予曙光医院影印，用于“杨氏针灸”流派学习、研究、传承和发展。

中医的发展首要在传承，徐明光先生临床50余年，不仅继承了名师经验予以发扬，且能厚积薄发、推陈出新。徐明光先生从20世纪70年代即在上海研究“对应疗法”，经过数十年来的理论探索与临床实践，撰写成《徐氏对应疗法》一书，今邀我作序，阅读后发现该书为远道取穴提供了一种全新的思路。有人认为针灸就是哪里痛针哪里，其实针灸要想取得好的疗效，不应仅仅局限于局部取穴，而是要在中医整体观念的基础上辨证论治，运用望闻问切等手段，辨证取穴，并与上病下取或左病右取，或局部与远端取穴相结合。该书对这方面有了全新的阐述，对辨证、取穴、刺法以及推拿、刮痧等均有所创新，为临床上不可多得的参考书。

徐明光先生在书中提出10种基本的对应治疗规律，其实还有更多的对应规律有待总结，希望借由此书的出版，能够将此疗法发扬光大，并不断地丰富对应疗法，以推进针灸事业的发展，为造福于人类而努力。

吴焕淦
2019年6月于上海市针灸经络研究所

吴焕淦教授：中国针灸学会副会长，上海市针灸学会会长，上海中医药大学首席教授，上海市针灸经络研究所所长，全国政协委员。

对应取穴　大道至简

（代自序）

中医学是中华民族优秀的传统文化，在数千年的医疗实践中形成了独特的理论体系，成为世界医学尤其是世界传统医学宝库中的一朵奇葩。

中医是世界传统医学中理论体系及实践经验发展传承最为完善的医学。正如国医大师裘沛然老师在他的论文与著作中多次提及，中医是“令人瞩目的世界医学宝库”，而针灸更是中医宝库中的瑰宝。几千年来，中医针灸不仅在诊治疾病、养生保健方面发挥了重大的作用，而且已经广泛传播至世界各地，造福了多国人民。2018年，世界卫生组织（WHO）提议，自2019年起将针灸纳入全球主流医学纲要范畴。目前西方许多大学已开设了针灸课程，从本科到博士学位都有设立。学习、从事、研究针灸的外籍人士越来越多，甚至超过了华人的数量。针灸在国内外的发展前景不可估量。

但是在这一片繁荣景象之中，亦存在着令人担忧的问题。针灸疗法的选穴主要分为局部、邻近、远端及随症四方面。目前在临床上，许多医师对局部取穴过度依赖，滥用“阿是穴”的现象比较普遍，忽略了经络的重要性。《黄帝内经》中提到“上病下治、下病上治、左病右治、右病左治”等远端取穴思路更是被束之高阁。笔者在跟随针灸大师杨永璇的8年中，杨老常将“不明脏腑经络，开口动手便错”这句话挂在嘴边。《黄帝内经》并没有详细阐述远端取穴的具体规律，笔者在其后40余年的临床生涯中，一边遵循“重视经络、辨经施治”的理念，一边在实践中不断探索远道取穴的法则，以提高临床疗效。在这个过程中，经络对应疗法也在偶然的契机中诞生了。

1963年，笔者好友王卜雄医师在上海龙华医院接诊了一位腕关节扭伤的患者，这名患者经多次局部敷药、针灸均无显效。之后，该名患者因发热于臀部注射了青霉素，腕关节扭伤竟然不治而愈。王医师向笔者分享了这一案例，由此我们联想到《杂病穴法歌》中有腕骨穴能治“腰连腿痛”的记载，遂意识到臀部与腕部当有关联。随后，笔者在临床中进行了大量的实践积累、文献查阅与归纳整理，逐步将这样类似的对应关系扩展到了全身，从而建立起较为完整、详细的“经络对应疗法”理论体系。以此法指导临床作远道取穴，有操作简单、效果显著、有章可循、复制性强等主要特点。

对应疗法可谓人体疾病的另一串“开关”，取穴可做到精要准确，常取一两个穴位，便有远端感应或传导现象，从而能够达到事半功倍的神奇疗效。

20世纪70年代，WHO亚洲传统医学考察团中有一位东南亚国家的总统医学顾问，其左大腿有一痛点，经过多年的治疗疼痛依然未除。该顾问来中国考察，先到北京求治，未能获得痊愈，后又到上海，市卫生局希望曙光医院能在其上海考察期间给予治疗，笔者因此受命，被派往该总统医学顾问的住处为其诊治。经过检查，笔者发现在其右手臂的对应区有一个明显的压痛点，于是在该对应压痛点下针，针后两处痛点均消失，可谓一针见效，当时在场的其他国家官员都惊叹不已。

同时，对应疗法的特点是取穴十分灵活。例如治疗颈项部病症，既可以根据“肘膝对置－躯干对应法”选取手腕部穴位，也可以根据“下肢－躯干逆向对应法”选取足踝部穴位。又如腰臀部病症，可以根据“上肢－躯干顺向对应法”取腕上部穴位。如天气寒冷，肩臂部病症处脱衣不便，则又可以根据“上下肢逆向对应法”取踝部及腕部穴位进行治疗。

1993年，笔者在上海市香山中医医院讲课，正逢一位领导的家人因患腰骶痛，行动不便，曾在某附属医院治疗2周无显效来就诊。笔者对其针刺双侧养老及百会穴，针后患者顿觉腰骶痛消失，自己能走下3楼。2004年，笔者回上海探亲访友，得知这位领导的家人自上次针后，腰骶痛11年未再复发。

对应疗法应用领域相当广泛，不仅在针灸疗法中应用甚广，而且在推拿、刮痧、拔罐、膏药、指针等中医外治法中均可使用，同时也为广大医者及中医爱好者提供了一套较为完整的人体取穴治病保健的“地图”。

2017年，笔者在上海教学门诊时，一位员工突觉胸闷气急，经询问得知该员工患有哮喘病已6年，今因带教诊室空间狭小，空气浑浊而哮喘发作。笔者嘱其仰卧，先用拇、食二指用力捏左、右双侧筑宾穴约1分钟，患者即感胸闷气急缓解，续用拔罐器吸双侧灵墟穴，约5分钟该员工胸闷气急平息。

对应疗法是在前人的基础上，加以总结提炼，并且有效运用于临床的一种中医疗法。远道取穴，操作方便，易学易行，如能为当前的中医临床提供一种新思路，吾心甚慰。

徐明光

2019年6月于墨尔本

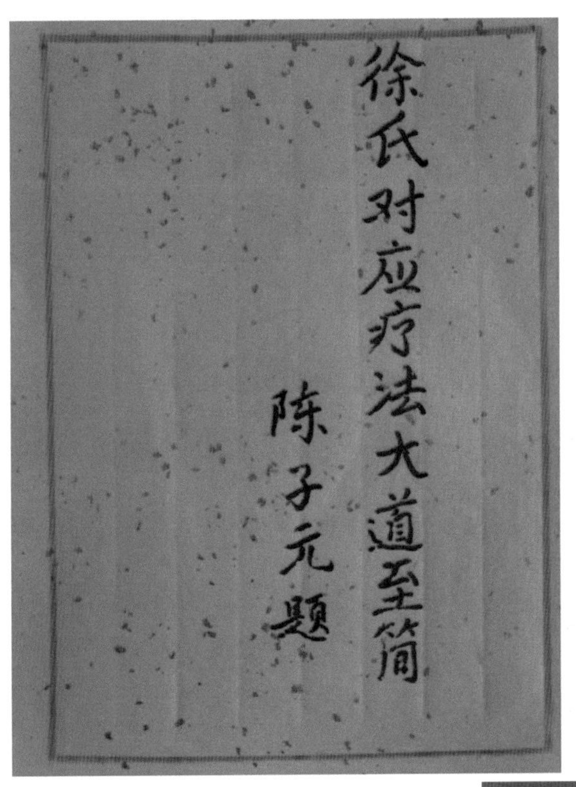

图 0–1　陈子元为《徐氏对应疗法》题词 [陈子元教授(1924—), 中国科学院院士 (学部委员)]

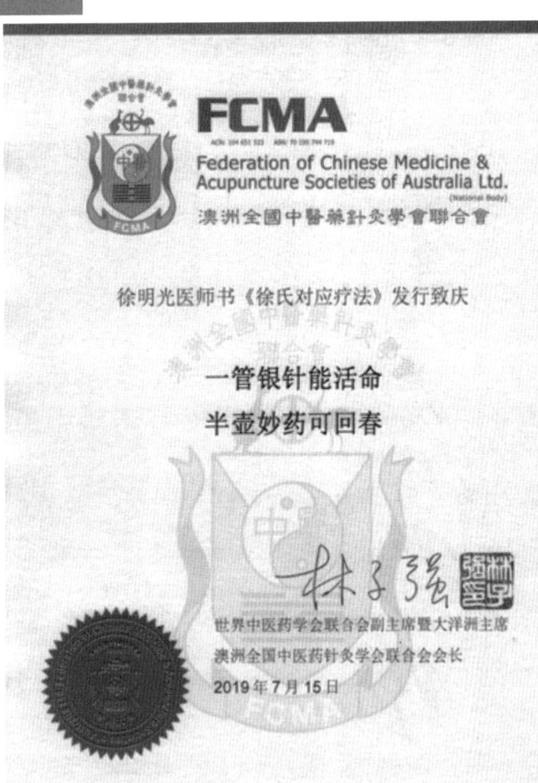

图 0–2　林子强会长为《徐氏对应疗法》写的致庆词

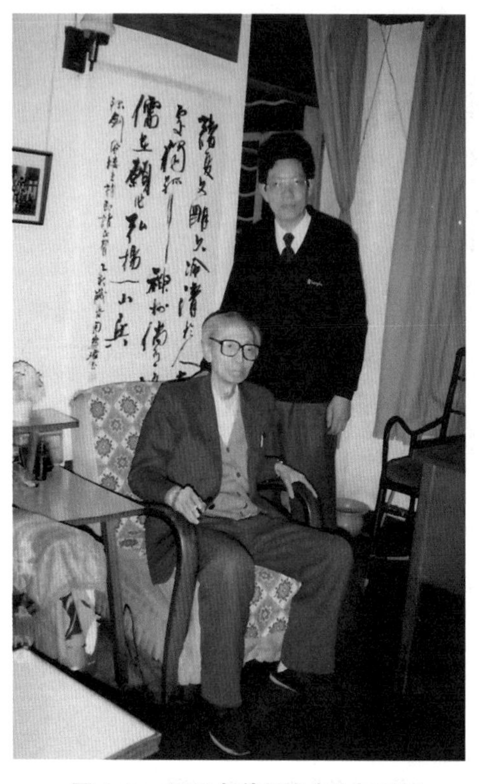

图 0-3　1996 年徐明光先生与国医大师裘沛然合影

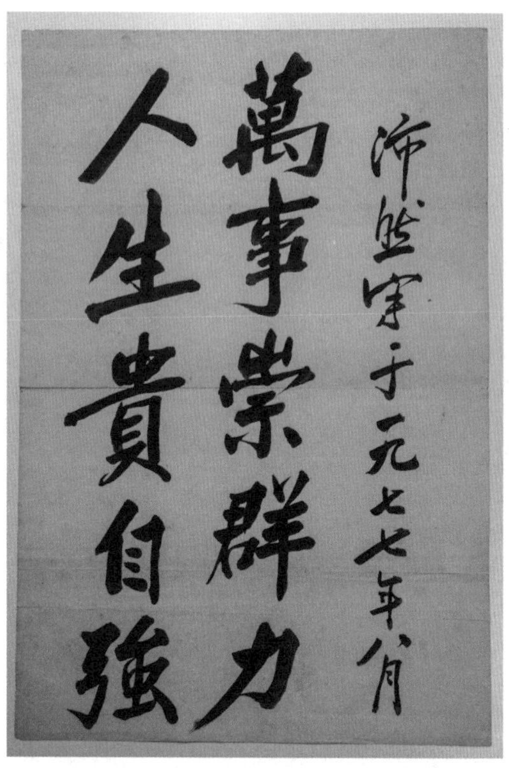

图 0-4　1977 年 8 月徐明光先生在裘老师家中，老师为其亲笔书写的对联

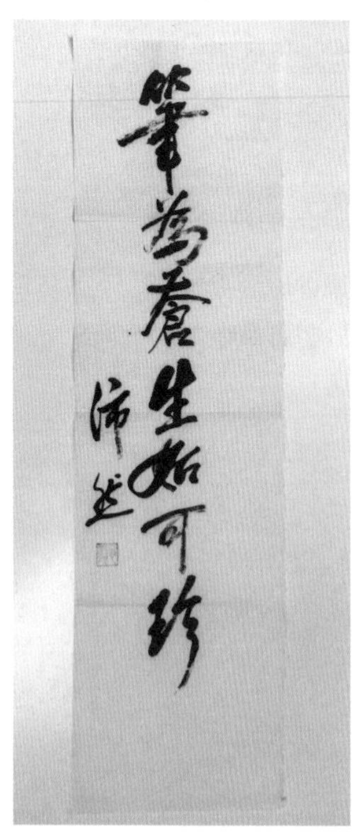

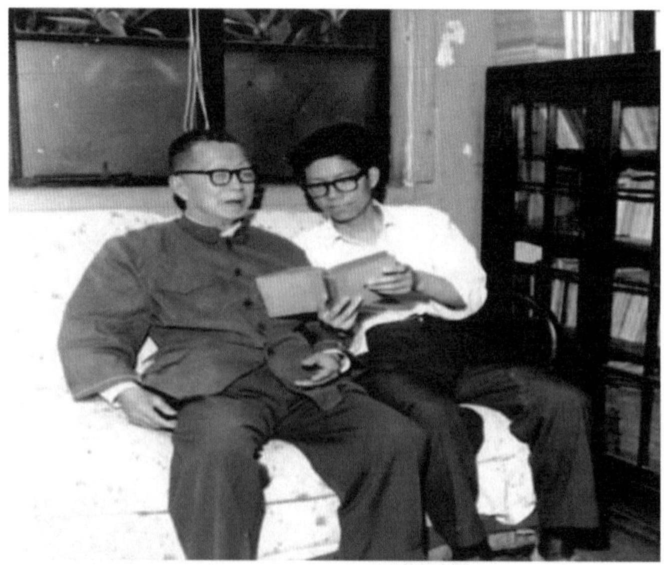

图 0-6　1973 年徐明光先生在杨永璇老师家静斋书房

图 0-5　裘老在上海中医药大学（原上海中医学院，下同）书法展上的题词，此题词后来补写赠予徐明光先生

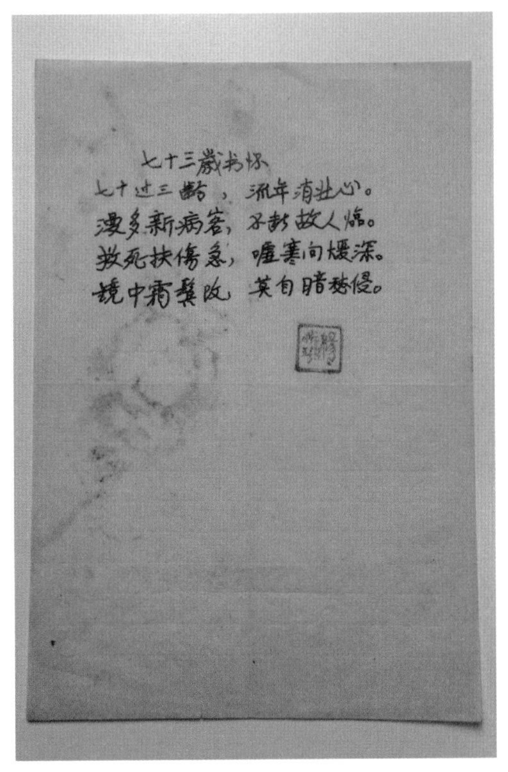

七十三岁书怀

七十过三龄，流年消壮心。
漫多新病客，不数故人临。
救死扶伤急，嘘寒问暖深。
镜中霜鬓改，莫自惜蹉侵。

图 0-7　1973 年徐明光先生拜针灸大师杨永璇老师时，杨老亲笔赠诗

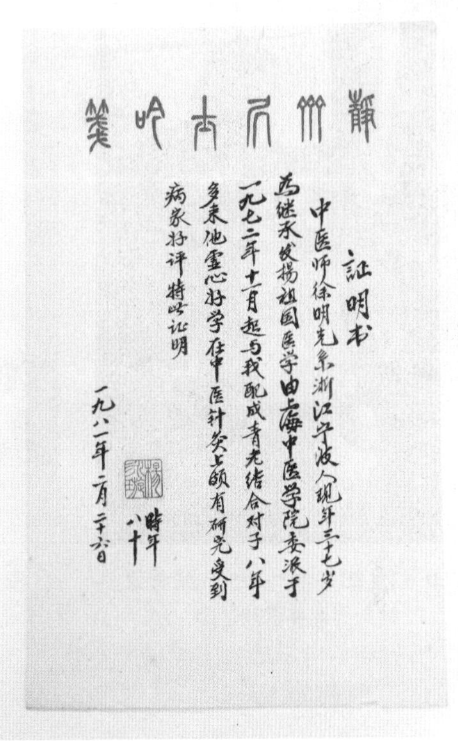

证明书

中医师徐明光系浙江宁波人现年三十七岁为继承发扬祖国医学由上海中医学院委派于一九七二年十月起与我配成青老结合对子八年多来他虚心好学在中医针灸上颇有研究受到病家好评特此证明

时年八十

一九八一年一月二十日

图 0-8　1981 年杨老给徐明光先生的拜师证明书

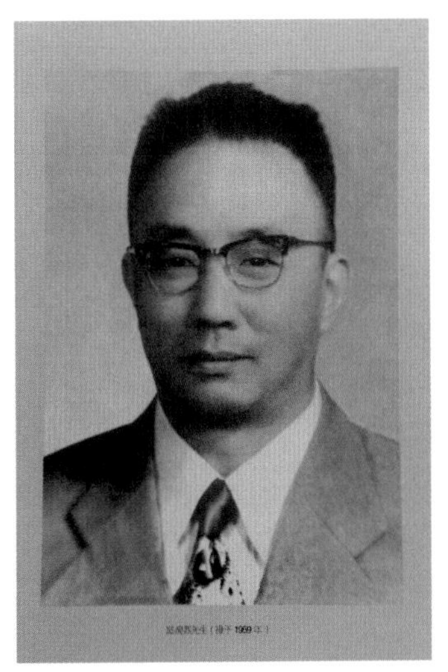

图 0-9　针灸大师陆瘦燕

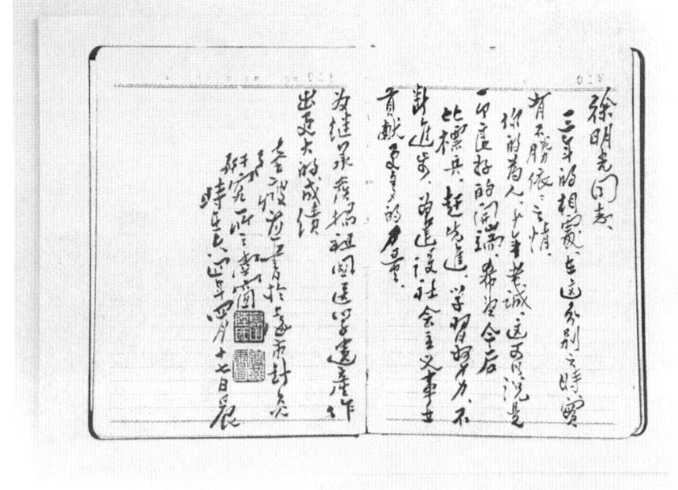

徐明光同志，

三年的相处，今天分别之时，实有不胜依依之情。你的为人，少年老成，这可以说是一个医务工作者的开端，希望今后比标兵，赶先进，学习努力，不断进步，为建设社会主义事业贡献更多的力量。为继承发扬祖国医学遗产作出更大的成绩

图 0-10　1964 年针灸大师陆瘦燕为徐明光先生题词

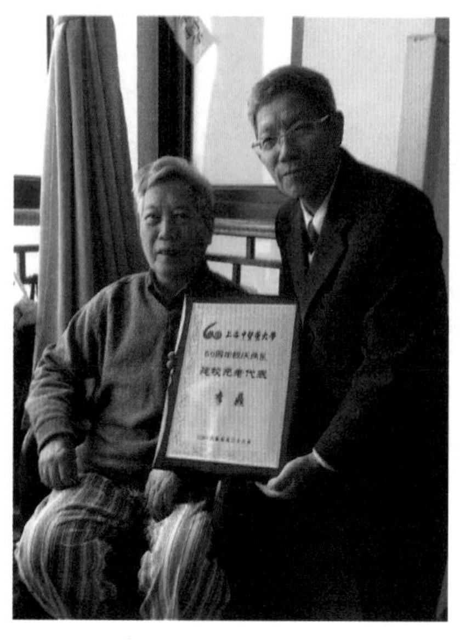

图 0-11　2018 年徐明光先生看望针灸界泰斗李鼎老师

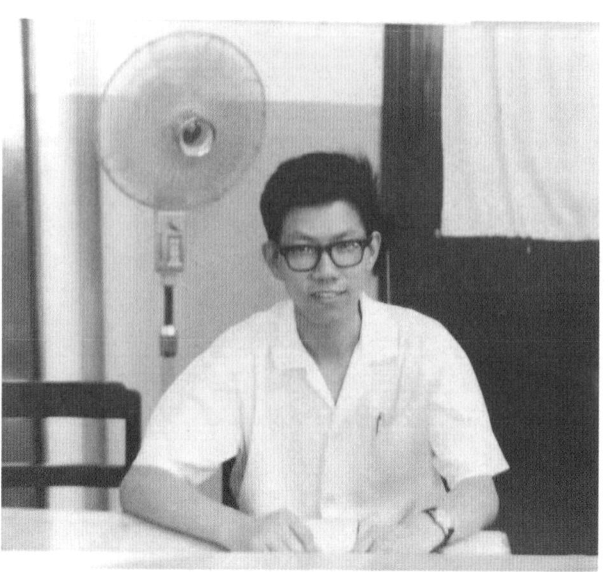

图 0-12　1973 年徐明光先生在上海曙光医院针灸科

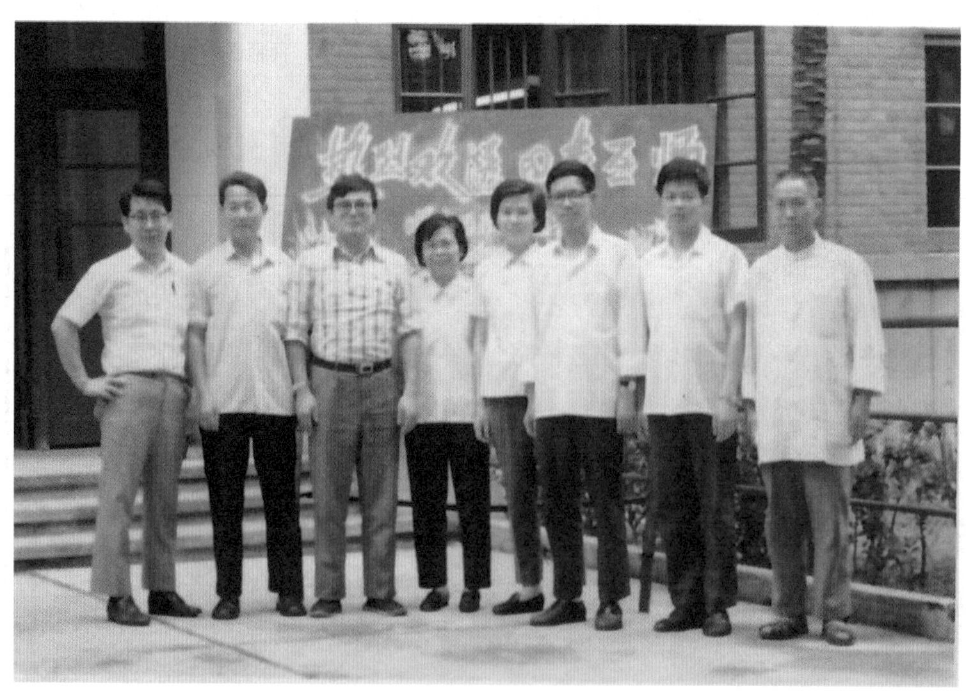

图 0-13　1975 年徐明光先生（右三）在上海曙光医院带教日本医师

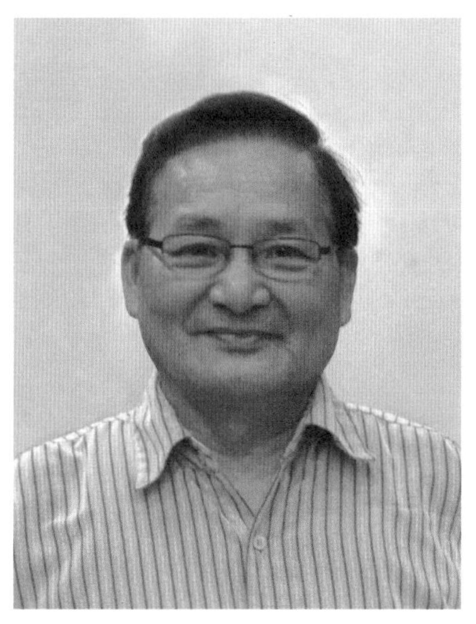

图 0-14　徐明光先生好友王卜雄教授，曾任上海中医药大学针灸系副主任（1937—2010）

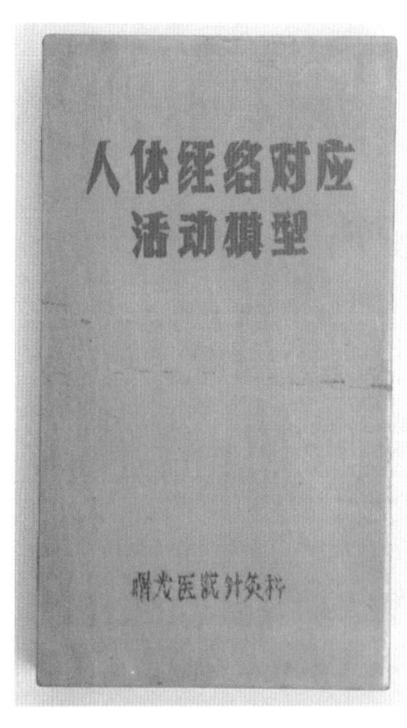

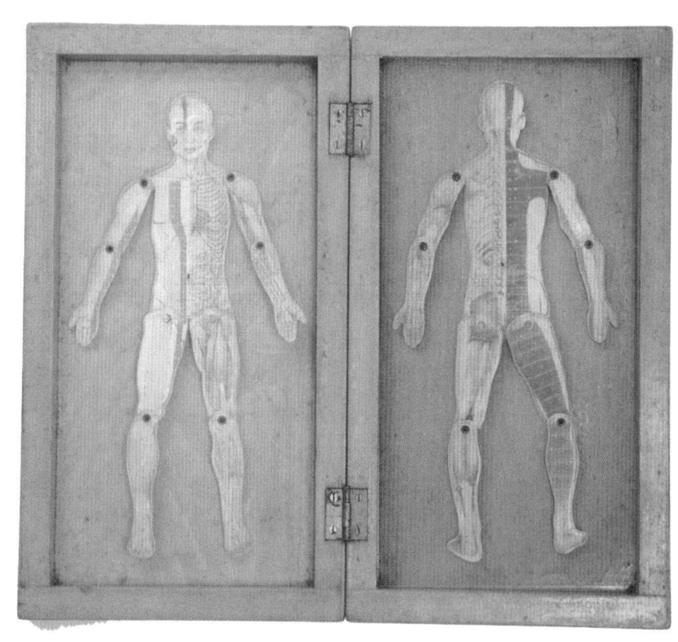

图 0-15　1975 年徐明光先生设计的人体经络对应活动模型

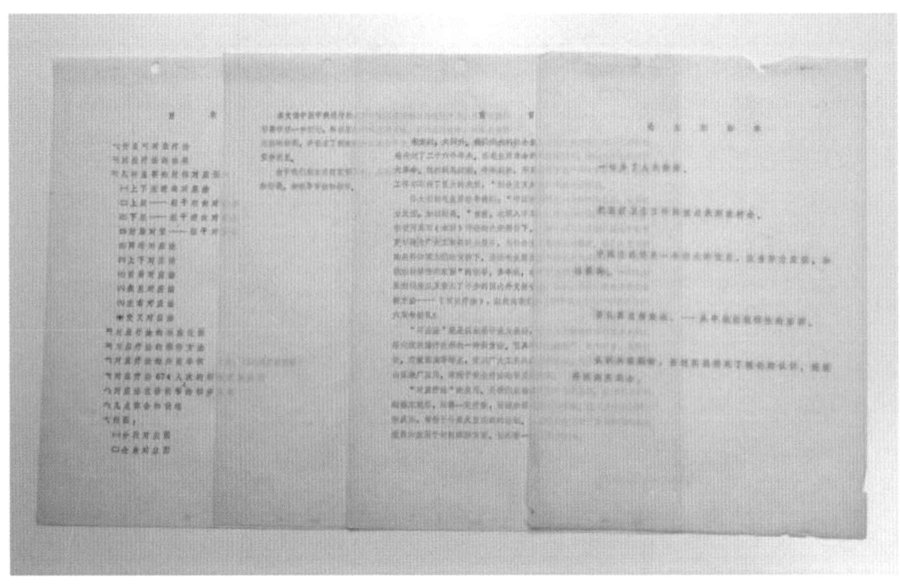

图 0-16　1975 年 9 月徐明光先生为“向国庆 26 周年献礼项目”所作《对应疗法》临床报告原稿

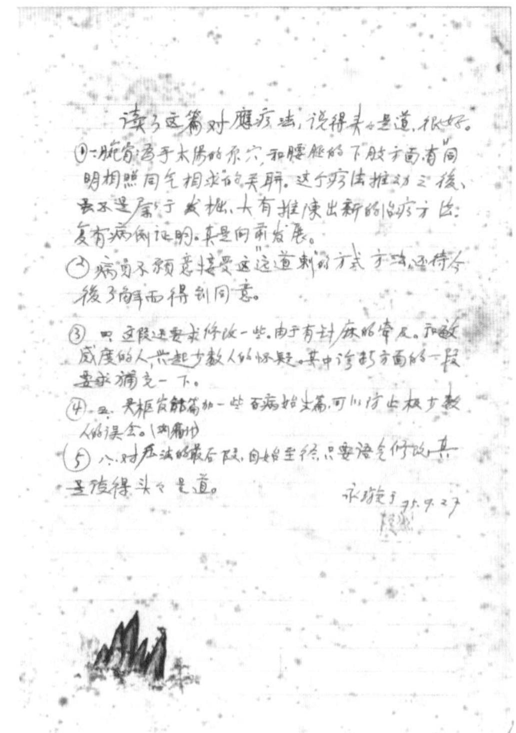

读了这篇对应疗法，说得头头是道，很好。

①一、腕骨为手太阳的原穴，和腰腿的下肢方面有“同明相照，同气相求”的关联。这个疗法推动之後，是不是属于发掘，大有推陈出新的治疗方法，复有病例证明，真是向前发展。

②病员不愿意接受这“运道刺”的方式方法，还待今後了解而得到同意。

③四、这段还要求修改一些。由于有针麻的常见，和敏感度的人，……起少数人的怀疑。其中诊断方面的一段要求补充一下。

⑤八、对应法的最后段，自始至终只要语气修改，真是说得头头是道。

永璇于 75.9.27

图 0-17　1975 年 9 月杨永璇老师给予徐明光先生《对应疗法》一文的评语

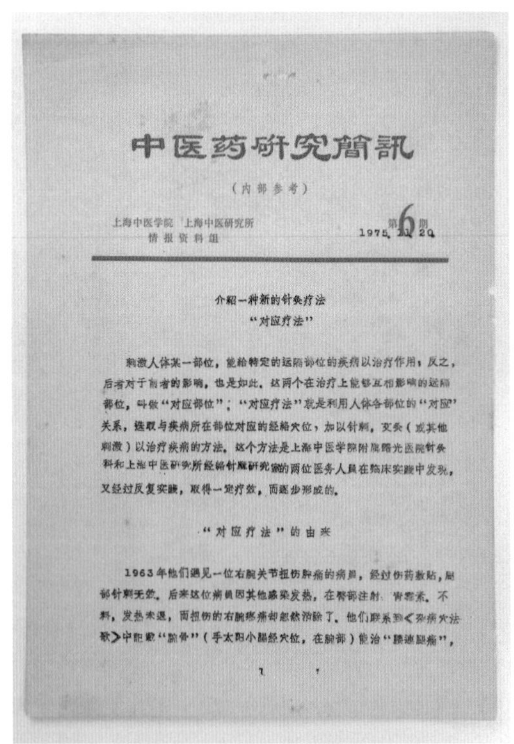

中医药研究簡訊

（内部参考）

上海中医学院　上海中医研究所　情报资料组

第6期　1975.11.20

介紹一种新的针灸疗法

“对应疗法”

刺激人体某一部位，能給特定的远隔部位的疾病以治疗作用；反之，后者对于前者的影响，也是如此。这两个在治疗上能够互相影响的远隔部位，叫做“对应部位”；“对应疗法”就是利用人体各部位的“对应”关系，选取与疾病所在部位对应的经絡穴位，加以针刺，艾灸（或其他刺激）以治疗疾病的方法。这个方法是上海中医学院附属曙光医院针灸科和上海中医研究所经絡针麻研究室的两位医务人員在临床实践中发现，又经过反复实践，取得一定疗效，而逐步形成的。

“对应疗法”的由来

1963 年他们遇见一位右腕关节扭伤肿痛的病員，经过伤药敷貼，局部针刺无效。后来这位病員因其他感染发热，在臀部注射青霉素。不料，发热未退，而扭伤的右腕疼痛却忽然消除了。他们联系到《杂病穴法歌》中記載“腕骨”（手太阳小腸经穴位，在腕部）能治“腰連腿痛”，

1

图 0-18　1975 年 11 月上海中医药大学《中医药研究简讯》介绍“对应疗法”

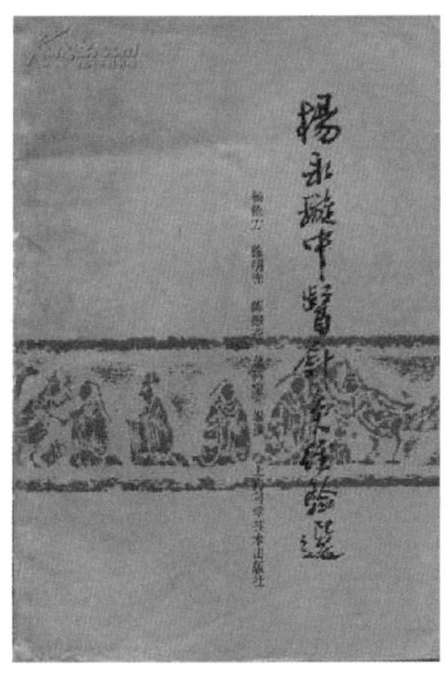

图 0-19　1984 年徐明光先生编撰的《杨永璇中医针灸经验选》封面

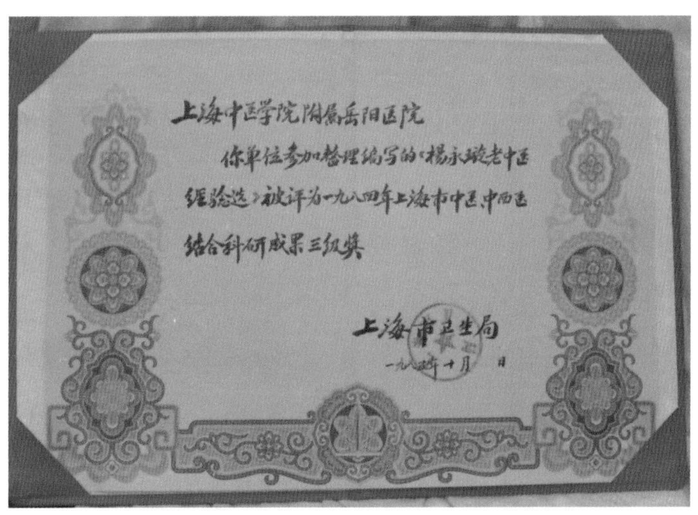

图 0-20　1985 年徐明光先生编撰的《杨永璇中医针灸经验选》获奖证书

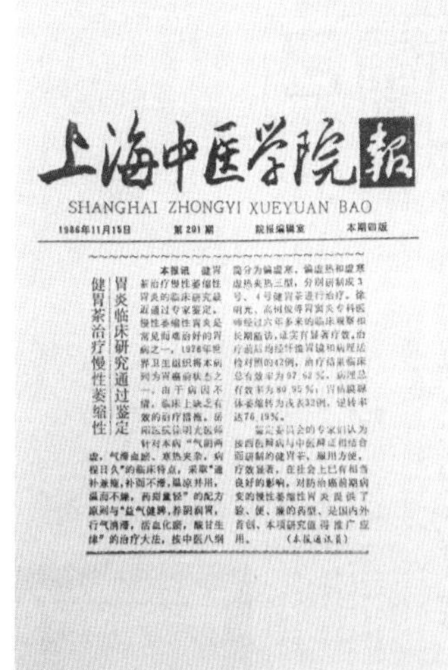

上海中医学院报

SHANGHAI ZHONGYI XUEYUAN BAO

1986年11月15日　第291期　院报编辑室　本期四版

健胃茶治疗慢性萎缩性胃炎临床研究通过鉴定

图 0-21　1986 年徐明光先生在上海岳阳医院研制的健胃茶通过鉴定

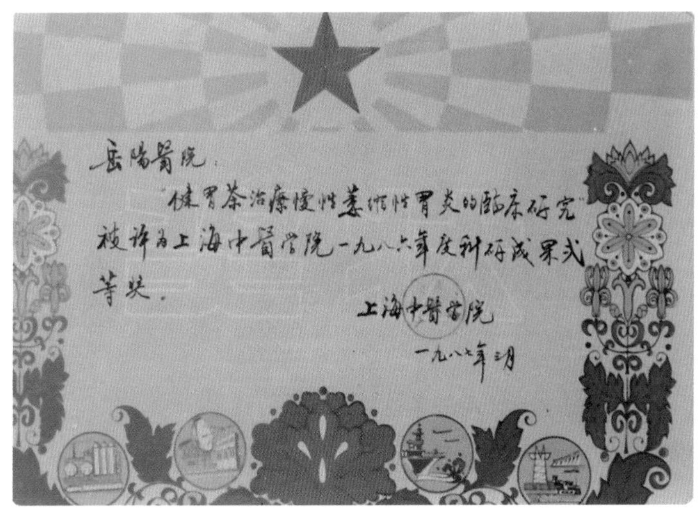

图 0-22　1986 年徐明光先生"健胃茶治疗慢性萎缩性胃炎的临床研究"科研成果获奖证书

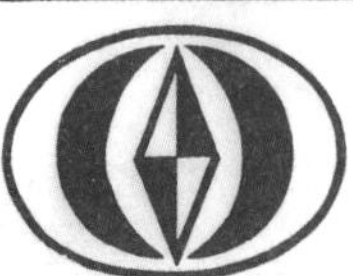

证　书

编号：　901408

该发明项目在第五届全国发明展览会上荣获铜牌奖特颁此证予以表彰。

获奖项目：　经络诊疗仪

完成单位：　上海维康中医科技产品有限公司

发明者：　徐明光

中国发明协会

一九九〇年十月

图 0–23　1990 年徐明光先生发明的中医经络诊疗仪获奖

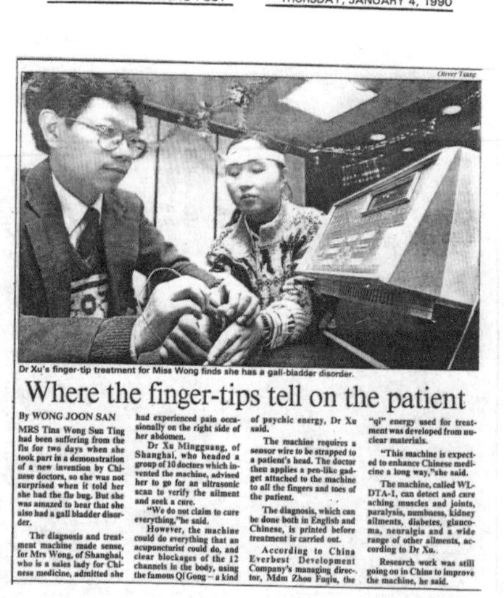

SOUTH CHINA MORNING POST　　THURSDAY, JANUARY 4, 1990

Dr Xu's finger-tip treatment for Miss Wong finds she has a gall-bladder disorder.

Where the finger-tips tell on the patient

By WONG JOON SAN

MRS Tina Wong Sun Ting had been suffering from the flu for two days when she took part in a demonstration of a new invention by Chinese doctors, so she was not surprised when it told her she had the flu bug. But she was amazed to hear that she also had a gall bladder disorder.

The diagnosis and treatment machine made sense, for Mrs Wong, of Shanghai, who is a sales lady for Chinese medicine, admitted she had experienced pain occasionally on the right side of her abdomen.

Dr Xu Mingguang, of Shanghai, who headed a group of 10 doctors which invented the machine, advised her to go for an ultrasonic scan to verify the ailment and seek a cure.

"We do not claim to cure everything," he said.

However, the machine could do everything that an acupuncturist could do, and clear blockages of the 12 channels in the body, using the famous Qi Gong – a kind of psychic energy, Dr Xu said.

The machine requires a sensor wire to be strapped to a patient's head. The doctor then applies a pen-like gadget attached to the machine to all the fingers and toes of the patient.

The diagnosis, which can be done both in English and Chinese, is printed before treatment is carried out.

According to China Everbest Development Company's managing director, Mdm Zhou Fuqiu, the "qi" energy used for treatment was developed from nuclear materials.

"This machine is expected to enhance Chinese medicine a long way," she said.

The machine, called WL-DTA-1, can detect and cure aching muscles and joints, paralysis, numbness, kidney ailments, diabetes, glaucoma, neuralgia and a wide range of other ailments, according to Dr Xu.

Research work was still going on in China to improve the machine, he said.

图 0–24　1990 年 1 月 4 日香港《南华早报》报道徐明光先生

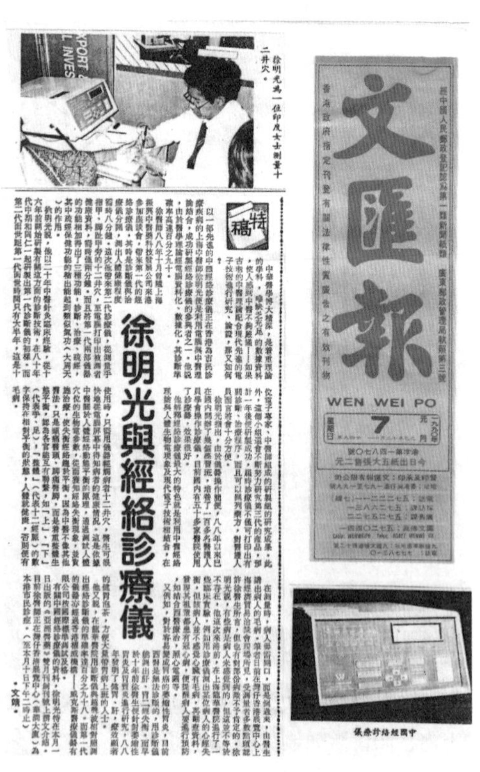

文匯報

WEN WEI PO

徐明光為一位印度女士測量十二井穴。

特稿

徐明光與經絡診療儀

图 0–25　1990 年 1 月 7 日香港《文汇报》报道徐明光先生

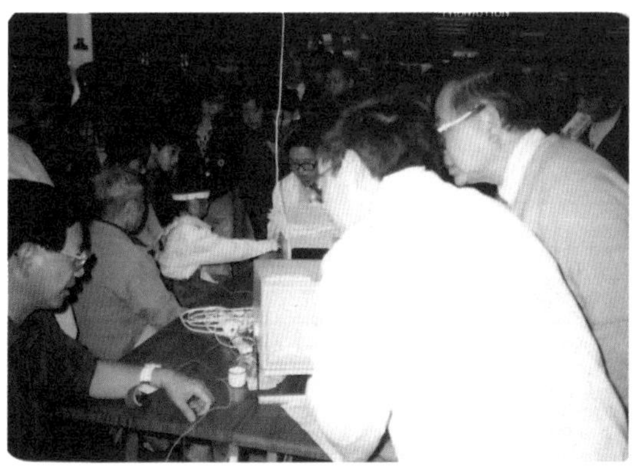

图 0–26　1990 年 1 月徐明光先生在香港八佰伴大药房，当天为 100 多名市民看诊，当晚八佰伴不能按时关门

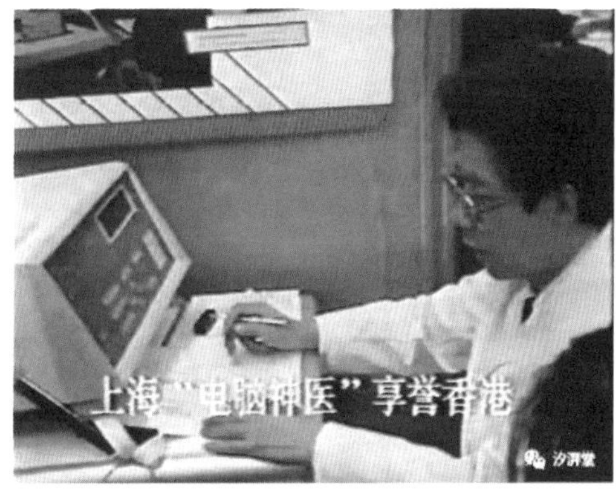

图 0–27　1990 年 2 月 5 日上海电视头条新闻报道徐明光先生，当晚中央电视台新闻联播转播

匯　　報　　1990年8月

·综合新闻·

神奇的『辨经施治』

"辨经施治"，顾名思义，就是根据人体经络的变化进行治疗。中医经络理论中，讲过人体有十二经脉，但这些经脉是摸不着、看不见的，如何来辨"经"施治呢？前不久，记者有幸在西郊宾馆中医保健苑见到一台能"辨经施治"的智能化经络诊疗仪，并目睹了"辨经施治"的全过程。

中医保健苑的徐明光医师指着这台由中外合资上海维康中医科技产品有限公司研制的经络诊疗仪对记者说，现代医学发现，人体体表经络和穴位处的皮肤电阻与非经非穴部位是不同的，并随相应脏腑机能的变化而变化，人体正常时，测出的阻抗值相对平衡，有病变时就不平衡了。这台仪器就是根据这个原理研制而成。"可是，人体有几百个穴位，都要测出来，也够麻烦的。"我心里正纳闷，徐医生就解开了我的谜团。"只要测手指和脚趾甲侧的十二井穴，就能知十二经脉的情况。"说着，他带上手套，起动仪器，拿起一支连接仪器的电笔，在病人左右手足上的12个穴位轻轻碰一下，荧光屏上就一闪一闪地跳出了数字，"左心包经16"、"右大肠经18"……不到两分钟，24个数据全显示出来，电脑还把病人失衡的经脉指示并打印出来了。只见上面写着："1、膀胱经失衡，2、左膀胱经实，3、心包经失衡"。一问病人，果然有相应的症状。据徐医生介绍，他们经过15年的临床研究及数万病例的测试，其准确率可达90%以上。

"那么，这台仪器怎么来施'治'呢？"徐医生看出我的疑惑，马上拿起一条条"带子"，分别绑在病人的四肢端部，说"带子"能自动找穴，然后发出电脉冲来代替针灸。不一会，病人就说有针刺样感觉。徐医生边调整频率边说，电脉冲的作用与针灸一样，可使失衡的经脉趋向平衡，从而达到治愈各种病症的目的。几分钟后，治疗就结束了。徐医生重新给病人测膀胱经，失衡的值明显缩小。

记者翻阅了曾经接受这台仪器"辨经施治"病人的病历，上面有头痛、面神经瘫痪、颈椎病、神经衰弱、胃痛、胆囊炎、月经不调、中风后遗症等20多种疾患，还有正常人作疏经保健治疗的，据说十二经脉全部疏通一下，就好比做一次气功"大周天"。

采访结束，记者不由想起，我国中医有许多奇葩，如果都能象这台经络诊疗仪一样，把古老的中医学说与现代科学技术结合起来，那该有多好呀！

本报记者　叶又红

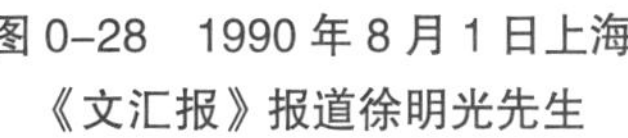

图 0–28　1990 年 8 月 1 日上海《文汇报》报道徐明光先生

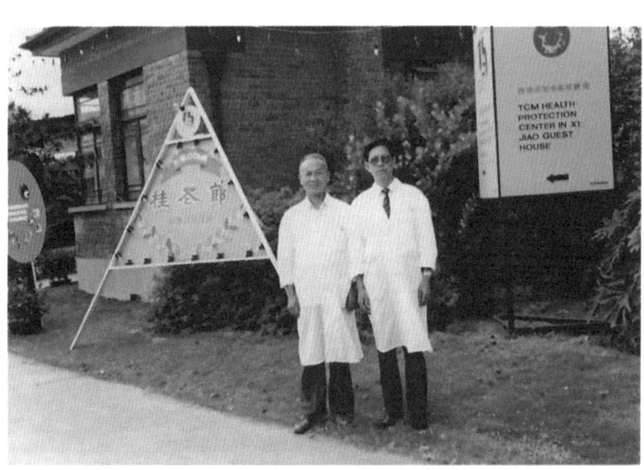

图 0–29　1989~1991 年徐明光先生在上海西郊宾馆中医保健苑任主诊医师

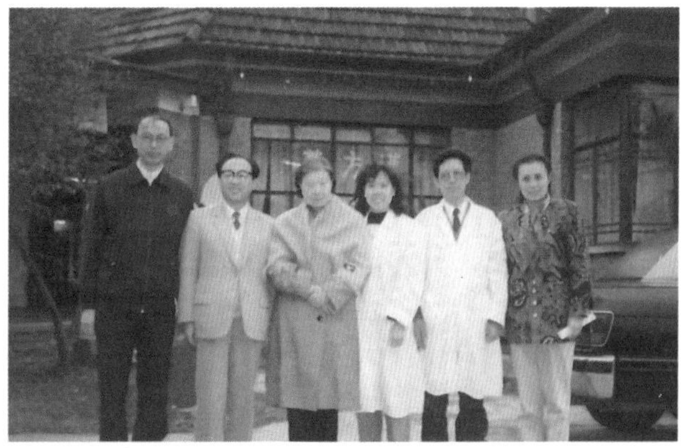

图 0–30　1990 年徐明光先生为陈云夫人于若木做中医健康检查后合影

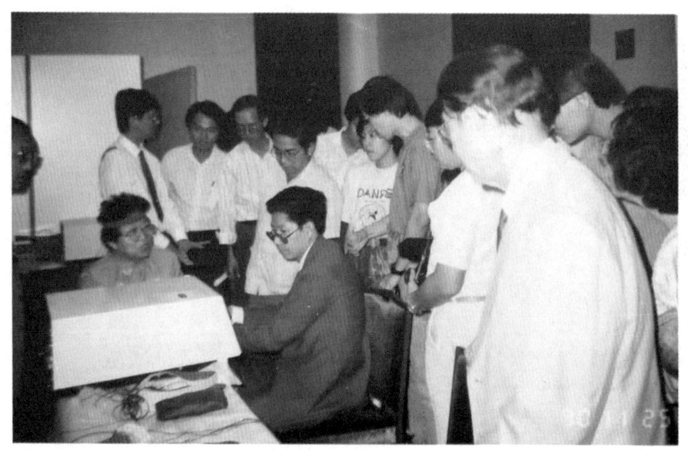

图 0–31　1990 年 11 月徐明光先生在新加坡中医药展示会上

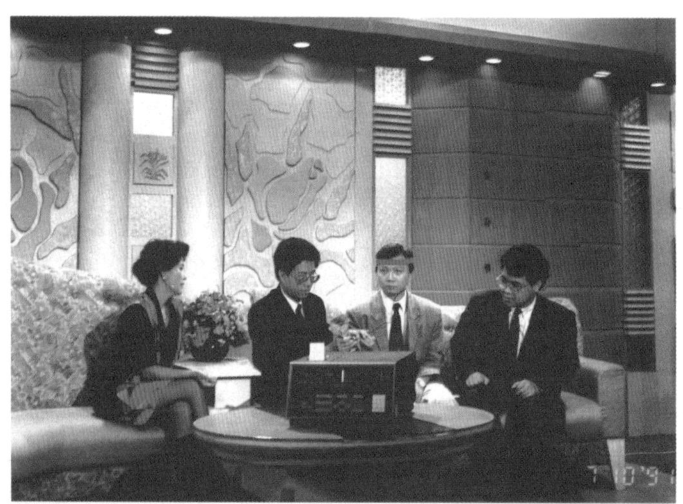

图 0–32　1991 年 10 月徐明光先生接受香港无线电视台采访

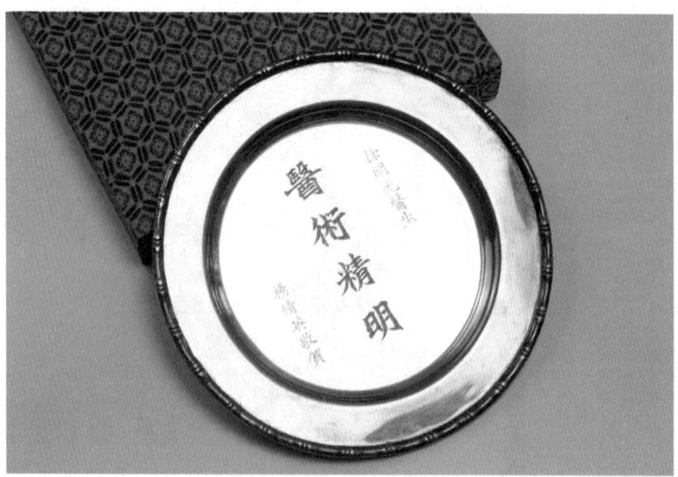

图 0–33　1992 年徐明光先生在港看病期间一位港商康复后赠送的银盘

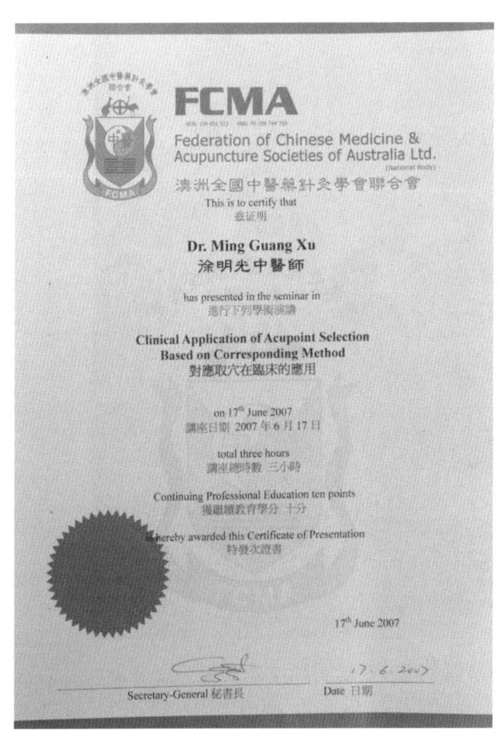

FCMA

Federation of Chinese Medicine & Acupuncture Societies of Australia Ltd.

(National Body)

澳洲全國中醫藥針灸學會聯合會

This is to certify that

兹证明

Dr. Ming Guang Xu

徐明光中醫師

has presented in the seminar in

進行下列學術演講

Clinical Application of Acupoint Selection Based on Corresponding Method

對應取穴在臨床的應用

on 17th June 2007

講座日期 2007 年 6 月 17 日

total three hours

講座總時數 三小時

Continuing Professional Education ten points

獲繼續教育學分 十分

Is hereby awarded this Certificate of Presentation

特發次證書

17th June 2007

17.6.2007

Secretary-General 秘書長 Date 日期

图 0–34　2007 年徐明光先生在澳大利亚维多利亚州 FCMA 学术讲座上主讲“对应取穴在临床的应用”

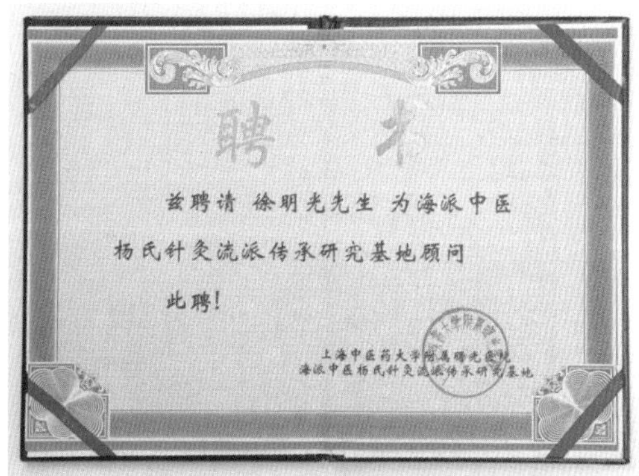

聘书

兹聘请 徐明光先生 为海派中医杨氏针灸流派传承研究基地顾问

此聘！

上海中医药大学附属曙光医院

海派中医杨氏针灸流派传承研究基地

图 0–35　2014 年在上海曙光医院杨氏针灸学术会议上，周华院长亲赠徐明光先生的聘书

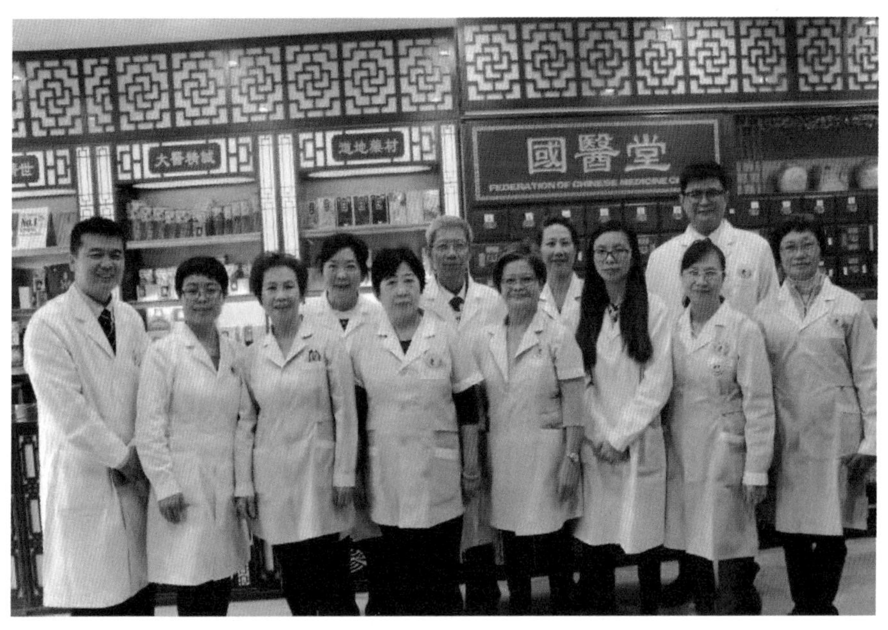

图 0–36　2018 年徐明光先生（后排中立者）在澳大利亚墨尔本国医堂，第一排左一为林久怀博士，第一排左二为孟娜中医师

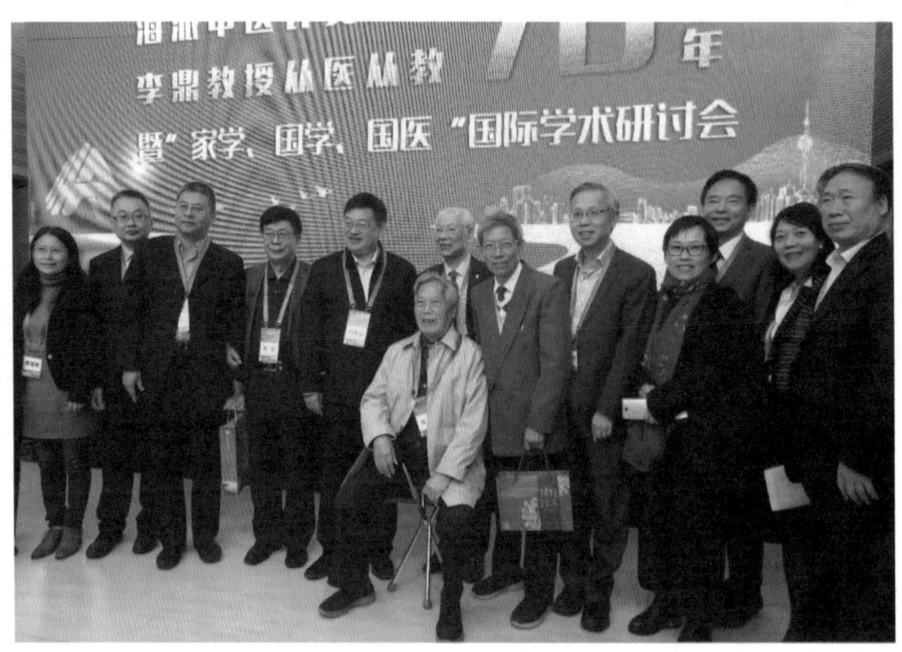

图 0–37　2018 年 11 月徐明光先生在李鼎老师从医从教 70 年国际学术研讨会上合影

（前排中坐者为针灸界泰斗李鼎教授，李老左侧为徐明光先生，左一为中国中医药出版社编审单宝枝博士，左三为上海中医药大学附属曙光医院针灸科主任沈卫东教授，左五为中国针灸学会会长、世界针灸学会联合会主席刘保延教授，右一为上海市针灸经络研究所所长吴焕淦教授，右五为浙江中医药大学校长方剑乔教授，李老后面为美国朱氏头皮针创始人朱明清教授）

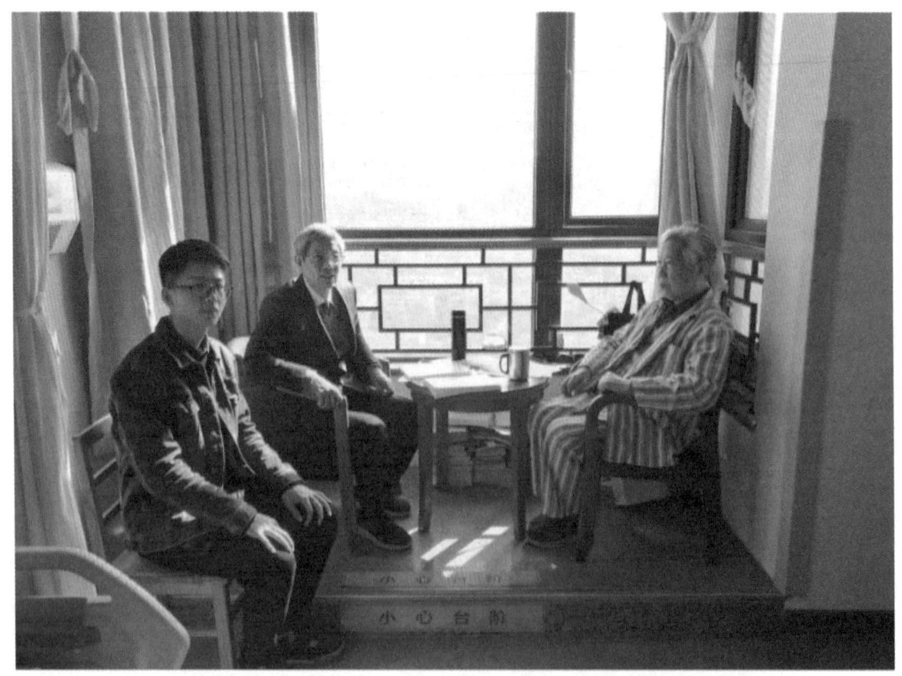

图 0–38　2018 年 12 月 1 日徐明光先生与学生林骆元拜访李鼎教授

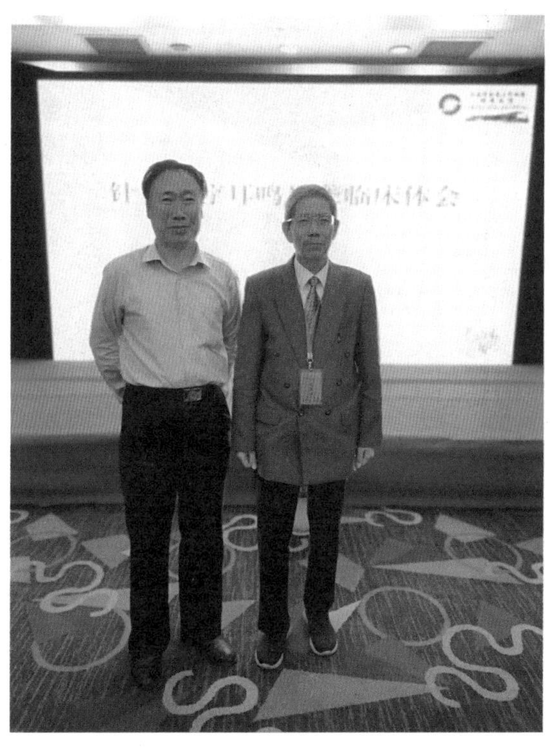

图 0-39　2019 年 6 月徐明光先生在上海针灸学术会议上与上海市针灸经络研究所所长吴焕淦教授合影

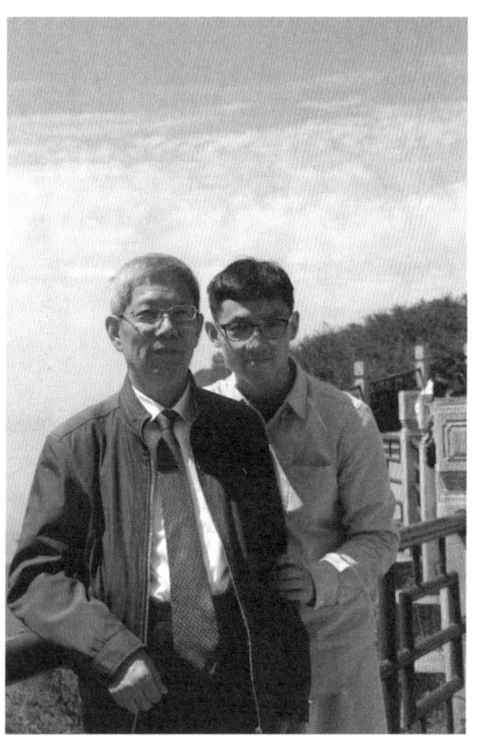

图 0-40　2017 年徐明光先生与其子徐百贤在汕头大学医学院英文班进修后合影

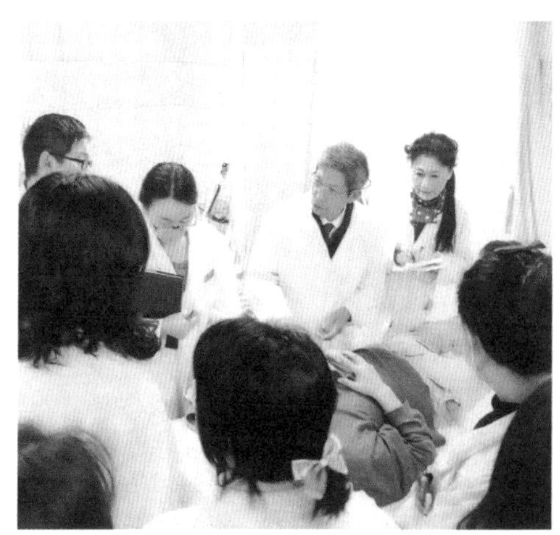

图 0-41　2015 年徐明光先生在上海曙光医院查房带教

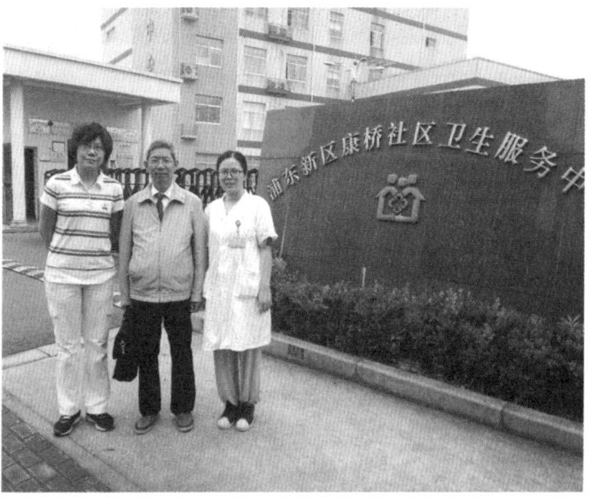

图 0-42　2016 年 6 月徐明光先生到医院讲课及指导，左为颈椎病课题组负责人张晶莹医师，右为姚薇娜医师

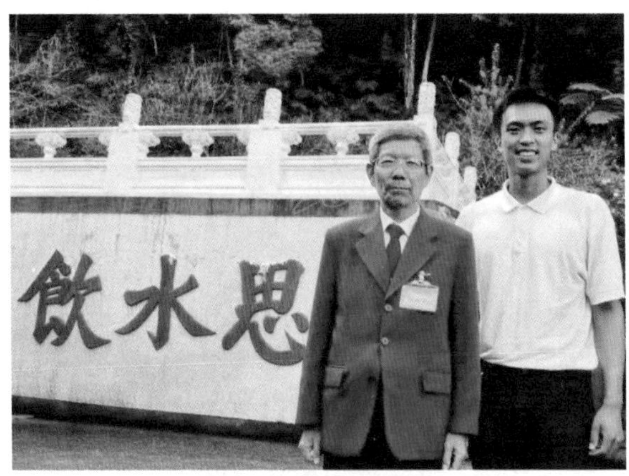

图 0-43　2017 年 10 月徐明光先生在台湾天元佛院与学生梁文瀚合影

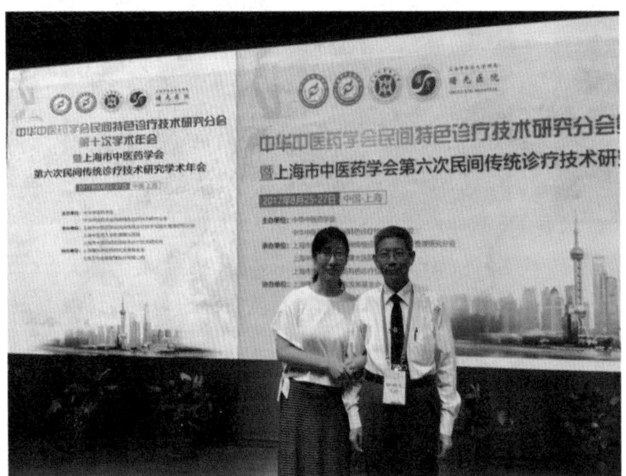

图 0-44　2017 年 8 月徐明光先生在讲座时与学生丰晓溟博士合影

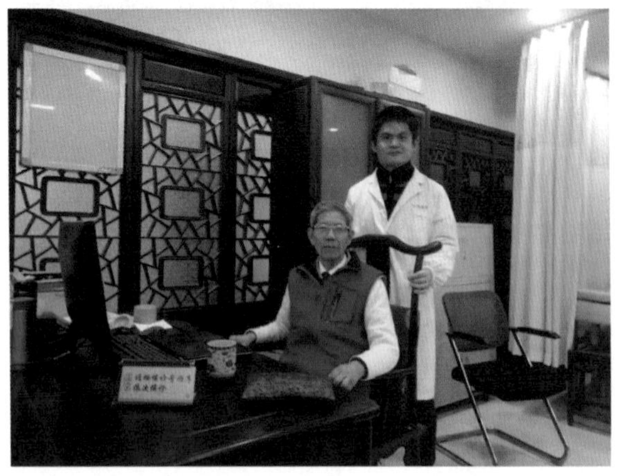

图 0-46　2019 年徐明光先生在杭州回春堂指导学生俞大雄医师

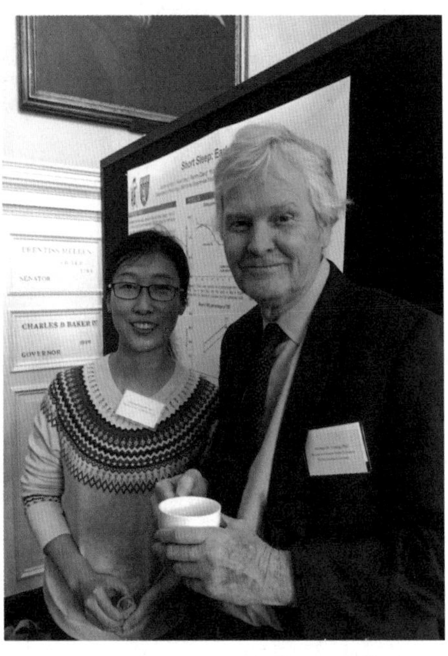

图 0-45　2018 年丰晓溟博士在哈佛医学院睡眠医学年会与 2017 年诺贝尔医学奖得主之一 Michael Young 合影

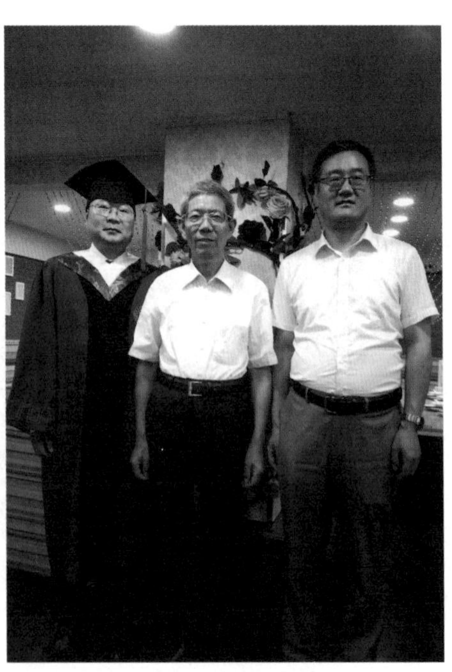

图 0-47　2019 年徐明光先生与学生朱斌及其研究生导师齐瑞博士合影

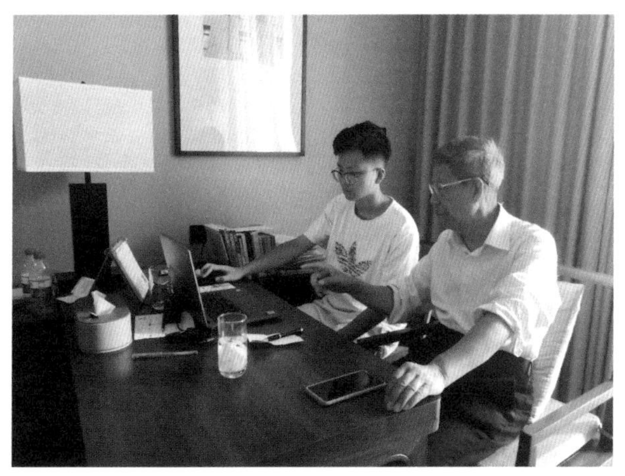

图 0-48　2019 年 8 月徐明光先生与学生林骆元在浙江大学国际联合学院修订《徐氏对应疗法》

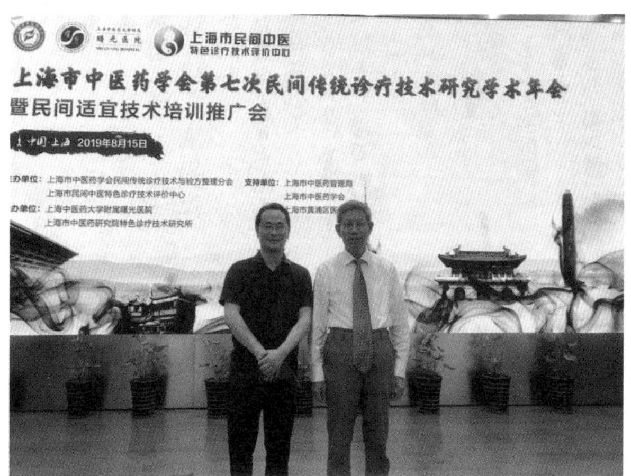

图 0-49　2019 年 8 月徐明光先生在上海讲座时与学生、专业作家唐晔合影

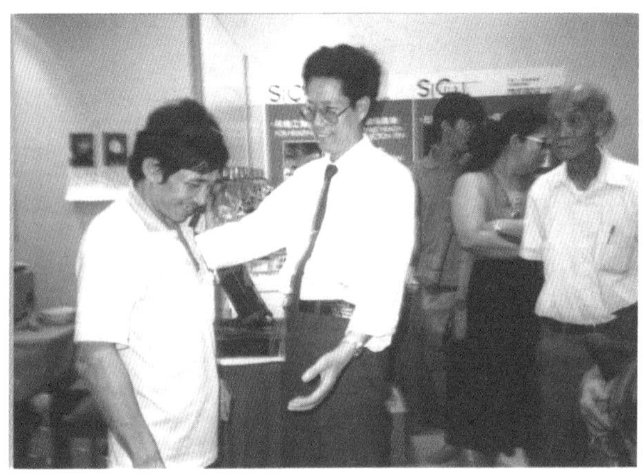

图 0-50　1990 年 11 月徐明光先生在新加坡开会时针养老、百会治好因腰骶部损伤坐轮椅 2 年的患者

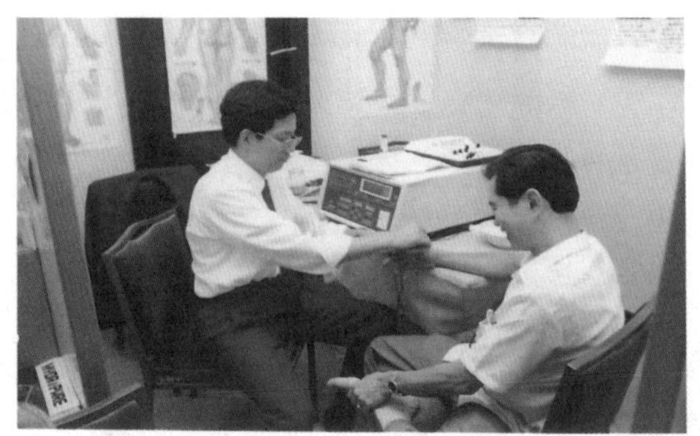

图 0–51　1990 年 11 月徐明光先生在新加坡参加学术会议后一针合谷治好足心痛患者

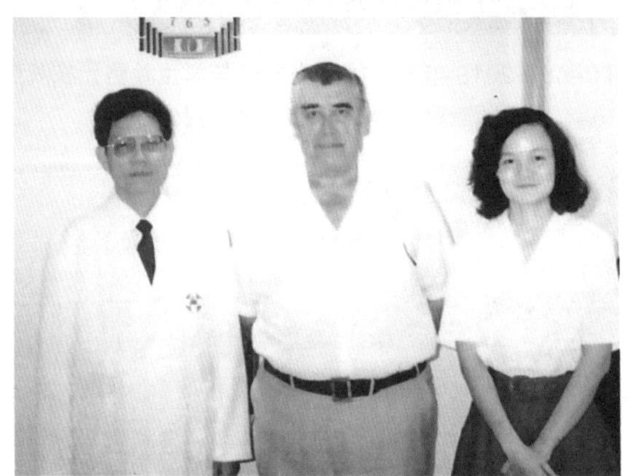

图 0–52　1992 年徐明光先生在香港美康堂 2 次针灸治好一位澳大利亚痛风患者，右一为英语翻译

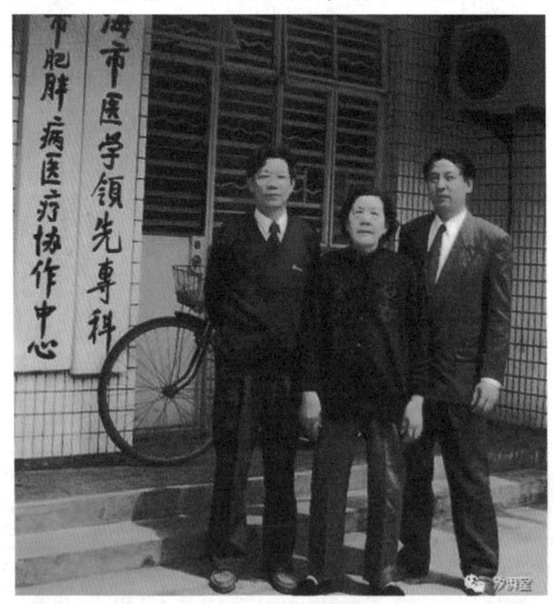

图 0–53　1993 年徐明光先生在上海市香山中医医院讲课时，针养老、百会治好腰骶痛难于行走的患者

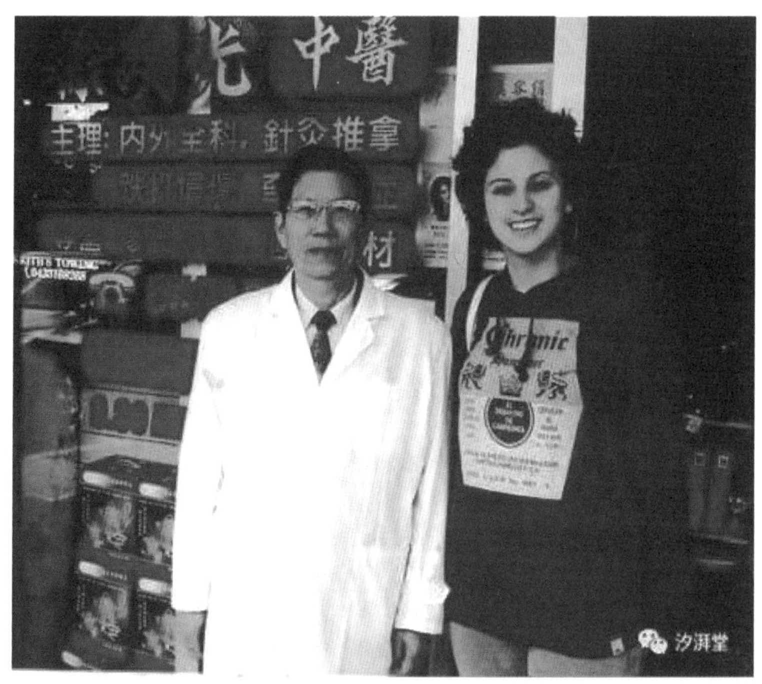

图 0-54　2010 年徐明光先生在澳大利亚墨尔本中医诊所治愈了瘫痪半年坐轮椅的护士

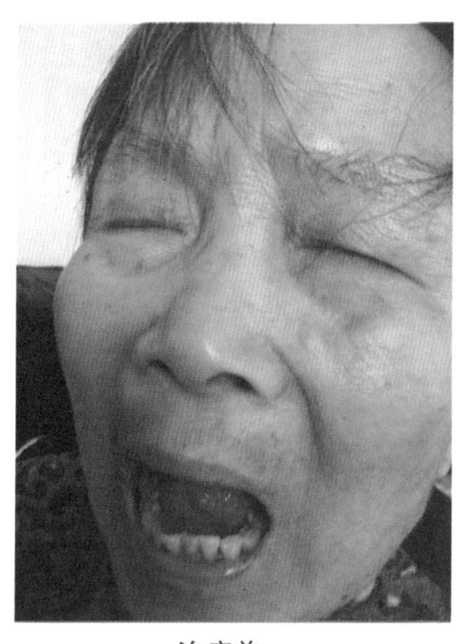

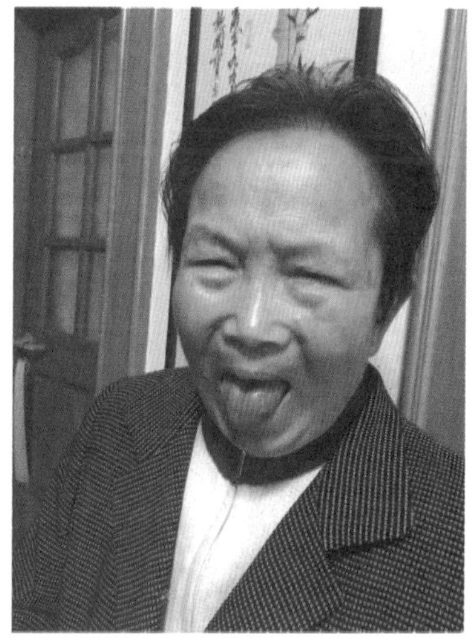

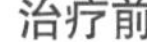
治疗前　　　　治疗后

图 0-55　2014 年徐明光先生为学生骆国联 82 岁家母脑梗后针灸治疗前后对比照片

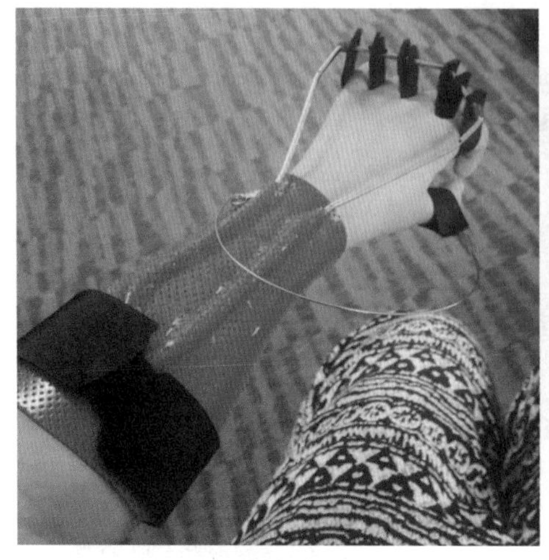

治疗前

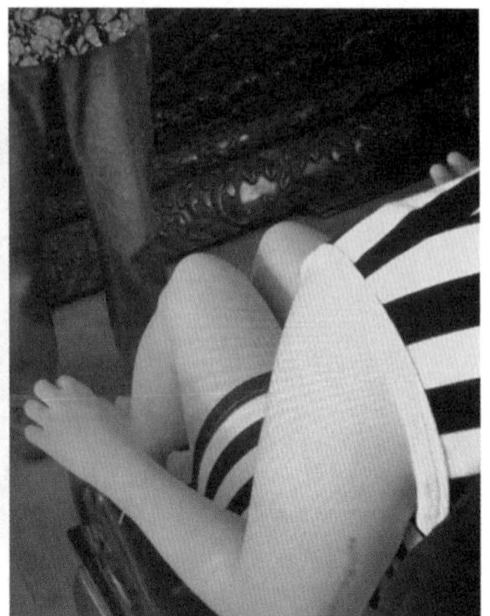

治疗后

图 0-56　2015 年徐明光先生为学生骆国联的侄女治疗手臂骨折所致的手指不能屈伸，西医给其装手模帮助活动，针灸 6 次后功能完全恢复

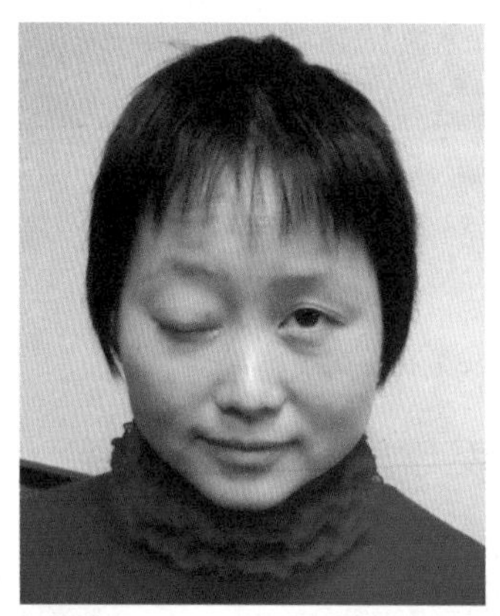

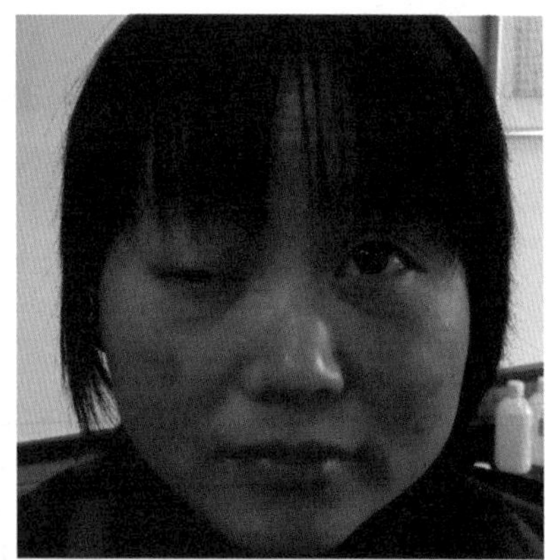

治疗前

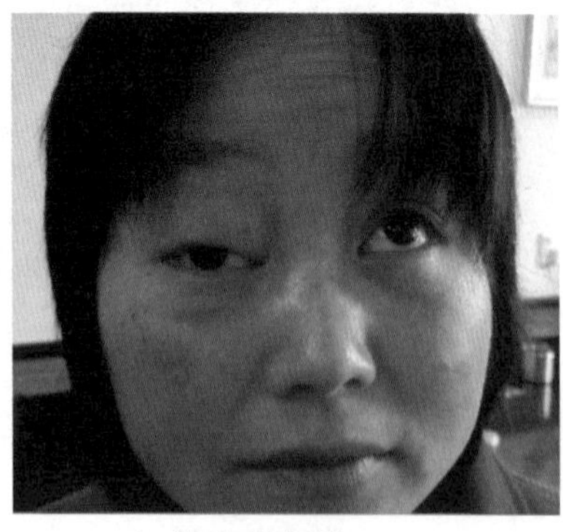

治疗 8 次后

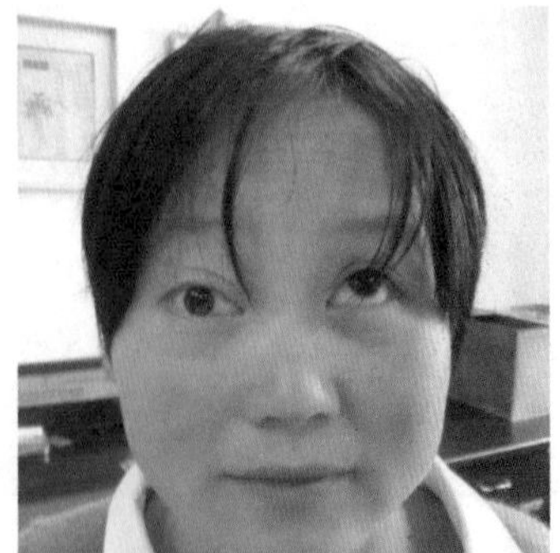

治疗 16 次后

图 0-57　徐明光先生的学生朱斌治疗一位蝶骨嵴脑膜瘤切除术后出现的眼睑下垂患者，针灸前后对比照片

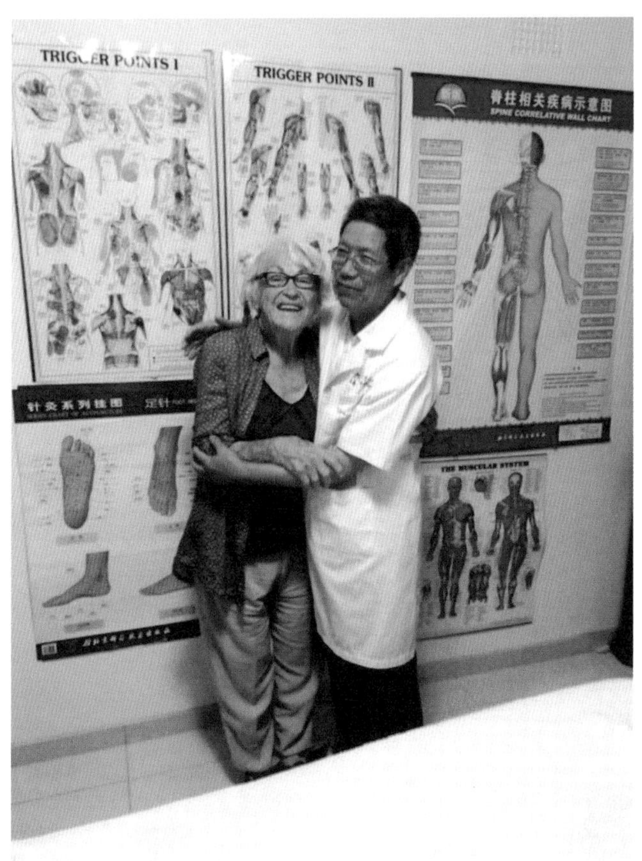

图 0–58　2016 年徐明光先生在悉尼学生周玲娣诊所治疗一位 91 岁的老人，针后大小便畅通后高兴地与其合影

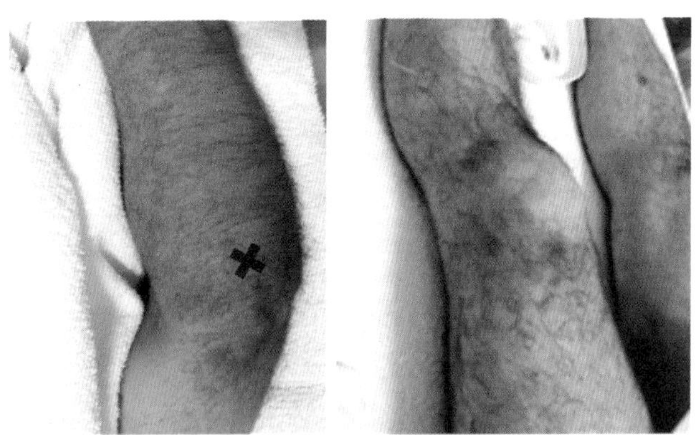

图 0–59　2018 年徐明光先生在悉尼学生周玲娣诊所，治疗患右手臂痛的汽车修理师，并在其右手臂痛处标记，在左腿两对应点施针后疼痛消失

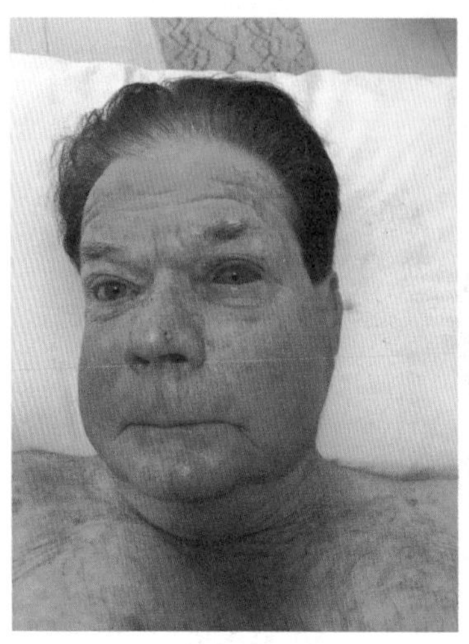

治疗前

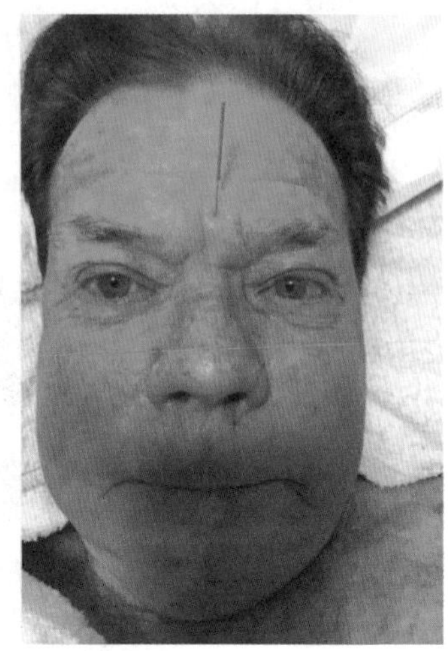

治疗后

图 0-60　2018 年徐明光先生在悉尼学生周玲娣诊所，为一位老人治疗眼底出血前后对比照片

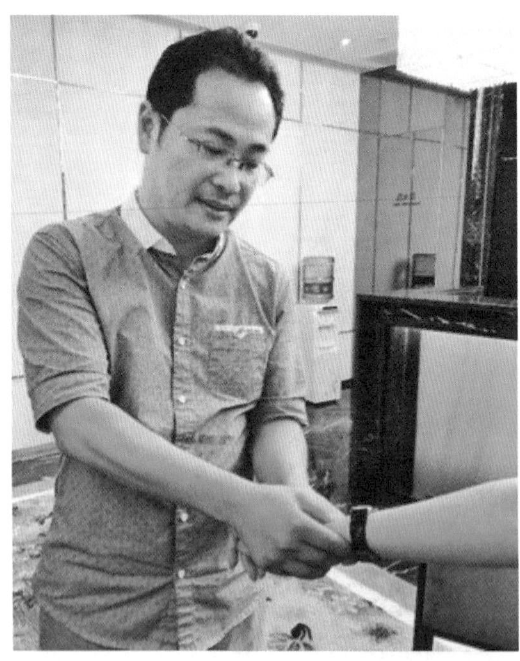

图 0-61　徐明光先生学生唐晔为患者做肢端推拿

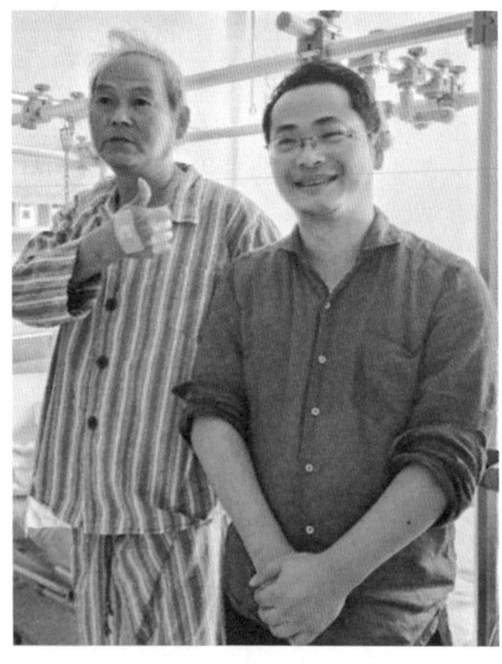

图 0-62　徐明光先生学生唐晔为患者术后康复做肢端推拿

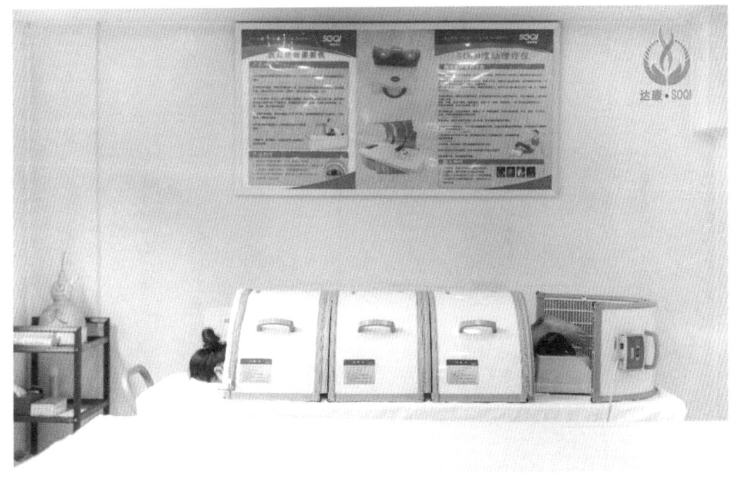

图 0-63　上海达康 SOQI 亚健康调理中心，患者在脊椎平衡疗法之前先全身照射远红外线

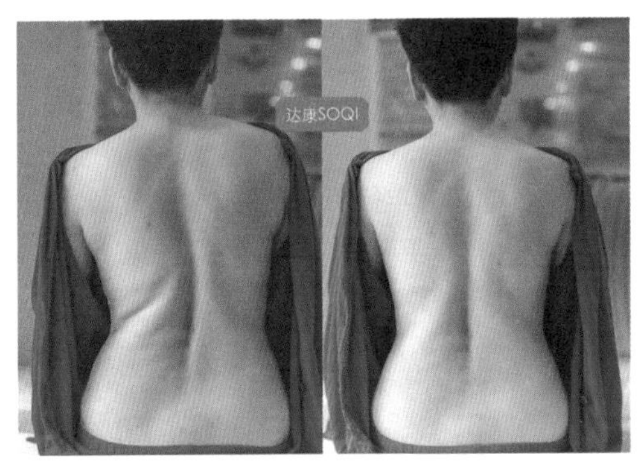

脊椎矫正前　　脊椎矫正 1 次后

图 0-64　2018 年徐明光先生学生牛艳辉与隆辉为患者脊椎矫正 1 次前后对比照片

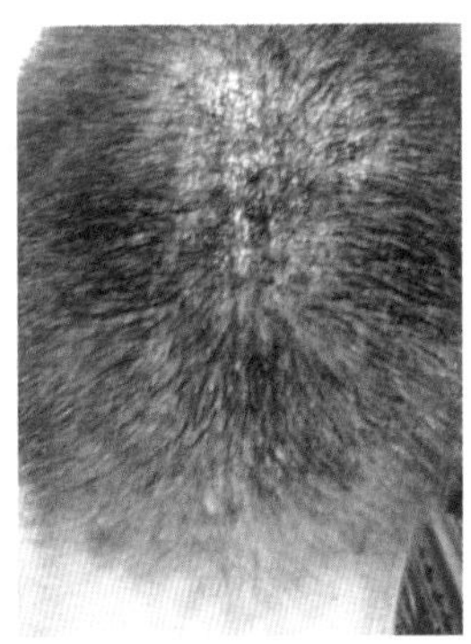
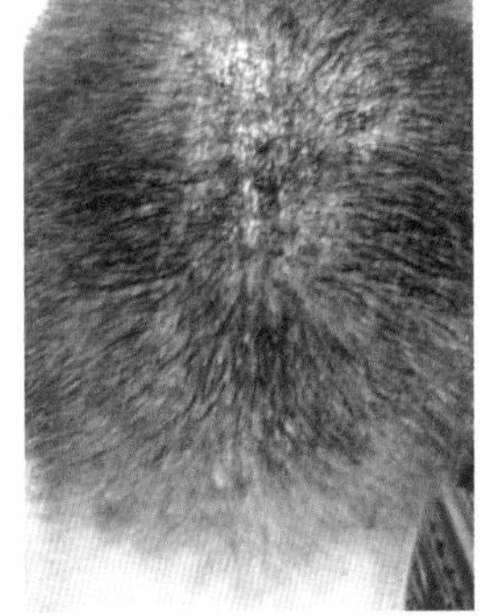

治疗前　　治疗后

图 0-65　2019 年徐明光先生在澳大利亚墨尔本国医堂，治疗一位头枕部脓疱疮患者，针药并用治疗 6 次前后对比照片

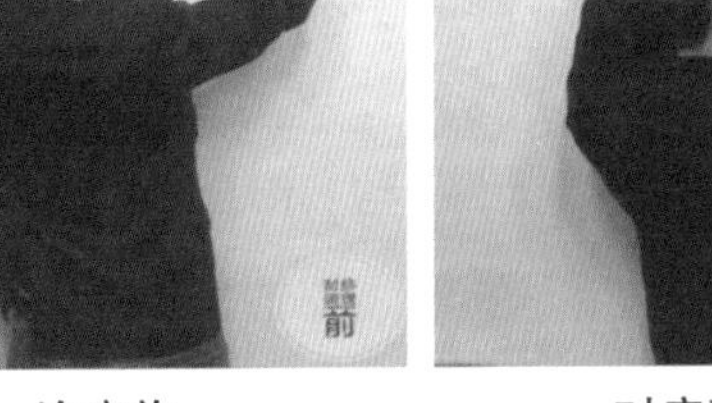

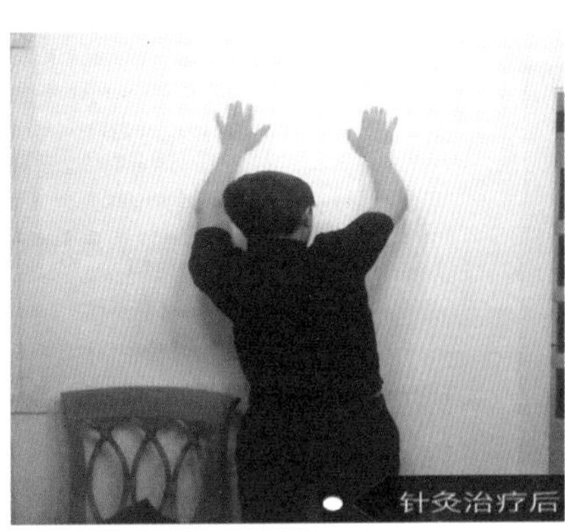

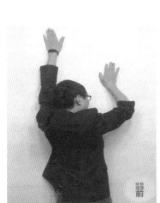

治疗前　　对应刮痧后　　针灸治疗后

图 0-66　2019 年徐明光先生与学生吴红英治疗一位肩周炎患者前后对比照片

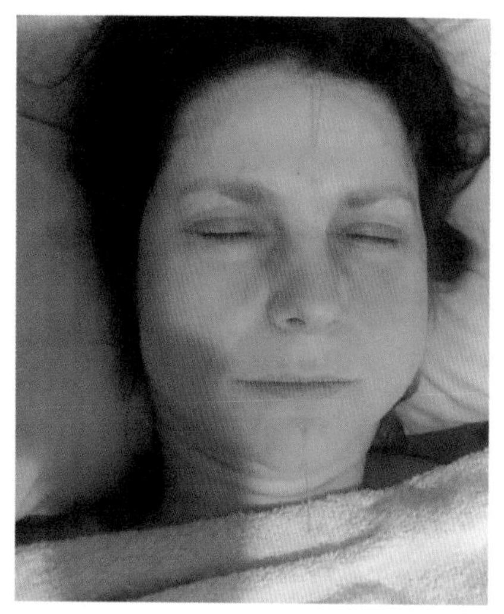

图 0-67　2019 年徐明光先生的学生周玲娣中医师在澳大利亚悉尼诊所为一位子宫出血患者针灸，使其免除子宫摘除手术

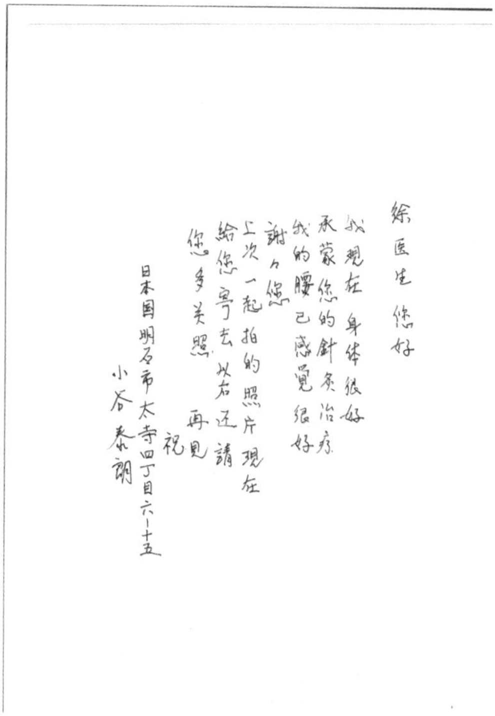

徐医生您好

我现在身体很好

承蒙您的针灸治疗

我的腰已感觉很好

谢谢您

上次一起拍的照片现在

给您寄去　以右还请

您多关照　再见

祝

日本国明石市太寺四丁目六－十五

小谷泰朗

图 0-68　1992 年徐明光先生在香港行医，一位日本患者写来的感谢信

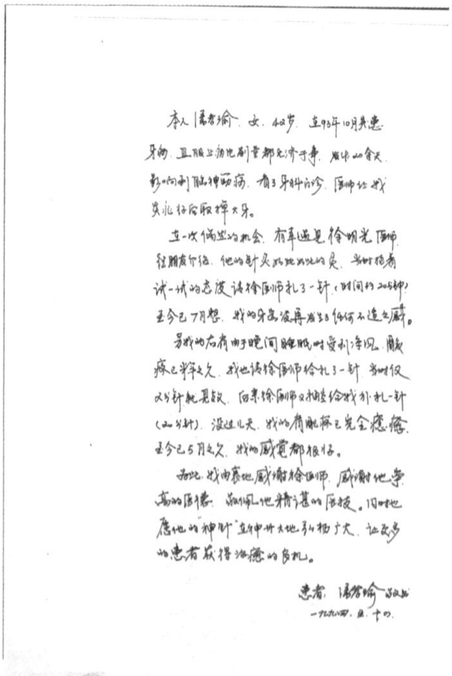

本人[illegible]，女，40岁，在93年10月患牙痛，且服止痛片剂等都无济于事，发作时[illegible]影响到睡眠[illegible]，看了牙科门诊，医师让我[illegible]拔掉大牙。

在一次偶然的机会，有幸遇见徐明光医师，经朋友介绍，他的针灸效果非常的好，当时抱着试一试的态度请徐医师扎了一针（时间约20分钟），至今已7月整，我的牙齿没再发生任何不适之感。

另我的右肩由于晚间睡眠时受到冷风，肩酸痛已半年之久，我也请徐医师给扎了一针，当时仅二分钟就见效，后来徐医师又接连给我扎了一针（20分钟），没过几天，我的肩酸痛已完全痊愈，至今已5月之久，我的感觉都很好。

为此，我由衷地感谢徐医师，感谢他崇高的医德，敬佩他精湛的医技。同时也愿他的"神针"在中华大地弘扬光大，让更多的患者获得治愈的良机。

患者：[illegible]
一九九四.五.十四.

图 0-69　1993 年徐明光先生在上海用对应疗法治愈一位牙痛及肩痛的患者后，该患者所写的感谢信

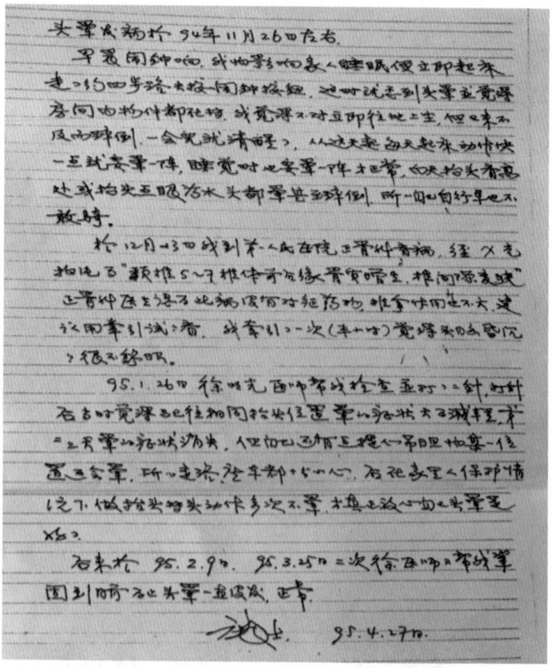

头晕发病于94年11月26日左右。

早晨闹钟响，我如平常一样睡眠后立即起来，走了约四步路去按闹钟按钮，这时就感到头晕且觉得房间内的物件都在转，我觉得不对立即往地上坐，但已来不及而摔倒，一会儿就清醒了。从这天起每天起床动作快一点就要晕一阵，睡觉时也要晕一阵才正常。如抬头看高处或抬头且眼看[illegible]，头部晕甚至摔倒，所以[illegible]自行车也不敢骑。

于12月23日我到第一人民医院[illegible]骨科看病，经X光拍片为"颈椎5~7椎体前后缘骨质增生，椎间隙变狭"，正骨科医生说了此病没有特效药物，推拿作用也不大，建议用牵引试试看。我牵引了一次（半小时）觉得头晕的感觉[illegible]很不舒服。

95.1.26日徐明光医师帮我检查并打了二针，打针后当时觉得已往相同抬头位置晕的症状大为减轻，第二天晕的症状消失。[illegible]所以走路、骑车都十分小心。[illegible]做抬头转头动作多次不晕，才真正放心自己头晕是好了。

后来于95.2.9日、95.3.25日二次徐医师又帮我巩固治疗，到现在头晕一直没发，正常。

[illegible]　95.4.27日.

图 0-70　1995 年徐明光先生在上海为一位颈性眩晕患者治疗后收到的感谢信

第一次体验针灸的神奇

Experiencing the Success of Acupuncture

2011年七月的一天感冒后右眼严重红肿疼痛，下眼睑内还有个肿包，可能是结膜炎。想到肝开窍于目，自己按压肝经的太冲和行间，疼痛未减，随即来到徐明光医师诊室用针灸救急.

That was a day in July 2011, my right eye was seriously red,.sore and swollen after a cold, there was also a lump inside my lower eye lid. I thought it might be conjunctivitis. I know that the liver and its meridian path opens into the eyes, so I pressed both concomitant acupuncture points, Tai Chong and Xing Jian, however it didn't relieve the pain. I went to Dr. Ming Guang Xu's consultation room for an emergency acupuncture session.

徐医师先下针右臂的养老穴，仅仅一分钟，感觉一段小臂有特别的酸胀感，微微刺痛，睁开眼睛，发现眼前明亮了许多. 接着肩和上背部开始微微发热.

Dr. Xu first applied the needle to the acupuncture point Yang Lao on my right arm for about one minute, my lower arm immediately had an unusual sensation which I never felt before, something like tight, swelling and slightly sore. When I opened my eyes, I noticed that everything surrounding me seemed brighter, then my shoulders and upper back started warming up.

徐医师再下针头顶的百会穴及双脚的太冲穴，捻针时，太冲比较痛. 最神奇的是，暖流渐渐下移，后背的下部及整条督脉变得非常温暖.

Dr. Xu then applied the needles to the acupuncture point Bai Hui on the top of my head and the acupuncture point Tai Chong on both feet. It was painful when he twisted the needles slightly on

Tai Chong which is the most important acupuncture point on the liver's meridian path. The most amazing thing happened after that, the warmth on my shoulders and upper back gradually expanded downwards, my lower back and the whole spine became very warm and comfortable.

中午做了针灸，下午发现看手提电脑时，眼睛很不舒服，取下眼镜，在一米开外，居然可以看得很清楚，戴上眼镜，眼睛反而不适. 原来是视力大幅提高，真高兴啊，每想到多年的近视眼还有治。我是从1993年左右开始戴近视眼镜的.

I had the acupuncture session during lunch time, when I looked at my laptop in the afternoon, both eyes felt uncomfortable, then I took off my glasses, wow, I could see everything on my laptop clearly from one meter away, if I put my glasses back on, my eyes were uncomfortable again. I could not believe that my eyesight has improved significantly after having been wearing glasses for so many years since 1993.

我没去找GP看我红肿的眼睛，过了几天，红肿的右眼慢慢好了.同事们才惊异地发现，我在办公室已经不戴眼镜了，大家自然问了不少有趣的问题. 眼药水肯定不会有如此神奇的疗效，直接的原因，就是徐医师看似简单却颇显功力的四针. 舒肝理气之后，视力自然提高!

一直到今天，我看电脑和电视都不需要戴眼镜。眼科医生在去年做例行检查时，也确认我的视力提高了不少。
感恩徐医师!

I did not go to see a GP to treat my seriously red, sore and swollen eye. A few days later, my sore red eye recovered. Some colleagues suddenly noticed that I no longer wore glasses in the office, they

all asked all sorts of questions out of curiosity. Anyway, the eye drops certainly would not have this great effect on me, the only reason is those 4 needles applied by Dr. Xu. Once the liver and its meridian path had been well worked on through the acupuncture session, the right thing happened naturally – my eyesight has improved!

I have not worn glasses when looking at the computer or watching TV since then. When the optometrist did the routine check up on my eyes last year, she also confirmed that my eyesight has improved compared to a few years ago.

I am very grateful to Dr. Xu.

何坚 Jian He
2015年1月于墨尔本
Jan 2015 in Melbourne

图 0–71　2011 年徐明光先生为一位近视眼患者针养老、太冲穴后，该患者看电脑已不需要戴眼镜，2015 年该患者写来的感谢信

My name is Elizabeth Zoldhelyi. I heard this doctor from my husband's workmate. I came only once and the miracle is happened. I have pain in my hip more than three ~~mon~~ month. I couldn't sleep on my side more than 3 minutes because the pain is was to big. After one needle on my wrist I can sleep, run or walk as long as I want. Many thanks for this.

Elizabeth Zoldhelyi

图 0–72　徐明光先生在澳大利亚针养老 1 次治愈臀部痛 3 个月的西方妇女，几个月后她陪丈夫来针灸时候写的感谢信

［感谢信译文：我的名字叫伊丽莎白·左拉，您是我丈夫的同事向我推荐的医生。您给我只做了 1 次治疗，奇迹就发生了，我臀部严重疼痛已经有 3 个多月了，连侧睡都不能超过 3 分钟，您在我的手腕（注：右养老穴）只扎了一针，我现在可以侧睡，跑步和步行也都没有问题。十分感谢您的治疗！伊丽莎白·左拉。］

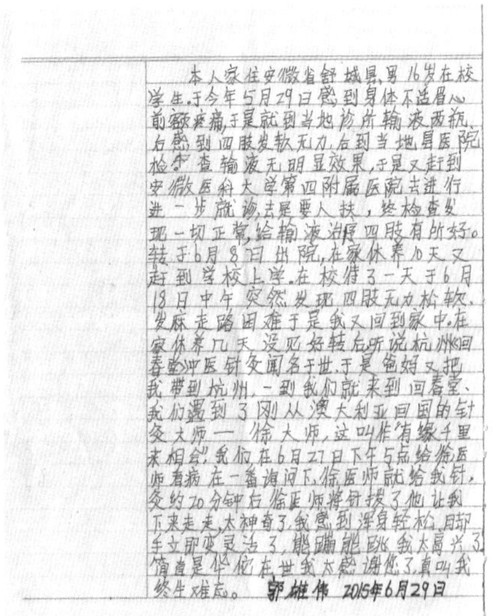

本人家住安徽省舒城县，男16岁在校学生。于今年5月29日感到身体不适胃心前额疼痛，于是就到当地诊所输液两瓶，后感到四肢发软无力，后到当地县医院检查输液无明显效果，于是又赶到安徽医科大学第四附属医院去进行进一步就诊，去是要人扶，经检查发现一切正常，给输液治疗四肢有所好。转于6月8日出院，在家休养10天又赶到学校上学。在校待了一天于6月18日中午突然发现四肢无力松软、发麻走路困难于是我又回到家中。在家休养几天没见好转后听说杭州回春堂中医针灸闻名于世，于是爸妈又把我带到杭州，一到我们就来到回春堂，我们遇到了刚从澳大利亚回国的针灸大师——徐大师，这叫作“有缘千里来相会”，我们在6月27日下午5点给徐医师看病在一番询问下，徐医师就给我针灸约20分钟后徐医师将针拔了他让我下来走走，太神奇了，我感到浑身轻松，脚手交脚变灵活了，能蹦能跳，我太高兴了，简直是华佗在世我太感谢您了，真叫我终生难忘。郭雄伟 2015年6月29日

图 0–73　2015 年徐明光先生在杭州回春堂会诊，治愈的“假性截瘫”小患者所写的感谢信

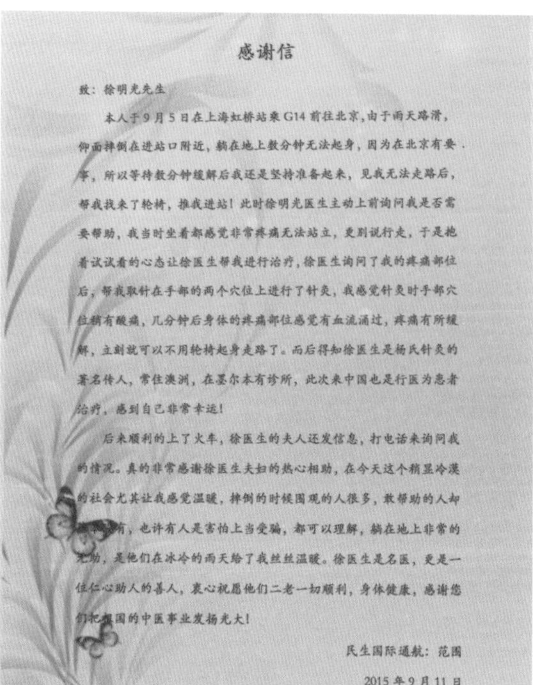

感谢信

致：徐明光先生

本人于9月5日在上海虹桥站乘G14前往北京，由于雨天路滑，仰面摔倒在进站口附近，躺在地上数分钟无法起身，因为在北京有要事，所以等待数分钟缓解后我还是坚持准备起来，见我无法走路后，帮我找来了轮椅，推我进站！此时徐明光医生主动上前询问我是否需要帮助，我当时坐着都感觉非常疼痛无法站立，更别说行走，于是抱着试试看的心态让徐医生帮我进行治疗，徐医生询问了我的疼痛部位后，帮我取针在手部的两个穴位上进行了针灸，我感觉针灸时手部穴位稍有酸痛，几分钟后身体的疼痛部位感觉有血流涌过，疼痛有所缓解，立刻就可以不用轮椅起身走路了。而后得知徐医生是杨氏针灸的著名传人，常住澳洲，在墨尔本有诊所，此次来中国也是行医为患者治疗，感到自己非常幸运！

后来顺利的上了火车，徐医生的夫人还发信息，打电话来询问我的情况。真的非常感谢徐医生夫妇的热心相助，在今天这个稍显冷漠的社会尤其让我感觉温暖，摔倒的时候围观的人很多，敢帮助的人却[illegible]有，也许有人是害怕上当受骗，都可以理解，躺在地上非常的无助，是他们在冰冷的雨天给了我丝丝温暖。徐医生是名医，更是一位仁心助人的善人，衷心祝愿他们二老一切顺利，身体健康，感谢您们把祖国的中医事业发扬光大！

民生国际通航：范囷

2015年9月11日

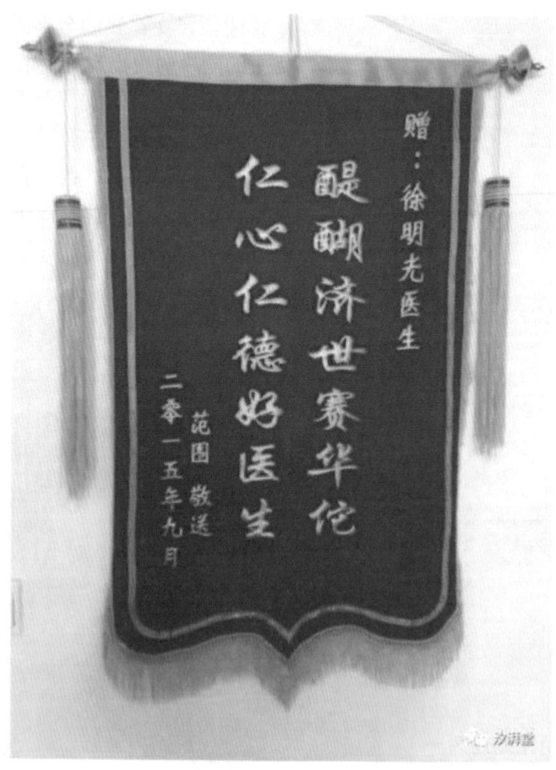
赠：徐明光医生
醍醐济世赛华佗
仁心仁德好医生
范囷 敬送
二零一五年九月

图0–74　2015年9月5日徐明光先生在上海高铁站针刺双侧养老穴治好的一位臀部跌痛患者寄来的感谢信和锦旗

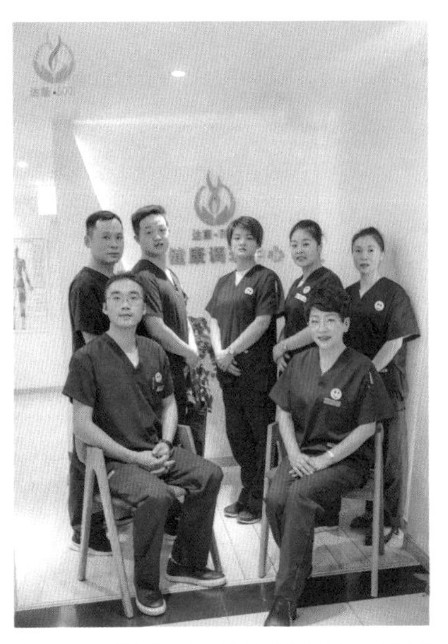

图 2-1　达康 · SOQI 团队部分成员照片，
牛艳辉（左前一）、隆辉（右前一）

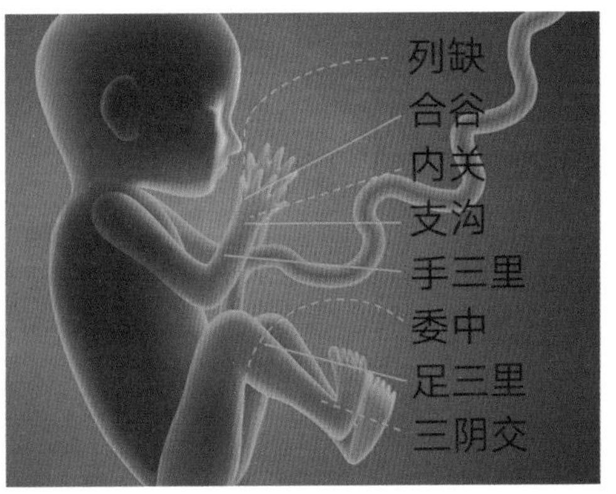

图 2-2　肘膝对置 – 躯干对应法（胎儿法）

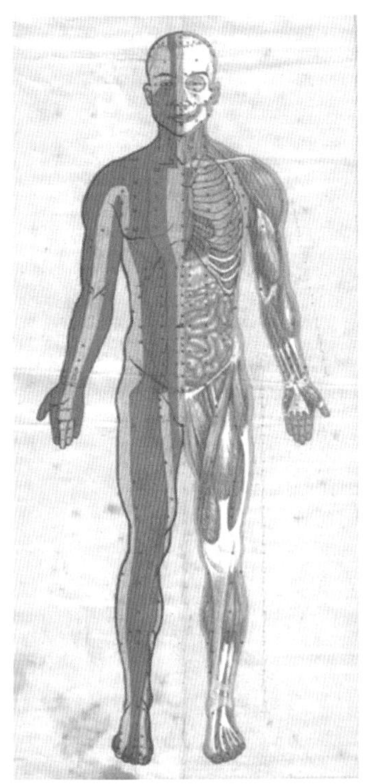
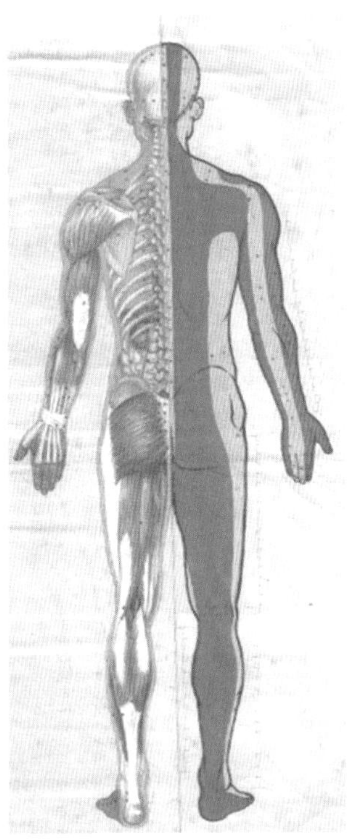
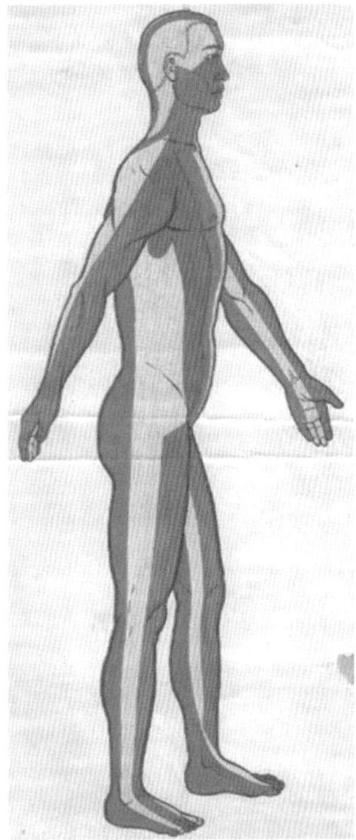

附图 1　全身对应图

（红色表示手足太阴经、手足阳明经，蓝色表示手足少阴经、手足太阳经，黄色表示手足厥阴经、手足少阳经及任督二脉）

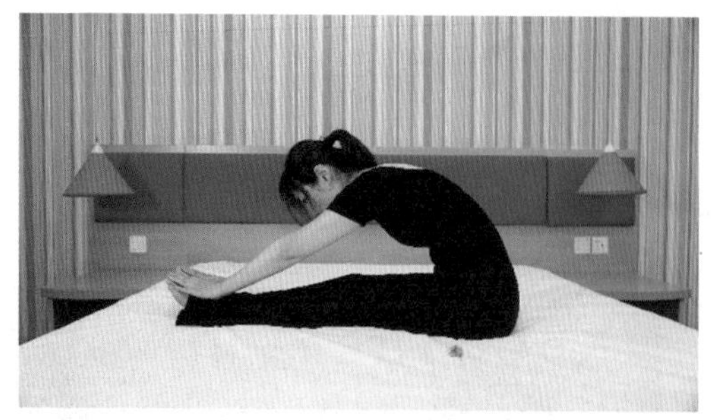

附图 5　上下肢顺向对应法

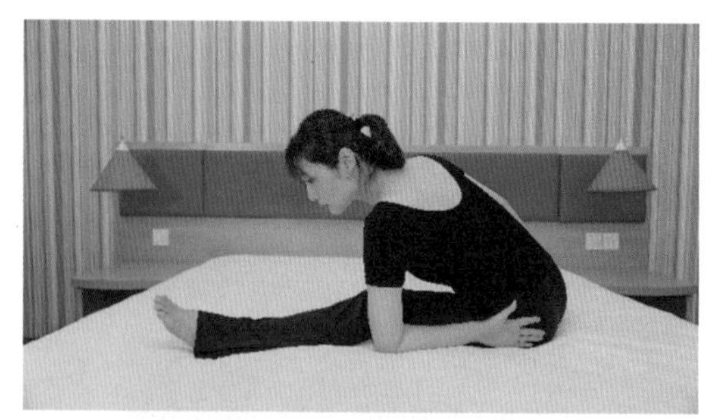

附图 6　上下肢逆向对应法

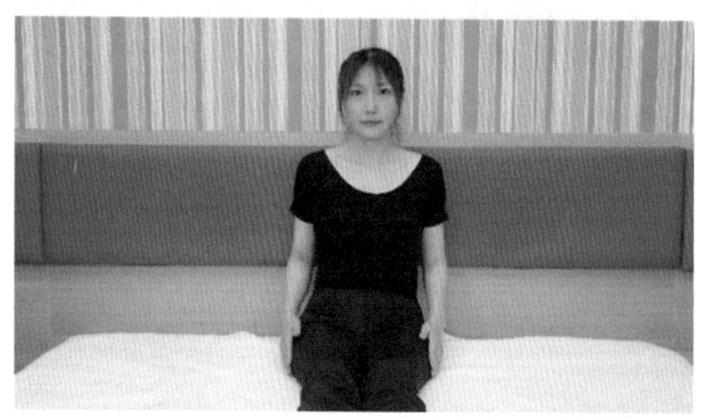

附图 7　上肢 – 躯干顺向对应法

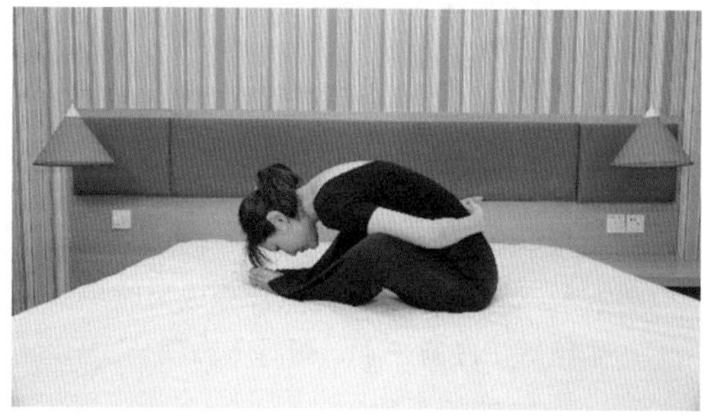

附图 8　下肢 – 躯干逆向对应法

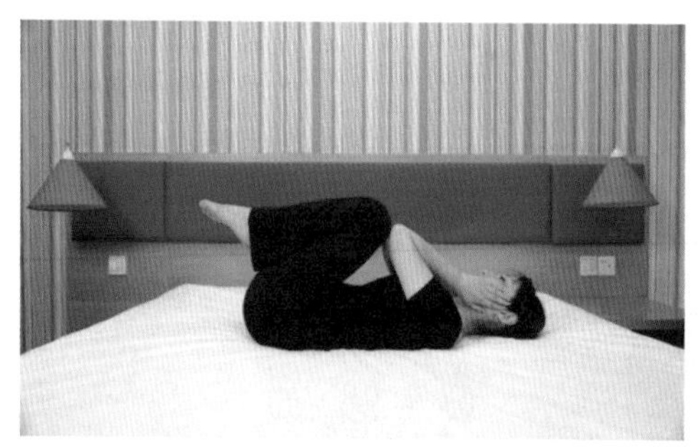

附图 9　肘膝对置 – 躯干对应法

（简称“胎儿式”）

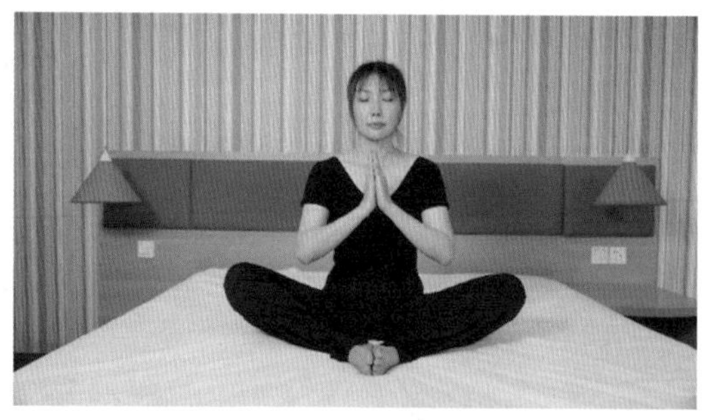

附图 10　左右对应法

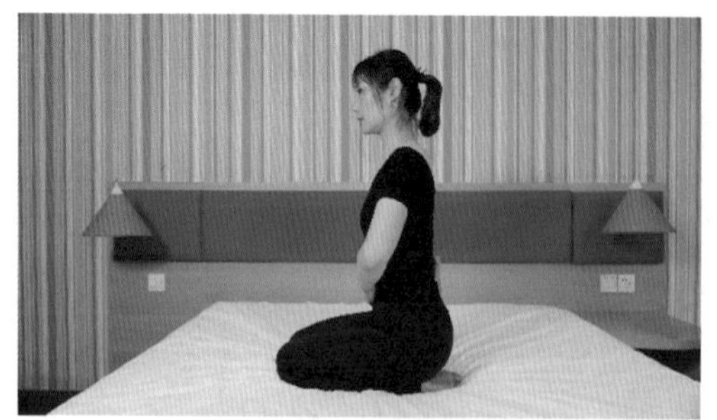

附图 11 躯干前后对应法

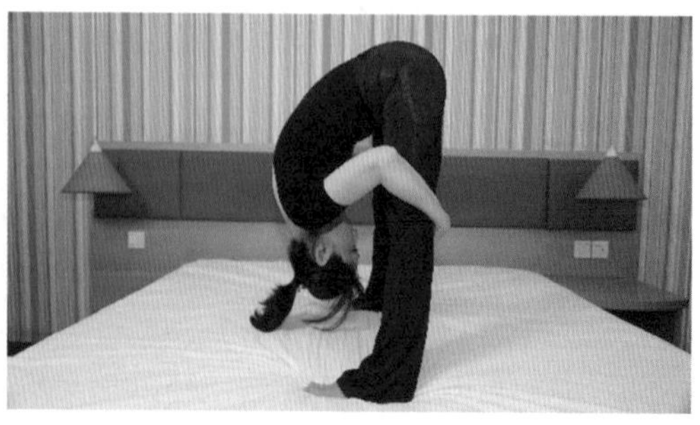

附图 12 躯干两端对应法

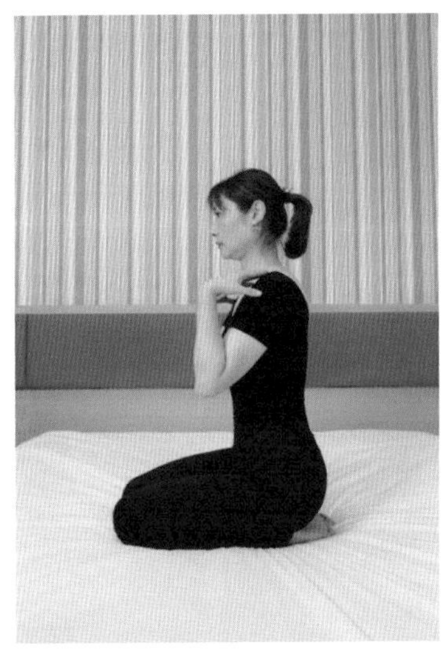

附图 13　四肢两端对应法

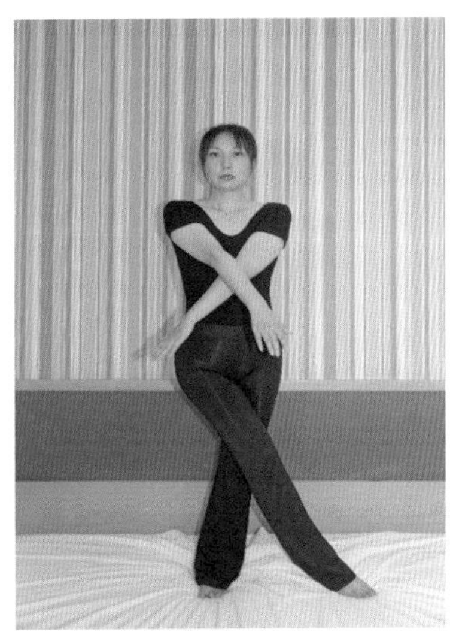

附图 14　交叉对应法

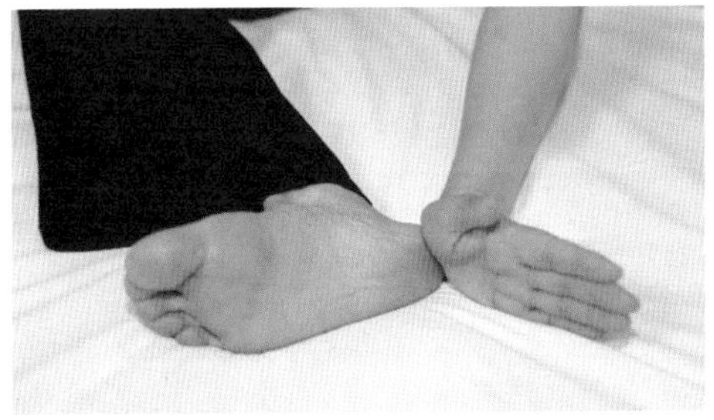

附图 15　部位对应法（手掌对脚跟）

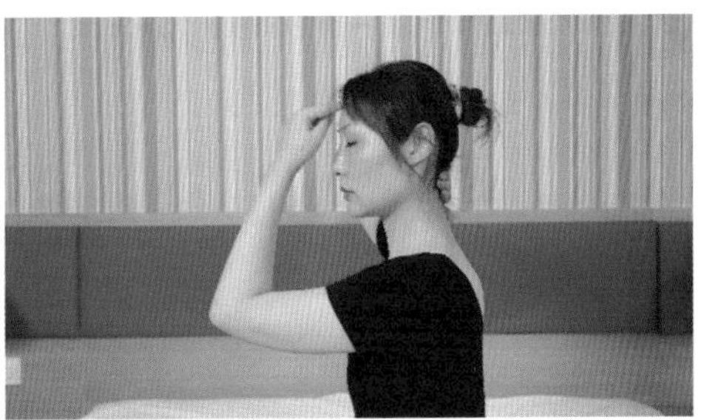

附图 16　额针对应法：上额颈区对颈椎

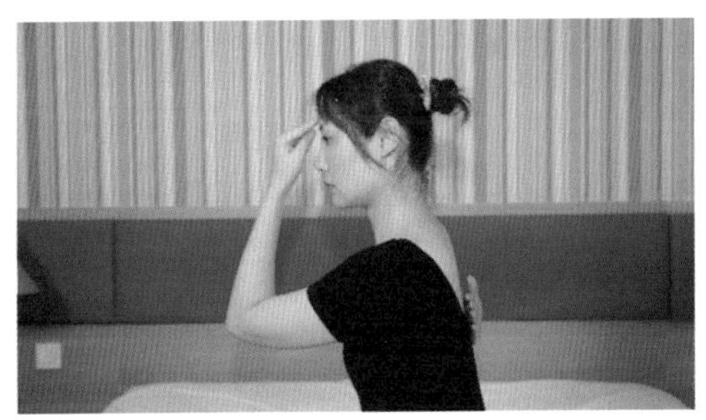

附图 17　额针对应法：中额胸区对胸椎

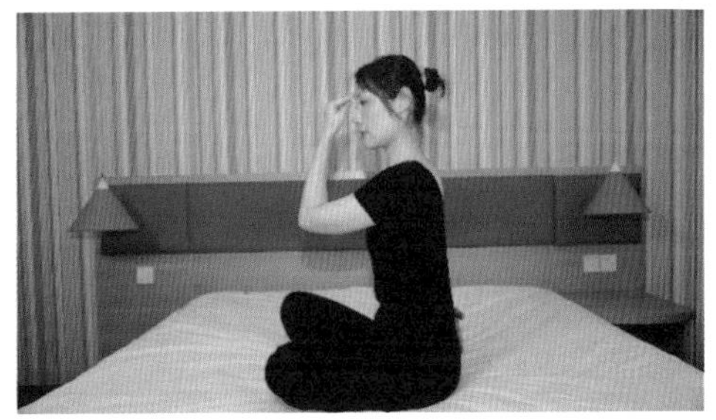

附图 18　额针对应法：下额腰骶区对腰骶椎

（上图由中医爱好者，笔者学生，苏州科技大学艺术学院环境设计系莫雪瑾讲师示范）

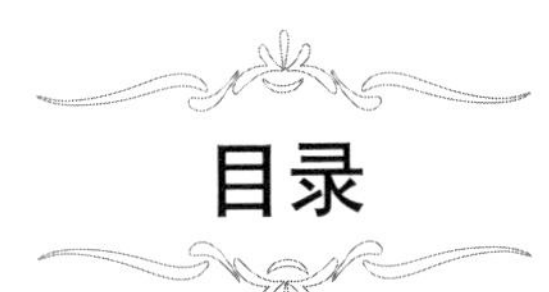

目录

第一章　对应疗法概论

第一节　对应疗法的定义

针灸疗法的选穴主要分为局部（病痛点或称阿是穴）、邻近、远道及随症四方面。其中远道取穴是指刺激人体某一部位，能对特定远隔部位产生一定的影响，反之，刺激后者也能对前者产生相似影响的取穴方法，而这两个在治疗上能够相互影响的远道部位叫作“对应部位”，基于此的疗法就叫“对应疗法”。对应疗法是利用人体各部位的对应关系，选取与疾病所在部位对应的经络穴位（或部位），加以针刺、艾灸或其他刺激来治疗疾病的方法。

第二节　对应疗法的由来

对应疗法的创立源于一次临床上的偶然发现。1963年，上海中医药大学（原上海中医学院，下同）附属龙华医院针灸科王卜雄医师遇见一位因右腕关节扭伤肿痛的患者，该患者经过药物敷贴与局部针刺后均无显效，后来这位患者因感染发热在臀部注射青霉素后，其发热未退而扭伤的右腕疼痛却忽然消除。由此我们联想到《杂病穴法歌》中记载的腕骨穴能治“腰连腿痛”（类似坐骨神经痛），遂猜测臀部和腕部可能是两处能够互相影响的对应部位。后来笔者又遇到一位右腕扭伤患者，在针刺左侧环跳后，腕痛消除。随着类似有效病例的积累，我们更加相信臀部与腕部的确存在着对应关系。

笔者在上海市郊和皖南山区巡回医疗时，运用这种对应思路治疗了各种病症，效果良好，之后又对历来针灸文献以及近代针灸临床诊治经验进行了初步归纳与分析，发现其中的远道取穴部分往往和这种对应规律相符合。

1975年9月，笔者撰写了2万字的针灸临床报告——“经络对应疗法”作为曙光医院向国庆26周年献礼项目，呈报到上海中医药大学。本临床报道经过裘沛然与杨永璇老师审阅，给予了较高的评价。同年11月，学院科研处在《中医药研究简讯》第6期上刊登了名为“介绍一种新的针灸疗法——对应疗法”的文章。1976年，笔者报请医院后打印了500份讲稿，用于院内师生学术活动介绍。1981年，笔者在《上海中医药杂志》第1期发表了题为“对应取穴法在临床的运用”的论文；1995年，上文被收录在《中华特种针疗法》中，题目也被修改为“对应取穴疗法”；1999年，本文又收录在《中国民间奇特针法》中，被改名为“对应点针法”。2007年，笔者在澳大利亚墨尔本向澳大利亚中医学会的医师们开始介绍对应疗法。2015年8月，在中国针灸年会论文集中又刊登了“对应疗法及其同身尺的由来与发展"一文，之后笔者在海内外多次介绍上文，得到医界同仁的肯定。

近50年来，笔者辗转在中国上海、杭州、香港以及新加坡、澳大利亚、日本等地，于临床上广泛应用此疗法，凭借其用针少、见效快、能够取得良好疗效的优势，受到了大家的好评。

第三节 人体主要的对应形式

经过多年的临床探索与文献研究，对应疗法得到了不断发展，迄今笔者共总结出人体如下10种对应关系：①上下肢顺向对应法。②上下肢逆向对应法。③上肢-躯干顺向对应法。④下肢-躯干逆向对应法。⑤肘膝对置-躯干对应法（胎儿式）。⑥四肢两端对应法。⑦躯干两端对应法。⑧躯干前后对应法。⑨左右对应法。⑩交叉对应法。现分述如下。

一、上下肢顺向对应法

该对应法的部位对应关系参见图1-1和表1-1。

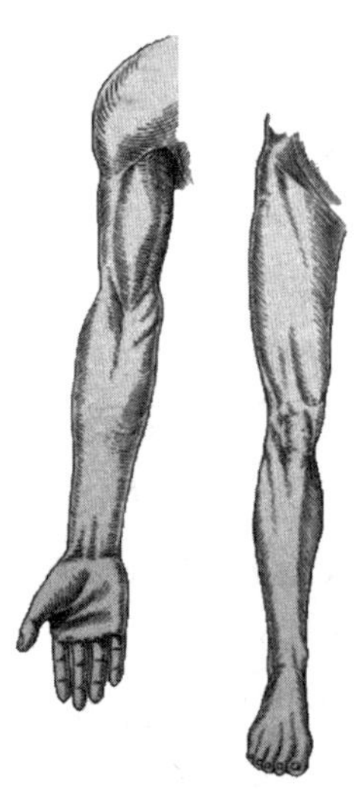

图1-1 上下肢顺向对应关系示意图

表1-1 上下肢顺向对应关系

上肢	下肢
肩	髋
上臂	大腿
肘	膝
前臂	小腿
手腕	足踝

二、上下肢逆向对应法

该对应法的部位对应关系参见图1–2和表1–2。

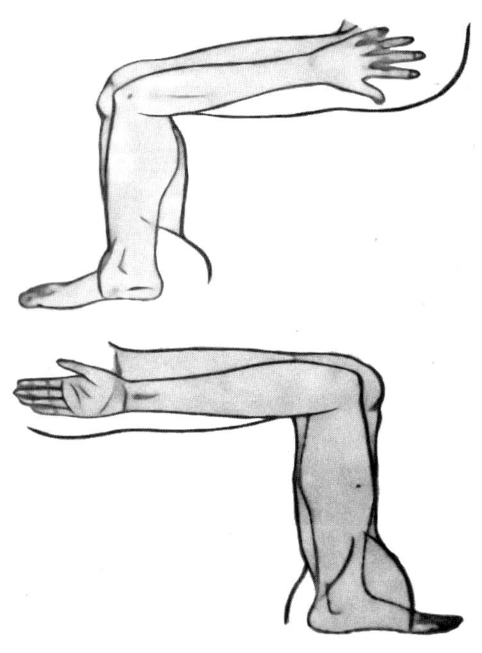

图1–2　上下肢逆向对应关系示意图

表1–2　上下肢逆向对应关系

上肢	下肢
肩	踝（足）
上臂	小腿
肘	膝
前臂	大腿
腕（手）	髋

三、上肢–躯干顺向对应法

该对应法的部位对应关系参见图1–3和表1–3。

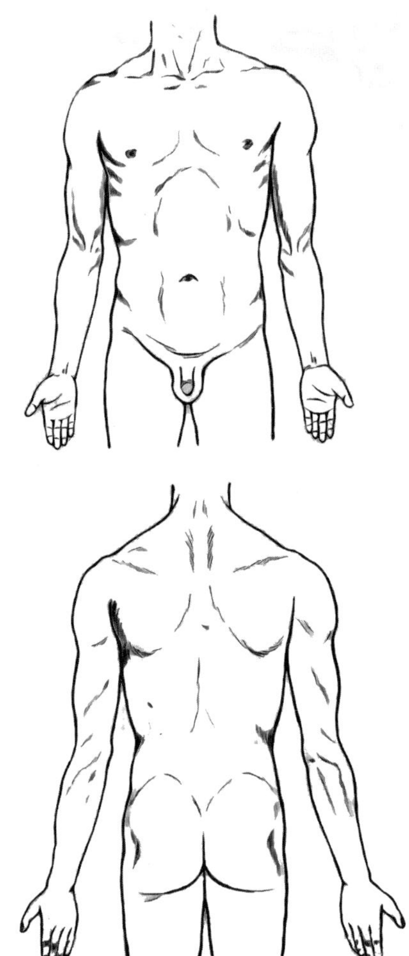

图 1-3　上肢 - 躯干顺向对应关系示意图

表 1-3　上肢 - 躯干顺向对应关系

上肢	躯干
肩、上臂	胸（背）、上腹
肘	脐（腰）
前臂	下腹
腕、手	盆腔（两阴）

四、下肢 - 躯干逆向对应法

该对应法的部位对应关系参见图 1-4 和表 1-4。

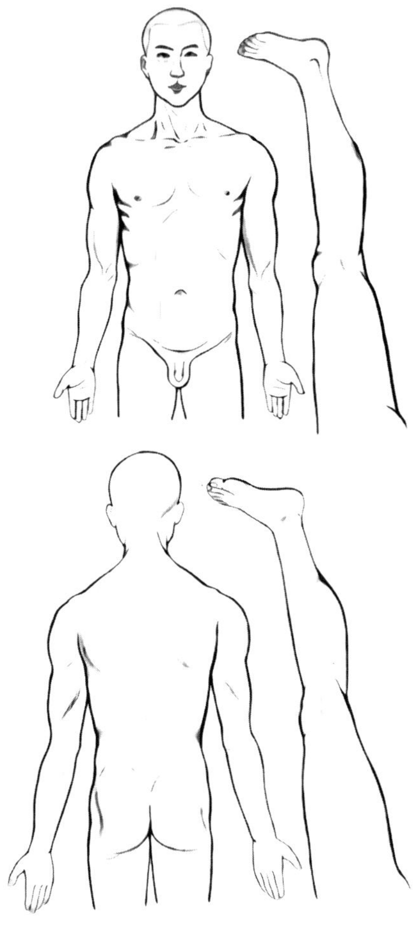

图 1–4　下肢 – 躯干逆向对应关系示意图

表 1–4　下肢 – 躯干逆向对应关系

下肢	躯干
足	头面
踝	颈项
小腿	胸（背）、上腹
膝	脐（腰）
大腿	下腹（腰骶）

五、肘膝对置 – 躯干对应法

该对应法的部位对应关系参见图1–5和表1–5。

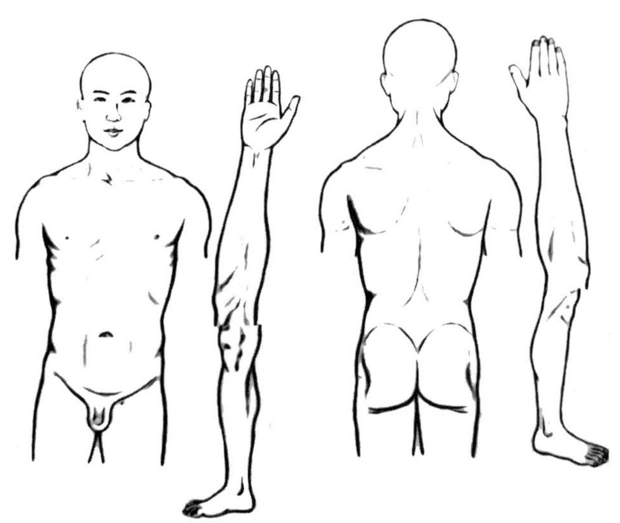

图 1–5　肘膝对置 – 躯干对应关系示意图

表 1–5　肘膝对置 – 躯干对应关系

手	头面
腕	颈项
前臂	胸（背）、上腹
肘	脐（腰）
膝	
小腿	下腹（腰骶）
踝（足）	盆腔（两阴）

六、四肢两端对应法

该法以四肢肘、膝为中心，其上下两端互为对应。这种循经上下对应法在针灸临床上非常多见。现举例如下（表1–6）。

表 1–6　四肢两端对应法举例表

部位	上部病症	下部取穴
上肢	肩颈痛 肩脊痛 肩胛神经痛 肩胛痛 肩背痛 肩背痛不可举 肩痛不能自举 肩痛	腕骨 合谷 二间、三间 前谷 中渚 关冲 阳池 养老、阳谷

续表

部位	上部病症	下部取穴
下肢	阴股内痛	商丘
	髀枢痛	京骨、悬钟
	髋关节痉挛性痛、坐骨神经痛	丘墟
	坐骨神经痛	束骨
	枢股痛	跗阳
	髋冷痛	申脉

七、躯干两端对应法

躯干以脐（腰）为中心，上下两端互为对应，即“上病下取，下病上取”法。该法在许多文献中也早有记述，现举例如下（表1–7、表1–8）。

表 1–7　躯干两端对应法举例表（一）

上部病症	下部取穴
尸厥（《史记》）、癫痫（《备急千金要方》）、产后昏迷、不省人事（《类经图翼》）	会阴
嗳气、呕吐、口痛（德国许米特）	曲骨
妇女精神沮丧	气冲
尸厥、饥不能食（《针灸甲乙经》）	中极
虚劳咳喘、咯血、吐血、气喘不卧（《扁鹊心书》）	关元
气喘、痉挛性干咳、胸部痛（德国许米特）	石门
癫疾、发狂（《灵枢》）、瞻视不明、小儿惊痫、呕吐、瘛疭	长强

表 1–8　躯干两端对应法举例表（二）

下部病症	上部取穴
脱肛（《备急千金要方》《外台秘要》《铜人腧穴针灸图经》等）、痫疾（《灵枢》）、滑肠伴随里急后重、泄泻经年（《续医说》）	百会
偏坠、气痛（疝气痛）（《寿世保元》）	囟会
阴囊燥痒（《儒门事亲》）	神庭
痔痛	攒竹
霍乱	素髎
慢性便秘	迎香
肠炎因潮湿寒冷而病情加重	口禾髎
小儿便秘（《外台秘要》）	地仓
小便黄，小便赤涩	兑端
痔疾	龈交
小便赤黄或时不禁，七疝，瘕聚（《类经图翼》）	承浆
月经崩漏呈暗紫色	口禾髎
男子淋溺不止（《江西通志》）	脑户
惊恐失禁	颅息、瘈脉
小儿滑肠（德国许米特）	风府

续表

下部病症	上部取穴
尿闭，阴茎异常勃起（德国许米特）	大椎
尿闭，尿道灼痛（德国许米特）	陶道
膀胱疼痛，小肠气痛（德国许米特）	大杼
九漏癞疝，髀疼	肩井

八、前后对应法

人体前面病症可取后面穴位，反之，后面病症也可取前面穴位。如甲亢取天柱，项强取承浆等均有效。

九、左右对应法

人体除任督二脉外，十二正经的穴位均是左右两侧相对应。因而左侧病症可取右侧相对应的穴位，反之，右侧病痛也可取左侧相对应的穴位，这也符合《黄帝内经》刺法中的“巨刺”“缪刺”理论。《针灸大成》所载治疗中风半身不遂有“先针无病手足，后针有病手足”的针刺方法，便是这一道理的具体应用。

十、交叉对应法

该种方法是上述几种对应法的综合应用，以“上下肢逆向对应法”为例，如髋部有病，可取同侧腕部对应穴，也可取对侧腕部对应穴，也可两侧同取。再以“下肢-躯干逆向对应法”为例，如面瘫病症，可取同侧太冲，也可取对侧太冲，也可两侧同取。

临床上发现，相互对应的两个部位在病理上相互影响。如肩周炎患病部位在肩部，按照上下肢逆向对应法，则在其踝部一般能够找到相应的反应点。反之，踝关节扭伤病变在踝部，则在其肩部亦能找到某个反应点。其余几种对应法均可以此类推。

第四节　选穴原则与操作方法

人体的对应形式不但揭示了经络与经络之间的纵向联系，还阐释了横向的、节段性（区域性）的对应关系。在临床运用中，我们强调手足同名经的远道取穴原则，因为按经络分区对应的取穴方式，其疗效往往比局部及邻近取穴效果更好，故而“对应疗法”的选穴原则是“辨经论治，分段对应”“宁失其穴，勿失其区”“经对经，穴对穴”，在具体应用时，分作以下三个步骤。

一、确定病变部位

首先要确定病变所在部位。如果我们不能做出定位诊断，则需要用按压、撮摸等方法寻找一些异常表现的区域，如压痛点、皮疹或皮下结节等。

二、选择对应方法

病变部位确定后，就可根据症状选择相应的对应形式，再在相应部位进行治疗。以肩周炎为例，找到病痛点后，先辨别其所属经脉，如其疼痛部位在手阳明经的肩髃穴，按上下肢逆向对应法和同名经“同气相求”的原则，可在足踝部足阳明经的解溪穴施予治疗，如疼痛连及上臂，尚可加用足明经之条口穴（余见表格）。反之，如足跟痛，患处系足太阳经所过，可在手太阳经之肩贞穴给予治疗。

此处仍以肩周炎为例，用上下肢逆向对应法举例说明选穴方法（表1–9）。

表 1–9　上下肢逆向对应法治疗肩周炎示例表

病痛累及经脉	病痛点	施治经脉	对应点	肩痛连及上臂痛取穴点
手阳明大肠经	肩髃	足阳明胃经	解溪	条口 / 下巨虚
手少阳三焦经	肩髎	足少阳胆经	丘墟	悬钟
手太阳小肠经	肩贞	足太阳膀胱经	昆仑	跗阳
手太阴肺经	肩内陵	足太阴脾经	商丘	三阴交
手厥阴心包经	肩前	足厥阴肝经	中封	蠡沟
手少阴心经	极泉	足少阴肾经	太溪	复溜

注：上表中的病痛点主要指经脉上的穴位痛点或者临近部分经脉的奇穴痛点

若对应部位无传统穴位，可找相对应的压痛点或按经取穴，或者使用笔者发明的“人体同身比例尺”（简称“同身尺”）寻找相应的部位进行施治，即遵循“宁失其穴，勿失其区”的原则。现对这种“人体比例同身尺”进行简要介绍。

自制的“人体比例同身尺”分为3种，未拉伸时分别长10 cm、20 cm和30 cm，适用于不同身高的患者。这3种“同身尺”均由松紧带制成，具有良好的伸缩性，并分为10等份，尺上标有刻度，对应1～10号区，临床上找到病变部位后，先用“同身尺”测量确定病变部位在几号区，测量躯干时以肚脐和命门为起点，测量四肢部位时以肘膝为起点，再根据10种对应关系，在对应部位上亦用“同身尺”测量，在相同的区号（域）内进行治疗。由于“同身尺”具有良好的伸缩性，可根据不同人躯干长度的差异进行伸缩，灵活运用。

验案：20世纪70年代，WHO亚洲传统医学考察团中一位东南亚国家的总统医学顾问，左大腿有一痛点，多年未除，其先到北京进行局部针灸未有显效。上海市卫生局希望上海中医药大学能在其上海考察期间给予治疗。因此笔者被派往该医学顾问的住处为其医治。经笔者检查发现，该顾问的痛点位于足厥阴肝经所过，笔者用自制的“同身尺”测量发现其痛点在大腿部的4号区，笔者又在相应的右手臂厥阴心包经4号区发现一很强的痛点，遂在该处下针，得气后两处痛点均消失，一针见效，次日复诊，未见复发。

三、选择刺激方法

本法一般使用单纯针刺，也可用温针、艾灸、三棱针或采血针刺血、皮肤针扣打、拔罐、推拿、刮痧、磁疗、低频脉冲、小剂量药物穴位注射、指针以及药物外敷等治疗方法，治疗时根据病情需要，可以选择使用或交替使用。

第五节　对应疗法的主要特点

一、远道选穴，提供思路

历代医家重视远道取穴，《素问·阴阳应象大论》“善用针者，从阴引阳，从阳引阴，以右治左，以左治右”；《素问·离合真邪论》“以上调下，以左调右”；《素问·五常政大论》“病在上，取之下，病在下，取之上”；《灵枢·始终》“病在下者高取之，病在头者取之足，病在腰者取之腘”；以及左病取右，右病取左的“巨刺”“缪刺”理论。古往今来，历代名医均留下了许多远道取穴的验方案例。但临床上针灸医师往往较难快速地选取远道施治点。

验案：李某，女，40岁，1972年8月7日初诊。患者诉入夜时一上床便会出现两足跟发麻不适，影响睡眠。外院曾用维生素B_1等药物治疗后无效，笔者采用上下肢逆向对应法，以3寸针深刺其双侧肩贞穴，留针20分钟。患者当夜入睡时即感足跟不麻，夜眠亦安，随访称两月未发。

二、配穴灵活，医患方便

一些疼痛如坐骨神经痛、肩周炎等在局部或邻近取穴，要脱卸外裤或解除上衣，如遇天冷或在外出途中，此举易受寒，又或者没有针灸床或座椅施治时颇为不便，如果在手腕治髋痛，足踝治肩痛，医师、患者均感方便，且效果或许更好。

验案：某患者，女，50岁，上海人，2015年7月4日因患肩周炎，右肩臂酸痛1个月，上举受限，经朋友介绍前来针灸治疗，患者曾在外院局部针灸2次，未见明显效果。笔者检查发现其右肩前及上臂压痛，压痛点当手太阴及手阳明经所过处。笔者采用上下肢逆向对应法，在足太阴经三阴交穴位处发现一压痛点（强度++），足阳明经条口穴位

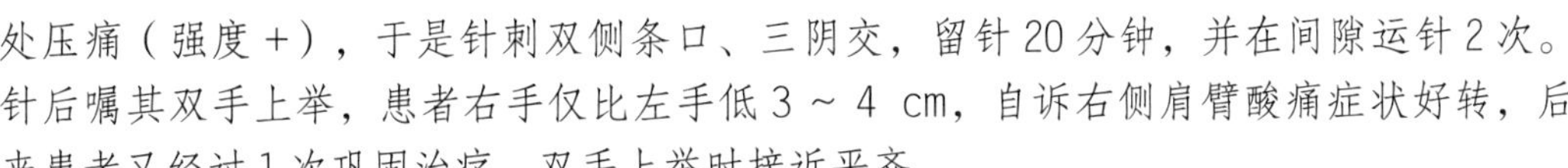

处压痛（强度+），于是针刺双侧条口、三阴交，留针20分钟，并在间隙运针2次。针后嘱其双手上举，患者右手仅比左手低3～4 cm，自诉右侧肩臂酸痛症状好转，后来患者又经过1次巩固治疗，双手上举时接近平齐。

注：压痛分级："+"微痛，"++"较痛，"+++"甚痛，"++++"剧痛，下文对于压痛程度的描述皆遵从于此。

验案：某患者，女，45岁，加拿大人，英语教师，诉患有右坐骨神经痛1个月余，曾在北京做过2次局部针灸治疗，未取得明显效果，遂来笔者当时所在的上海西郊宾馆中医保健苑进行诊治。笔者检查发现其患处当足太阳膀胱经所过，遂用上肢－躯干顺向对应法，针手太阳小肠经左养老穴，得气后，患者说有一股暖流传至右腰臀部，即觉右腰臀痛消失。当时在场有不少日本游客围观，咸皆赞叹，自此以后，笔者也常常诊治一些日本患者。

三、取穴精简，见效迅速

目前针灸临床普遍存在取穴较多，疗程相对较长的特点，而"对应疗法"具有取穴少，见效快的特点，患者乐意接受。多年来，笔者常使用该法一穴一针或两针治愈了许多患者的多年顽疾。

验案：Elieabeth，中年女性，澳大利亚墨尔本人。患者左腰臀痛牵及左腿痛已3月，入夜症状明显加重，常需服用止痛片。体格检查发现其患处当为足太阳膀胱经所过，笔者采用上下肢逆向对应法针右手太阳小肠经养老穴，提插捻旋手法1分钟，出针后患者腰臀腿痛均消失，并觉眼睛较前明亮，随访1年未复发（图0-72）。

四、不宜取处，四面围攻

临床上有些病症不宜在病灶处施针，例如心肺等重要脏器、癌灶等，这时候则需要根据对应原则选取四肢远端穴位进行治疗，既安全有效，又可发挥人体经络的多通路效应，有时甚至还能达到意想不到的效果。

验案：李某，女，78岁，2015年被诊断肝癌，病情已至晚期，肝部肿瘤已达8 cm，情绪低落、眠差、纳差、乏力。笔者首先采用杨老"善调情志"之法，告知患者只要有一丝希望，我们也要尽100%的努力。之后笔者通过综合治理、针药并用、内外同治的方案治疗该名患者，具体采用对应取穴，并配合艾灸、食疗等方法，治疗患者1次后，患者病情大有改善，能正常进食、睡眠、走动，家人及保姆皆惊讶于患者能够恢复往日的无病状态，更令患者获得莫大安慰，有信心继续与疾病抗争。经3次治疗后，复查发现患者肝部肿瘤有缩小的迹象。

五、应用广泛，急难皆治

对应疗法不仅可以治疗常见病，多发病，也能治疗急重症及疑难病。晋代葛洪所著的急救专书《肘后备急方》里载有大量针灸治疗急重症的经验。20世纪50年代笔者业师杨永璇先生曾治疗一位重度烧伤继发无尿患者，因西医治疗罔效，请杨老会诊，鉴于患者病情要求术者两手不能接触患者皮肤，于是杨师只用一穴两针，偏历向列缺透刺的方式治疗了该名患者，针后不久，患者小便即出。此亦符合上肢躯干顺向对应法。笔者数十年来用对应疗法治疗了不少急重症患者，并取得良好的疗效。

验案：徐某，男，20岁，舞蹈演员，1981年6月演出前不慎扭伤左足踝，笔者当时检查发现其左丘墟穴压痛（强度+++），左申脉穴压痛（强度++），先用上下肢逆向对应法针其右肩髎，患者左踝痛好转，再用上下肢顺向对应法，针其右养老穴，患者左踝痛消失，当晚即能上台演出。

验案：杨某，男，23岁，诉自幼遗尿至今，每周3～4次，既往有慢性肾炎病史，曾经中药与针灸治疗后，效果不显。笔者采用躯干两端对应法，取其双侧睛明穴，第1次针后症状即好转。之后患者1周未针，只出现1次尿床。该患者经过第2次针刺治疗后一直未出现遗尿症状。考虑到患者病程长，为防止复发，笔者予以隔日一针，10次为1个疗程。随访两月未现遗尿症状。

验案：贺某，女，30岁，诉月经初潮即开始双乳胀痛，西医诊断为“双乳小叶增生伴右乳外侧纤维瘤”，曾经3次手术未能根治，笔者根据下肢－躯干逆向对应法发现双侧下巨虚压痛（强度+++），遂在此处针刺得气后留针30分钟，间隙运针2次，出针后患者自诉双乳上下胀痛消失，唯右乳外侧尚有胀痛，加刺双侧光明穴，患者疼痛完全消除。后再如法治疗2次，笔者随访半年内未见复发。

六、同气相求，同经相应

《易经》言：“同声相应，同气相求；水流湿，火就燥，云从龙，风从虎。圣人作而万物睹，本乎天者亲上，本乎地者亲下，则各从其类也。”一般传统的远道取穴，大都是在同一经上的循经取穴，或者是就近表里经配穴。而对应疗法与以上取穴方法有所不同，特别强调人体上下手足同名经的远道取穴。20世纪60年代已故山西名医尚古愚创立了“同经相应取穴法”，该法亦是据《黄帝内经》中“缪刺”“巨刺”“远道刺”等理论为基础的取穴方法，强调左右上下之相应，须是手经与足经交叉相对应，但它只强调了“上下肢顺向对应”与“左右交叉对应”关系，而笔者所创的其他对应形式未列其中。笔者通过长期的临床观察实践发现，病患处与某条相关经脉处压痛点的反应程度，远不如远道手足同名经压痛点的反应程度。若使用笔者独创的“同身尺”，则能更加容易的寻找到相应的痛点。“对应疗法”为临床上同名经取穴的运用打开了一扇新的大门，笔者将其称为“同气相求，同经相应”。

验案：柏某，女，38岁，上海中医药大学员工，1969年6月12日初诊。患者走楼梯时两膝疼痛已近1个月。笔者嘱其当场试走楼梯，患者试走后诉双膝前痛，此痛处属足阳明胃经所过。笔者遂针刺手阳明大肠经的双侧曲池穴，留针20分钟，间隙运针2次，针后嘱其再去试走楼梯时患者诉已无明显疼痛。1周后随访，患者诉走梯时两膝前疼痛未复发。

七、同病异治，异病同治

中医用药有“同病异治、异病同治”之法，而“对应疗法”也可以“几穴对应一症，一穴对应几症”。如治疗颈项部疾病，按照肘膝对置–躯干对应法可在手腕部周围取穴，按照下肢–躯干逆向对应法亦可在足踝周围取穴。笔者在20世纪70年代参与了针刺麻醉的临床研究，对于甲状腺的针麻手术，选用手腕部上下的合谷与内关都能够取得很好的麻醉效果。甲状腺结节选用足踝部的丘墟穴可获满意疗效，这种发病部位相同，但针刺部位不同的方式，符合中医的“同病异治”法。

以手腕部的养老穴为例，既能治疗颈项痛（如颈椎病），属于肘膝对置–躯干对应法，又能治疗臀后痛（如坐骨神经痛），属上肢–躯干顺向对应法以及上下肢逆向对应法，能治疗足踝痛（如踝关节扭伤），属上下肢顺向对应法，还能治疗肩后疼痛，属四肢两端对应法，这种针刺部位相同，治疗不同部位疾病的方式，符合中医的“异病同治”法。

验案：Myrma Pamaloam，女，60岁，菲律宾人，2013年12月8日于澳大利亚墨尔本中医诊所就诊。患者双侧腰臀部疼痛明显，笔者采用上下肢逆向对应法，针刺其双侧手太阳小肠经养老穴，运针1分钟后，患者足太阳膀胱经所过区域疼痛消失，但两髋关节外侧还有疼痛。笔者检查后发现，此疼痛部属于足少阳胆经所过区域，遂加刺相对应的双侧手少阳三焦经中渚穴，针尖向腕部透刺，得气后患者疼痛完全消失，且患者感觉眼睛比针前明亮。

验案：某青年女患者，马来西亚人，于澳大利亚墨尔本中医诊所就诊。患者自诉左项、肩背及臀部痛，笔者检查此三处痛点均属足太阳膀胱经所过，遂采用交叉对应法，针刺右养老穴，捻针1分钟后，患者感觉左项、肩背、臀部痛均消除。此治疗方式根据肘膝对置–躯干对应法，则腕对项（肩背），又根据上下肢逆向对应法，则腕对臀，故而一针而三处均有效。

八、注重手法，气至病所

笔者有幸能够长期跟随多位名师临诊，这其中就有杨氏针灸创始人杨永璇老师，以及国医大师裘沛然老师等前辈。他们在临床上十分重视经络，注重针刺手法，常嘱咐“刺之要，气至而有效，气速至而速效”。对应疗法属于远道取穴法，取穴讲究少而精，因而更注重手法与针感，如一针见效，则不再加刺。

验案：姜某，女，50岁，2011年6月30日于澳大利亚墨尔本初诊。患者诉背冷及两肩酸痛近1周，活动尚可。笔者采用肘膝对置－躯干对应法，取双侧养老，针刺得气后，患者自觉双眼较前明亮，两肩背酸痛明显好转，且后背温热感持续了约2小时，时值澳大利亚冬季，当时患者8岁女儿伸手去摸其后背，也觉背部温热。

九、关节病症，运动针法

关节病痛是针灸临床的常见病、多发病，一般医师多采用局部及邻近取穴，有一定的治疗效果。但在对应疗法的实践中，采用远道对应取穴的方法（如肩周炎选用踝部的对应穴，坐骨神经痛选用腕部的对应穴），这样一边运针，一边嘱患者配合活动患处，针对患者刻下变化，随症加减，常能起到立竿见影的效果。

十、各种器具，异曲同工

《灵枢·官针》篇曰“九针之宜，各有所为”，《灵枢·官能》篇云“针所不为，灸之所宜”，说明各种器具各有其特点，需要因人、因病、因部位而异选择使用。

验案：20世纪70年代末，笔者在上海岳阳医院采用徐长卿注射液穴位注射治疗了40例慢性胃窦炎患者，主要选取下肢－躯干逆向对应法，用徐长卿注射液穴位注射左足三里、右胆囊穴，右足三里、左胆囊穴，每次2毫升，每10次1个疗程，经过一段时间的治疗皆取得了良好的疗效。

验案：笔者治疗了一位经常癫痫大发作的癫痫患者，使用躯干两端对应法，用三棱针以梅花刺法（即穴位处以及其上下左右五点），点刺督脉的长强穴放血治疗，针刺挤出5滴血后患者癫痫发作次数减少。

验案：20世纪70年代中，笔者在上海曙光医院治疗过一位女士，患者单侧小腿外侧皮肤湿疹，自诉瘙痒明显。笔者根据上下肢逆向对应法，在其对侧上臂用杨氏“絮刺火罐疗法”叩打拔罐治疗，患者小腿湿疹、瘙痒当即明显好转。

验案：郭某，女，40岁，诉近几个月发现颈肿，且有压迫不适感，经西医诊断为“甲状腺结节”，建议手术切除治疗，笔者根据下肢－躯干逆向对应法，发现其双侧丘墟穴压痛（强度+++），用磁疗点穴器点刺3分钟，患者自诉点穴处酸胀，脚底似有两条筋在跳动，并觉颈部松动，压迫感消失，后再经西医检查，发现结节已经缩小一半以上，已无需手术治疗。

验案：金某，男，43岁，工人，既往有胃病史，晨起后胃部疼痛发作，遂双手按压上腹部前来就诊，笔者采用肘膝对置－躯干对应法，取双侧手三里穴，以指代针，轻轻按摩，患者顿时胃痛消失，人感舒适。

验案：2015 年 3 月 30 日，笔者在飞往澳大利亚墨尔本的飞机上，偶遇一位东航女乘务员，左鼻孔流血已有 3 天，笔者根据肘膝对置－躯干对应法，以右手拇、食两指用力掐捏其右手中指关节两侧 3 次后，患者左鼻孔流血即止，在飞行的 5 小时中未见流血。

验案：按压双侧迎香穴治疗便秘，笔者已使用及推广本法 40 余年，此法符合躯干两端对应法。笔者曾治疗一位 9 岁女孩，大便已经 3 日未解，嘱其用清凉油外涂迎香穴，后顺利通便。

第六节　对应疗法与几何对称

论及几何对称，我们知道，在自然界和生活之中，对称现象也比比皆是，雪花的六边形、植物的花叶、建筑的外形、衣物的装饰等无不存有对称现象。即使是汉字，也可见左右对称或者上下对称构造。据生物学家的研究发现，99%动物的外形都保持着基本的左右对称性，我们人类也是如此，可以说对称现象是生命特征之一。

中医学的理论也充满了对称的概念，这在中医经络学说上表现得尤其突出，如十二经脉、两维脉、两跷脉之左右对称，任督之前后分布，阴经与阳经之表里相对，同名经之上下相通。其中6条阴经位于肢体的内侧，6条阳经位于肢体的外侧，它们内外对应。手足同名经分别起于人体上下肢，亦隐含了肢体上下对称关系。

这些对应决不仅仅停留在理论上，在临床上有着丰富的实践意义。如《灵枢·厥病》载“腹胀胸满，心尤痛甚，胃心痛也。取之大都、太白”，即是胃病取其表里经脾经输穴之例。《灵枢·口问》载“寒气客于胃，厥逆从下上散，复出于胃，故为噫。补足太阴、阳明”，则是胃病用表里经配穴之例。《灵枢·杂病》载“喉痹不能言，取足阳明；能言，取手阳明……衄而不止，衃血流，取足太阳；衃血，取手太阳。不已，刺腕骨下，不已，刺腘窝中出血”，就是运用上下对称规律的例证。

此外，《黄帝内经》所载的一些刺法，如“阴刺”“巨刺”“缪刺”也反映了人体左右对称的规律。如《灵枢·官针》载：“阴刺者，左右率刺之，以治寒厥，中寒厥，足踝后少阴也。”指下肢寒厥，同刺左右两侧的足少阴肾经太溪穴。又如《素问·缪刺论》载：“邪客于经，左盛则右病，右盛则左病，亦有移易者，左痛未已，而右脉先病，如此者，必巨刺之，必中其经，非络脉也。故络病者，其痛与经脉缪处，故命曰缪刺。”《素问·调经论》王冰注：“巨刺者，刺经脉，左痛刺右，右痛刺左”，“缪刺者，刺络脉，左痛刺右，右痛刺左”。针灸取穴治疗不仅可以采用左右对称、上下对称法，人体的前后对称取穴亦可用于治疗。

在针灸治疗中，一些对称的穴位往往有相同的疗效。如《灵枢·官针》载："偶刺者，以手直心若背，直痛所，一刺前，一刺后，以治心痹。"此法即前后配穴法，应用时可先在胸腹部探明痛点，然后向背腰部划一平行弧线直对痛点，前后各斜刺一针。《灵枢·杂病》："心痛，当九节刺之，按已刺，按之立已；不已，上下求之，得之立已。"胃脘痛在《灵枢》中称为心痛。必须指出，心痛并不一定都是胃脘痛，其中也包括心脏病导致的疼痛。这句话的意思是说：胃痛的患者可在胃脘部相对的背部脊柱九节棘突下（至阳穴）行针刺治疗，针刺之前，先在至阳穴按压以寻找压痛点，若按压之后，疼痛有所缓解，再予针刺。如此针刺后疼痛可立即缓解或消失；如按压后疼痛未见好转，就应该在其上下寻找压痛点，只要找到了压痛点，再予按压，胃脘疼痛就会立即缓解或消失。这是前后对称的又一例证。经络的同名经相应，表里经互通，以左治右，以右治左，上病下取，下病上取等针灸治疗方法是古人在实践中总结出来的，是人体对称性在针灸临床中的具体应用。

古人根据人体的对称性和内脏-穴位的对应性，提出了针灸治疗的取穴方法，其中主要是涉及的便是远道取穴，如果临床只会在局部取阿是穴，那就不需要经络学说了。远道取穴可以发挥经络系统的调整作用，正如古人所云"痛则不通，通则不痛"，所以远道取穴的疗效远较局部阿是穴要好。其次，遇到患部不宜针刺时（比如开放性创口、眼球痛或恶性肿瘤等）就只能远端取穴了。此外，如肩周炎和坐骨神经痛等病症，远端取穴可以配合肢体的活动，往往能在当即显示疗效。

自古以来，虽然有大量关于使用人体对称规律来选穴治病的论述，但其规律性尚不够明确。我们参考古代文献，通过多年的临床实践，整理出几种简便有效的人体远端取穴方法，并将其命名为"对应疗法"。

那么，为什么不冠其名为"对称疗法"呢？此主要与人体各部位结构和长度有关。一般而言，人体各部位都是近似对称的。人体的两上肢是等长的，两下肢也是等长的，但是人的上下肢不但长度不等，而且上肢的手掌、手腕、前臂、肘、上臂、肩关节与下肢的脚掌、脚踝、小腿、膝、大腿、髋关节的解剖结构不一。因而上下肢在长度方面的比值肯定不是1，但由于身体的对称性，上下肢某个区域的长度比值可以是某一常数。例如前臂的10等份与小腿10等份对应，那么前臂和小腿之间便保持着一种变化的等比关系，可用数学公式来表示如下：

$$\frac{\text{前臂长}}{\text{小腿长}}=\frac{\text{前臂中任意等份长}}{\text{小腿中任意等份长}}=\text{常数}$$

古人因为人体不同部位的长短不一，为了使针灸取穴更准确，设骨度一法，几近完美地解决了这个难题，这一方法为历代针家所接受，并应用延续至今。正因为有经脉的对称关系，刺激人体某一部位，就能治疗特定的远隔部位疾病，反之亦然。这两个在治疗上能够互相影响的部位基本上遵循着以某一对称轴对称分布的基本规律。我们将这两个远隔部位称为对应部位，把这种选区取穴的针灸方法称为对应疗法。在对应疗法中，如何确定病变部位的对应区域及选取有效的针灸穴位是极其重要的课题。近50年来，我们从大量的临床实践中，发现了对称规律对于针灸有着切实的指导意义。我们选取针灸穴位时，可借助对称的方法来确定病变部位的对应区域，这为针灸疗法提供了诸多方便。

我们确定病变部位的对应区域及施治穴位时，借助对称规律来定出其位置是较为方便的。并且利用对称的概念，还有助于我们对对应疗法的理解。

为了说明这一点，我们可以用挑担子予以说明。挑担子有经验的人都知道，担子两头的物体重量应该大体相等，并且两头着力点至压肩点的距离也应该大体相等，这样才能维持平衡，以利行走。这里所说的平衡，是相对的平衡，而非绝对的平衡，担子两端物体重量基本相等，而且在基本等重的条件下，两端着力点到压肩点的距离也不应该有太大的差异，如此才能在一定的范围之内，保持前后两个力矩大体相等，即能够保持相对的平衡状态。担子两头，可以近似地看成是以压肩点为对称中心的两个对称点。与其类似，人体各种组织之间的相互联系是按一定的比例处于相对平衡之中的。

人体对称的区域和对应穴位，在正常情况下，就像担子的两头，处于一种相对的平衡状态，如果一方出现病变，则这种平衡关系便受到破坏。我们采用的对应疗法，正是利用人体两个位置的对称性，刺激患病的对应点，使患病区状况发生改变。这就像施加外力于担子的一端，必然会引起担子另一端状况的改变。因此，从出现病变到采用对应疗法治疗，再到改善病症状这一过程可以这样来认识：病患部位使与其对称区域的相对平衡状态受到破坏，对病患部位的对应区域进行治疗，可以使这种平衡的状态转化为新的平衡状态，而这种平衡的建立往往是迅速的，于是患者顿感病情好转也就不足为奇了。

由于人体对称的结构在发育过程中存在改变，肢体的结构和长度也发生了不同程度的变化，如大腿和上臂两个对应的结构，按同身尺计算其比例约为19∶9。我们自制了一个简单的“人体同身比例尺”工具（简称同身尺），即以一定长度的松紧带，在其两端各拴一个铜环，在带上按照比例分成10段，每段标上号码代表一个区域。运用同身尺时，以病患部所处的对称部位（躯干以肚脐或命门，四肢以肘膝关节）为起点，运用“同身尺”测量出病区在尺的第几段，根据对应疗法，在远端量出对应的穴位区域后，进一步选经取穴。

总之，由于依据对称方法确定的对应点的位置是近似的，而且这样确定的对应点，经过多年的临床实践已经证明了其确切的疗效。

在现代医学相关的解剖学中，人体对称结构与力学对称对人体的活动具有重要意义。机体为了保持运动时的平衡，同时为了能对周围环境的变化迅速传递信息并及时做出反应而形成了形态上的对称性。这些相同的结构有着相似的功能。由于力学的对称和平衡被打破，各种躯体功能疼痛与障碍在临床上屡见不鲜。故现代医学也多通过各种方法调整力学平衡以达到治疗各种疼痛类疾病的目的。

在各种疗法中，针灸的对应疗法有着鲜明的特色：简明、易学、有效。笔者发现对应疗法不仅可治疗疼痛类疾病，而且对许多内、外、妇、儿等科疾病均有良好的疗效，值得进一步应用和研究。

（徐明光）

第二章　对应疗法的应用与研究

第一节　对应疗法与辅助诊断

对应疗法的临床应用，不仅可以用于治疗疾病，还可以用来辅助诊断一些疾病，主要分为“对应望诊法”与“对应压诊法”两种，现举例如下。

一、对应望诊法

在临床上，当我们看到有一些患者的上齿龈中（即督脉龈交穴）有充血点或在上唇系带中有小疹点时，患者常常伴有痔疮，如果充血较甚，往往也提示病情较为严重。这时我们只要用三棱针（或刺血针）点刺出血，痔疾就会有所缓解。这其中是什么道理呢？熟悉经络学说的医师很容易理解，因为督脉经起于会阴之下，上循脊里，下鼻而至龈交穴。但是督脉经有28个穴位，为何远离痔疮发病部位的龈交穴能够起到治疗作用呢？我们只要用对应法就可以解释这种现象，并在对应疗法的指导下可以发现人体的躯干有一种“两端对应”的关系。

又如一些便秘患者，在其鼻翼旁有时可以见到潮红生热现象，这个部位属于手阳明大肠经的迎香穴，但我们只要用清凉油外涂或手指按摩后，就能使大便畅通，这种现象看来较难理解，但也符合“躯干两端对应”的原理。

二、对应压诊法

“对应压诊法”在临床也有较多的应用，如1972年夏季一天黄昏，附近园艺场来叫笔者急会诊，患者是一位来皖南探亲的上海女青年，其在将返沪前突然出现恶心呕吐，寒战发热，当地医院诊为“乙脑”（因当时正值此病流行季节，已经有2例发生）。笔者对其做了一些神经系统检查，并没有发现乙脑阳性体征，考虑排除乙脑。通过对其病史的询问，笔者得知患者既往有蛔虫病病史，遂在其胆囊穴处进行触诊检查，发现明显压痛（强度+++），再追问病史，患者诉曾有过右上腹钻顶样剧痛，于是笔者判断其为“胆道蛔虫症并发急性胆囊炎”，采用下肢-躯干逆向对应法，取双侧胆囊穴针刺，得气后留针30分钟，间隙运针3次后患者症状逐渐缓解。笔者再建议她服点酸醋，结合中药调理之后，患者愉快地返回上海。

由此看来，“对应压诊法”在山区、农村等缺医少药的地方是尤为重要的简易诊断方法之一，而且即使在大医院，也有推广的必要。如某天上午，急诊室转来一位男患者，家属说其胃痛剧烈已经持续一夜，要求针灸止痛。患者呈痛苦貌，喜蹲，欲用手按其腹部。笔者为快速解除患者腹痛，没有进行过多的检查，取双侧足三里穴针刺，针后胃痛症状有所缓解，但稍息又作。笔者进一步检查发现虽然其胃脘部、麦氏点压痛、反跳痛皆不明显，但在小腿阑尾穴处找到明显压痛（强度+++），于是初步拟诊为“急性阑尾炎”，血液检查结果也提示此患者白细胞、中性粒细胞较高，后于外科诊疗明确诊断为“急性阑尾炎”。

此外我们在临床上也发现，当患者的病情好转时，不仅患处的压痛会消失，而且与其对应区域内的压痛也会消失，其变化程度与患处的变化程度呈正相关，这说明发病部位与对应区域之间存在着密切的联系。由此看来“对应压诊法”可作为辅助诊断及鉴别诊断的手段，并具有一定的参考价值，且因其操作简单，迅速易行，比起一些理化检查来说，既经济又对患者没有伤害，值得提倡推广。

（徐明光）

第二节　对应疗法与针刺麻醉

针刺麻醉（简称针麻）是以毫针或其他方式刺激穴位，辅以少量药物以保证外科手术完成的一种麻醉方法。现以胃大部切除术与甲状腺手术为例来说明对应疗法的有效性。

一、胃大部切除术

20世纪70年代，上海中医药大学附属曙光医院针麻组对胃大部切除术的针刺麻醉配穴曾试用过24张处方，其中以足三里和上巨虚相配效果最佳。而根据对应疗法的原理，足三里和上巨虚正好符合其中的下肢–躯干逆向对应法的对应规律。

二、甲状腺手术

1970—1971年，笔者被派往上海中医药大学附属龙华医院针麻协作组从事针麻的临床研究，其间发现甲状腺手术取合谷、内关穴进行麻醉镇痛，能取得良好的效果。根据对应疗法，这种配穴方式属于肘膝对置–躯干对应法，因而可以取到良好的针麻效果。

（徐明光）

第三节　对应疗法与推拿治疗

一、徐氏对应疗法在推拿中的运用

推拿，又称“按摩”，古代又称之为“按跷”“乔摩”等。“推拿”一词，最早见于明代万全的小儿推拿著作《幼科发挥》，是指以手法作用于人体，通过手法功力的直接作用以及通过经络系统发挥的调节作用来防治疾病的一种治疗方法，属中医外治法范畴。作为传统中医学的一个重要组成部分，推拿疗法不仅广泛应用于临床各科疾病的治疗，而且也是古往今来中华民族预防保健的常用方法。

古代推拿手法分别在秦汉时期、魏晋南北朝时期、隋唐时期、宋金元时期经历了萌芽、发展、兴盛、进一步完善及清末的止步不前几个阶段。早在秦汉时期，我国医学著作就较完整地记载了有关推拿及其防治疾病的方法，在《素问·异法方宜论》中就有“中央者，其地平以湿，天地所以生万物也众，其民食杂而不劳，故其病多痿厥寒热，其治宜导引按跷，故导引按跷者，亦从中央出也”的论述。《素问·血气形志》有“形数惊恐，经络不通，病生于不仁，治之以按摩醪药”的记载。《金匮要略》中提出了“膏摩”，即以药膏作为介质进行按摩加强疗效。隋唐时期，推拿已经发展成为一门专业的治疗方法，如《仙授理伤续断秘方》中提出治疗闭合性骨折的四大手法。孙思邈将按摩用于治疗小儿疾病。唐代以后，推拿疗法的学术体系在发展中不断丰富和完善，如《世医得效方》中记载了用诸如重力牵引复位的各种方法。明代后“按摩”开始有“推拿”之称。清代，推拿在理论和实践中都有了一定的进步和发展。至于现代，推拿作为一种安全、副作用少、疗效显著的治疗方法已经广泛应用于临床实践之中。

推拿具有疏通经络、行气活血、理筋整复、滑利关节、调整脏腑、增强免疫力的功能。《素问·调经论》言“血气不和，百病乃变化而生”，手法直接作用于经络输穴，可以推动气血的运行，其次手法对机体做功能够产生热效应，促进气血流通的速度，从而达到行气活血、疏通经络的目的。《医宗金鉴·正骨心法要旨》曰：“因跌仆闪失，以致骨缝开错，气血郁滞，以肿为痛，宜用按摩法，按其经络，以通郁闭之气，摩其壅聚，以散瘀结之肿，其患可愈。”

手法作用于机体，还可以纠正骨错缝、筋出槽，能够松解粘连，从而滑利关节。另外，通过刺激相应经络输穴，可以充分发挥输穴功效，双向调节脏腑功能，扶正祛邪，提高机体免疫力。

推拿常见手法有摆动类、摩擦类、振动类、叩击类、挤压类、运动关节类等。推拿手法要求做到持久、有力、均匀、柔和、深透。推拿手法种类众多，适宜于穴位治疗的手法以临床上广泛应用的点法、按法、揉法和掐法为主。

1.点法

点法以指端或者关节凸起部位作用于施术部位，具体分为指点法和肘点法。

指点法：手握空拳，拇指紧靠于食指中节，拇指指端着力，作用于施术部位，前臂和拇指主动发力，持续点压；也可屈曲中指，用中指关节进行点压。指点法接触面积小，多用于面部、胸腹部、四肢关节等部位。

肘点法：以肘关节作用于体表施术部位，通过身体重力向下持续点压。肘点法接触面积大且力量深厚，宜用于肌肉丰厚处，如腰背部、臀部以及下肢后侧。点法施术时需注意，点后宜用揉法，以避免点法实施后气血聚集于局部引起局部软组织损伤；施术者施术时要避免拇指过屈或者过伸，防止损伤。

2. 按法

按法以指、掌部位有节律的按压施术部位，具体分为指按法和掌按法。

指按法：以拇指指端或者螺纹面作用于施术部位，以腕关节为支点，指掌部以主动、垂直方向用力，按而留之，然后撤力，持续有节奏施术。

掌按法：以单手或者双手手掌置于施术部位，以肩关节为支点，利用上半身重力向下施加压力，其余操作要领同指按法。

按法施术时需注意，取穴准确，平稳施力，手法要缓慢有节奏，用力方向需垂直于施术部位，不可使用蛮力、暴力。

3. 揉法

揉法以指、掌、鱼际或某一部位，在施术部位上做轻柔灵活的上下左右或环旋揉动。主要有指揉法、大鱼际揉法和掌跟揉法。

指揉法：将拇指、中指或食指的螺纹面置于施术部位，以腕关节为支点，拇指、中指或食指做主动环旋运动。

大鱼际揉法：以手掌大鱼际作用于施术部位，沉肩、屈肘、肘部外翘，以肘关节为支点，前臂做主动运动，带动腕关节主动轻柔灵活摆动。

掌跟揉法：将掌跟吸附于施术部位上，以肘关节为支点，前臂做主动运动，带动腕掌部主动轻柔灵活摆动。

揉法施术时需注意揉动时要带动皮下组织，避免使皮肤产生摩擦感。揉动频率控制在120～160次/分。

4. 掐法

掐法以拇指、中指或食指在身体某个部位或穴位上，做深入并持续的掐压。《幼科推拿秘书》："掐者，用大指甲，将病处掐之。"

掐法用在穴位时，可有强烈的酸胀感觉称为"得气"反应。因此在操作时，需注意用力由小到大，使其作用由浅到深。掐法刺激较强，常用于穴位刺激。

掐法施术后宜用揉法，以避免气血聚集于局部引起局部气血运行受阻。《厘正按摩要术·立法》："掐之则生痛，而气血一止，随以揉继之，气血行而经舒也。"

二、徐氏对应疗法在推拿中的应用验案举隅

1. 腰痛的对应穴推拿治疗

腰痛可以由各种原因引起，常见的有腰椎间盘突出症、腰肌劳损、第3腰椎综合征等。按压腰痛穴可以缓解腰部疼痛。腰痛穴在手背，一手两穴，其定位在腕横纹与掌指关节中点，第2、3掌骨及第4、5掌骨之间。此法符合徐氏对应疗法的上肢–躯干顺向对应法。

验案： 某患者，男，38 岁，因搬重物而致左侧腰部疼痛难忍，活动则加重，既往有“腰肌劳损”病史。笔者检查其腰部发现肌肉紧张，局部压痛，无明显放射痛，诊断为“急性腰扭伤”。笔者用点按手法在右侧“腰痛穴”施术，并嘱患者活动腰部，10 分钟后患者腰痛明显缓解，后配合手法治疗腰部局部膀胱经穴位后腰痛消失。

2. 大腿外侧痛的对应穴推拿治疗

大腿外侧痛取健侧对应的尺泽穴按压可缓解。此法属于徐氏对应疗法的上下肢顺（逆）向对应法的肘对膝。

验案： 某患者，女，78 岁，因雨天地面湿滑摔倒，导致大腿外侧大面积淤青疼痛，于某医院进行影像学检查后未发现骨折，但大腿外侧部仍疼痛，明显影响行走，笔者遂取对侧尺泽穴按压 10 分钟，患者自觉疼痛明显减轻。

3. 膝关节痛的对应穴推拿治疗

对于膝关节炎、膝关节扭伤等原因引起的疼痛，在患膝关节的对侧曲池穴周围对应处寻找压痛点（左痛压右，右痛压左）。治疗时需手臂伸直，在压痛最甚处取穴点按，点按 5～8 分钟。曲池部位寻找阿是穴治疗膝病，此法符合徐氏对应疗法的上下肢顺（逆）向对应法的肘对膝。

验案： 某患者，女，50 岁，主因双侧膝关节疼痛 1 月余，诉 1 月前因受寒后出现双膝关节疼痛，走楼梯时疼痛加重，自行贴敷膏药未见好转，遂就诊。笔者取双侧曲池穴用力点按 1 分钟并重复操作 3 次后，患者自感疼痛较前明显减轻，走楼梯时双膝关节疼痛感消失。1 周后随访患者诉双膝疼痛未复发。

4. 踝关节扭伤的对应穴推拿治疗

踝关节扭伤所致疼痛、关节活动受限及步行困难，在手大鱼际处可以找到压痛点，按压此点即可使疼痛减去大半，按穴数次即可痊愈。左踝扭伤按右手穴，右踝扭伤按左手穴。此法属于徐氏对应疗法的上下肢顺向对应法中的腕对踝。

验案： 某患者，男，43 岁，主因左外踝扭伤 1 周，诉扭伤之初，被一诊所医师在患处刺血拔罐治疗 1 次，未见好转且疼痛难忍，影像学检查未见骨折，遂来我科治疗。患者症见不能行走，脚不能着地，需拄拐杖，笔者在其右手鱼际处找到一压痛点，按压 10 分钟后患者自诉伤处有热感，疼痛减半，经过几次治疗后，患者疼痛消失，可下地行走。

5. 心绞痛的对应穴推拿治疗

心绞痛是冠状动脉供血不足，心肌急剧的暂时缺血与缺氧所引起的以发作性胸痛或胸部不适为主要表现的临床综合征，疼痛主要位于胸骨后部，可放射至心前区与左上肢，劳动或情绪激动时常发生，每次发作持续 3～5 分钟，可数日 1 次，也可 1 日数次。此病属于中医的“胸痹心痛”范畴，发作时点按至阳穴，有迅速止痛效果。此法符合徐氏对应疗法的前后对应法。

验案：某患者，男，51岁，外出旅游时突发胸闷胸痛，未随身携带相关药物，恰巧被笔者遇见，呼叫120后，笔者随即按压患者至阳穴处，患者诉有明显的压痛，点按20分钟后患者胸闷胸痛明显减轻，后送往当地医院及时救治。

6. 胆绞痛的对应穴推拿治疗

胆绞痛见于胆囊炎、胆石症、胆道蛔虫症等胆道疾病，为持续性上腹部及右背部疼痛，发作时疼痛难忍，常伴有恶心、嗳气、厌食。点按“胆囊穴”可以起到缓急止痛的功效。胆囊穴是经外奇穴，位于小腿外侧上部，腓骨小头前下方，胆经阳陵泉穴直下1～2寸压痛处。此法符合徐氏对应疗法的下肢–躯干逆向对应法中小腿对应上腹。

验案：某患者，男，49岁，既往胆囊结石病史，诉因暑天食用油炸食品又饮冰啤酒后出现上腹部、右背部疼痛伴嗳气。笔者遂按压双侧胆囊穴，配合按压内关、胆俞穴数分钟后，患者疼痛缓解，又连续几日按压数次后，患者诉右上腹疼痛、嗳气等症状大部分消失。

7. 便秘的对应穴推拿治疗

便秘是困扰老年和肥胖人群的病症之一，由于肠道蠕动能力下降，导致原本应该排出的废物滞留在体内，此时便会影响新陈代谢，损害身体健康。人体躯干以脐为中心，上下两端互为对应，即“上病下取，下病上取”，按压双侧迎香穴可以治疗便秘。此法符合徐氏对应疗法的躯干两端对应法。

验案：蔡某，女，29岁，体型肥胖，素有便秘病史，咨询余时诉已3日大便未解，笔者嘱其在鼻翼两侧轻柔按压迎香穴后，顺利排便。

8. 痛经的对应穴推拿治疗

痛经是女性在行经前后或经期，出现下腹及腰骶部疼痛，严重者腹痛剧烈，面色苍白，手足冰冷，甚至昏厥，亦称“行经腹痛”。痛经分原发性（未婚女青年为主）和继发性（已婚妇女多见）两种，多为气血运行不畅所致。根据疼痛发生的时间、性质可辨别其寒热虚实的属性，主要分为气滞血瘀型、寒湿凝滞型、气血虚弱型三种类型。痛经有周期性发作的规律，在月事来潮前一周可进行治疗，可取双侧公孙穴用拇指掐法施术5分钟，配合小腹部关元、归来等穴的按揉治疗可缓解痛经，此法符合徐氏对应疗法的肘膝对置–躯干对应法。

验案：某患者，女，22岁，大学实习生，诉痛经发作数年，发作时疼痛常持续数小时或1~2天，一般经血畅流后，腹痛可缓解。患者某次发作疼痛难忍时，笔者给予掐按公孙穴，并配合小腹按压，数分钟后疼痛明显缓解。

9. 小儿呕吐、腹泻的对应穴推拿治疗

小儿呕吐、腹泻是一种常见病，四季均可发生，尤其是季节变化时为多。小儿呕吐、腹泻主要因感受外邪、内伤乳食所致，与小儿脾胃虚弱有关。喂养不当、饥饱无度，突然改变食物的性质，进食油腻、生冷、不洁食物均可引起小儿腹泻。小儿呕吐、腹泻时按揉涌泉穴可缓解症状。

验案：某患儿，男，2 岁 3 个月，因秋季喂食不当出现腹泻哭闹，纳食变差，大便 1 日 4~6 次，粪色黄褐而臭，小便少而赤。笔者参照肘膝对置 - 躯干对应法遂按揉双足心涌泉穴数分钟后患儿哭闹渐止，次日询问大便次数减少，又按揉 3 次后腹泻痊愈。

推拿疗法除了在病痛处按摩外，加用徐氏对应疗法远端点穴，能够取得更好的治疗保健效果，值得进一步临床验证。

（齐　瑞　姚丽平）

齐瑞：主任医师，副教授。甘肃中医学院（现称甘肃中医药大学）中医本科，辽宁中医学院（现称辽宁中医药大学）针灸硕士，上海中医药大学推拿博士。

姚丽平：上海中医药大学针灸学本科，上海中医药大学附属岳阳中西医结合医院针灸推拿科主治医师。

附：对应疗法与肢端推拿治疗

一、肢端推拿术的优点和适应证

肢端推拿术是已故上海高桥石油化工公司卫生科主治医师钱震华医师，在长期推拿实践中，逐步摸索和总结出来的一种新颖的推拿治疗手法，其治病的理论是从中医整体观念出发，根据中医上病下治、下病上治，远端取穴治病的原则，结合中医经络传感和现代医学神经传递的作用，通过在人体肢端施以按、揉、推、擦等手法后，能使肢端部的微循环得以改善，有效地发挥人体的潜能，从而调整经络的气血运行和血液循环，达到治病强身的目的。

肢端推拿术的优点是：①疗效显著，操作简便，通俗易懂，利于推广。②不直接在伤痛部位施以手法，可以减少患者的痛苦。③通过手法治疗后，不需再用其他药物。

肢端推拿的适应证：①急性软组织损伤。②慢性软组织损伤。③骨折后的功能恢复。④缓解哮喘、慢性支气管炎患者的气急、气喘症状，具有开胸理气之功效。⑤颅脑外伤后遗症以及脑血管病后遗症。⑥三叉神经痛。⑦颈椎病。⑧足根部骨质增生。⑨脾胃失和及气血不调引起的各种症状。⑩急慢性咽喉炎。

二、肢端推拿的理论基础

众所周知，推拿是施术者用双手或借助特定的工具，在患者身上施加不同的力量、技巧和功力以刺激某些特定的部位，从而达到恢复或改善人体的生机，促使病情康复的一种方法。早期施术的部位以不适区为主，随着中医理论的发展，发现了许多不适区以外的治疗区域，随着人们对人体生命信息的更多了解，对治疗疾病方法的认识也有了新的见解，从而使施术部位也有了很大的改变，比如出现了足部按摩术、耳部全息治疗、第2掌骨治疗等，都是在传统推拿基础上进行的创新，而对于肢端推拿的演变过程，主要是从以下四方面的理论上受到的启发。

1. 中医小儿推拿

在小儿推拿里，五指末节螺纹面，自拇指至小指依次为脾、肝、心、肺、肾经，称为五经穴，根据五行生克原理，应用补泻手法可以“调五经”，以达到祛病强身的目的，在钱震华医师的实践中，发现在成人身上也存在类似的五经穴，也可以通过“调五经”达到治疗目的，分别是：①第1足趾根部对应脾经，可以治疗胃胀，消化不良等。②第2足趾根部对应于肺经，可以治疗呼吸系统疾病。③第3足趾根部对应于心经，阴面对应于督脉，阳面对应于任脉，一是治疗心脏原发的疾病，二是治疗情志方面的疾病，三是扶人体一身之阳，滋养一身之阴。④第4足趾根部对应于肝经，可以治疗肝胆区不适。⑤第5足趾根部对应于肾经，适应于泌尿系统疾病。此外在足背，每个趾骨基节处都有开胸理气的功能。

2. 中医学“取象比类”

取象比类是一种形象思维，是传统学问的核心。周易之象、诗之比兴都是这种思维。核桃的壳很硬，不就像人的脑壳么？敲开以后核桃肉的形状不也与的大脑相似吗？此外，核桃从中间破开，两边是对称的，又与肾很像，而核桃具有补脑益肾的作用，这难道是一种巧合么？还有豆类补肾，而且豆类长的就很像肾，这是为什么？有什么天然的联系么？如果用中国传统的思维方式来讲，就是同气相求。再比如各种藤类药都走经络，经络不就跟藤很相似吗？当归、川芎、鸡血藤等都能养血，具体到应用上怎么选择？如果使用形象思维就能给我们很大的帮助，如果病在经络而引起的关节身痛之类的疾病，需要养血时选鸡血藤效果会非常好。同理将这样的思维用于肢端推拿上也是一样的。

民间把手腕叫手脖子，足踝叫脚脖子，这不是没有道理的。在颈椎不适、落枕、伤筋的时候，如果转动手腕或者足踝，能很好地缓解患处的症状，如果加上“上病下治，下病上治，左病右取，右病左取”的治则，急性的筋伤病可以达到立竿见影的效果。还有，打开拇指和食指，民间把这个地方叫作虎口，既然是叫作“口”，那也自有其中道理。这个虎口处可以治疗包括牙痛，口腔溃疡类疾病。再形象一些的说，第2掌骨管上排牙齿，第1掌骨管下排牙齿，哪里的牙齿疼痛，就可以在哪个掌骨上寻找压痛点按压治疗。事实上中医也有“面口合谷收”的治则，但是仅仅指出了一个治疗的大方向还是远远不够的。

3. 全息理论

全息理论是我国著名生物学家张颖清教授创立的，是研究全息胚生命现象的科学，为生物学的一个重要分支。全息学说认为，每一个机体都是由若干全息胚组成的，任何一个全息胚都是机体的一个独立的功能和结构单位，或者说机体的一个相对完整而独立的部分就是一个全息胚。在每个全息胚内部镶嵌着机体各种器官或部位的对应点，换句话说在全息胚上有可以勾画出机体各器官或部位的定位图谱。全息胚犹如整体的缩影，这些对应点分别代表着相应的器官或部位，甚至可把它们看作是处于滞育状态的器官或部位。在全息胚内，各个对应点有不同的生物学特性，但是每一个对应点的特性，都与其对应器官或部位的生物学特性相似，因此其内不仅含有全身的遗传信息和生理信息，而且在病理条件下，全身或局部的病理信息，也相应地出现在全息胚或其对应点内。

4. 微循环理论

微循环是指微动脉和静脉之间的血液循环。微循环的基本功能是进行血液和组织液之间的物质交换。正常情况下，微循环的血流量与组织器官的代谢水平相适应，从而保证各组织器官的血液灌流量并可调节回心血量。现代医学证明人体衰老，高血压，糖尿病及许多心脑血管疾病都与微循环障碍有着密切关系，所以微循环的功能正常与否是人体健康状态的重要标志，微循环具有的这种重要的生理功能，被当今医学界称为人体的第二心脏。肢端推拿就是对肢体的末梢部位进行按揉，加速微循环中的血液运行，促进物质交换以提高组织器官的血液灌流量，从而加强组织器官的生理功能，推动全身的血液循环使全身的气血走上正常轨道，促使身体得以逐步康复。

以上四部分构成了肢端推拿原理的主要内容，并与中医理论有机结合，融会贯通，在临床上屡试屡验。纵观其作用一是局部效应，能够对局部产生直接刺激，起到活血祛瘀、散寒止痛，疏经通络的作用；二是整体效应，能够通过神经传导通路、微循环网、经络传导等方式激发全身的神经传导，血液循环，经络感应功能，在良性的刺激下组织器官的功能得到恢复及加强，使人体能够调动自身免疫功能，从而增强体质，祛病延年。

早在30年前，我便成为钱震华医师的学生，学习了肢端推拿术，又在近年，有幸拜徐明光先生为师，接触到了他的对应疗法，并将其应用于临床时发现具有异曲同工之妙，而对应疗法在肢端推拿的使用中，不但极大丰富了肢端推拿的理论基础，同时也取得了可喜的临床效果。

三、徐氏对应疗法在肢端推拿中的应用验案举隅

1. 膝骨关节炎

验案：章某，女，68岁，2016年1月23日初诊，自诉上下楼膝关节疼痛，阴雨天加重，他院诊断为“膝关节骨关节炎”，予盐酸氨基葡萄糖胶囊、双醋瑞因胶囊，外用扶他林软膏抗炎止痛治疗，并进行了如红外线等物理治疗后患者自诉效果并不明显，又通过他人介绍前来我处就诊。笔者触诊检查其疼痛点位于鹤顶穴位置，先给患者做了肢端推拿的“调五经”，然后在健侧的肘关节上方，找到了一个条索状结节，按时患者疼痛十分明显，遂在压痛点处加强点按。治疗20分钟后，该患者试走楼梯，自诉疼痛症状减轻。

一共治疗了5次，患者病情痊愈（图0-61）。

按语：病痛在膝部的鹤顶穴，采用徐氏对应疗法的“上下肢顺（逆）向对应法”，在肘关节找到相对应的压痛点点按，符合“同声相应，同气相求”的原则，因而疗效明显。

2. 腰痛

验案：詹某，男，60岁，2018年8月21日初诊，自诉腰椎间盘术后，未见异常指标，仍觉左侧下肢疼痛，难以下床行走。笔者检查后发现，患者在足太阳膀胱经和督脉走行处有明显痛点，初步判断是术后压迫神经，遂先给患者进行了肢端推拿“调五经”，并着重调“督脉”，然后在患者手太阳小肠经靠近肘关节的上方找到几个明显痛点，并进行点按，最后在第2、4足趾的根部进行按揉。治疗20分钟后，患者可以坐起，并可自行下地，次日又进行1次治疗，患者可出院回家（图0-62）。

按语：患者术后卧床1周气血羸弱，肢端推拿帮患者疏通了全身气血；然后通过取象比类，因第3足趾可代表脊柱，两侧膀胱经就是第2、4足趾，因此取此处治疗；最后通过对应疗法，以四肢与躯干对应，在肘关节的上方找到几个明显痛点，三管齐下收到了事半功倍的效果。

（唐　晔）

第四节　对应疗法与刮痧治疗

一、概述

刮痧疗法是以砭石、牛角等刮痧工具，辅以刮痧介质，在人体皮肤表面不同部位由上而下、由内向外反复刮拭，使皮肤局部出现红色痧点或痧块，以解除病痛和调理疾病的民间治疗方法。刮痧疗法起源于古代之砭石疗法，流传于民间数千年，是一种历史悠久的中医外治法。明代良医张景岳总结了刮痧疗法的原理机制：“细穷其义，盖以五脏之系，咸附于背，故向下刮之，则邪气亦随而降；凡邪气上行则逆，下则顺，改逆为顺，所以得愈。”刮痧疗法是一种以泻实邪为主的驱邪外出之法，适用于邪气盛而正气不虚的证候，患者经过刮痧治疗后可得到振奋正气、驱邪外出的效果。《景岳刮痧案》记载：“荆人四旬，八月终患呕吐、胸腹满痛，盐汤探吐不效而愈甚，至声不能出，忆有刮痧法，乃用瓷碗蘸温水与油刮背心，良久，觉胸中胀滞渐有下行之意，稍见宽舒，始能出声，顷之腹中大响，泻如倾而痛减，得睡一饭顷。”经络脏腑之气得通，即是刮痧疗法治愈疾病的机理。刮痧疗法的优点为简便廉效，治疗保健双用，不仅可以防治常见病、慢性病，而且对治疗部分疑难杂症，也能起到一定的功效。

特种刮痧是由李湘授教授所创立，李老潜心医学60余年，由针灸转入刮痧临床20余年。特种刮痧是以经络学说为指导，辨证施治为核心，注重整体调节，强调运板技巧，通过对相关经络之穴、区、带进行刮拭刺激，将阻经滞络的病原以出痧的形式呈现于体表，促进和调整经气之运行，通过自身溶血现象，较快的排除了经络气血之瘀阻，使经络疏通，营卫调和，诸症随痧退而减退乃至告愈。

特种刮痧部位多以患处与远端相结合，对于刮痧患者，有些病症因局部有皮损等其他原因，不宜在患处刮痧。而徐明光老师的对应疗法是远道取穴的规律之一，为远端刮痧提供了一套新的治疗思路。

笔者有幸拜杨氏针灸第二代传人徐明光老师与特种刮痧创始人李湘授老师为师，分别学习了对应疗法与特种刮痧，并在临床上坚持实践。从现有病例来看，单用远道对应刮痧，已经可以取得较好的成效，而局部加对应刮痧会有事半功倍的疗效。

二、徐氏对应疗法在刮痧治疗中的应用验案举隅

1. 对应刮痧调理肩肘臂疼痛

验案：石某，女，76岁，2018年2月12初诊。患者自诉3个月前右手前臂桡骨尺骨粉碎性骨折，经接骨治疗后恢复较慢，需长期扎绷带，伴右侧肩关节、上臂及肘部疼痛1月余。笔者触诊检查肘臂发现疼痛部位位于手太阴肺经所过区域，遂采用踝周刮刮拭左侧踝周以及小腿中下段足太阴脾经所过之处，并在压痛点处加强点按。患者自诉刮痧后上臂及肩部疼痛明显减轻，肩关节上举轻松。

按语：本例疼痛区域为手太阴肺经所过，采用上下肢逆向对应法，小腿对应上臂，踝关节对应肩关节，手足太阴为同名经，同声相应，同气相求，故收到了满意的治疗效果。

2. 对应刮痧调理小腿痛及膝关节痛

验案：林某，女，70岁，2017年12月16日初诊。患者自诉膝关节伴小腿痛2年余，上下楼梯时疼痛加剧，近期夜间双小腿刺痛加剧，偶有腓肠肌痉挛，夜卧会痛醒，严重影响睡眠。笔者触诊检查膝关节疼痛位于足厥阴肝经及足太阴脾经所过区域，采用远道与局部相结合的治法，先用肘窝刮，重点刮拭曲泽穴及尺泽穴，远端刮后再在膝关节压痛点明显处刮拭。因患者小腿疼痛，故在其上臂对应区域持续刮痧，刮后在小腿压痛处刺络拔罐。治疗隔天患者反馈膝盖痛好转，小腿痛明显减轻。复诊如法刮痧，次日患者再次反馈膝盖痛明显好转。三诊时，患者诉小腿痛下移至脚踝处，笔者遂在肩部对应区域刮痧，肩部刮后加刮踝周，再在脚踝压痛处刺络拔罐，隔天患者反馈脚踝痛明显好转。

按语：此病例患者病位在膝及小腿，取曲泽穴及尺泽穴治疗膝病，属于上下肢顺（逆）向对应法即肘对膝；上臂区域对应小腿压痛点，属于上下肢逆向对应法；肩部区域对应脚踝压痛点，亦属于上下肢逆向对应法。通过采用远道对应与局部相结合的刮痧

治法，能够进一步提升效果。

3. 对应刮痧调理月经不调

验案：洪某，女，40岁，2018年12月3日初诊。患者月经先期，每月经期提前7~8天，行经平均2天，经量少、色暗。患者患有子宫肌瘤已3年余。笔者先刮拭头部，从四神聪刮至后头部脑户及哑门附近，发现一长条状硬结（长约8 cm），遂在此处加强运板。头项背部进行整体刮痧调理，腰骶部施以骶丛刮，于八髎穴处加强运板，小腹部施以天元刮，于关元穴处加强运板。复诊如法刮痧，2周后患者反馈本月月经提前2天，行经4天，经量明显增多。此后每周施刮1次，共刮10次。半年后随访，患者刮痧治疗后每月月经提前仅1~2天，行经4~5天，月经周期基本恢复正常。

按语：后头部对应小腹，属于躯干两端对应法；腰骶部对应小腹，属于前后对应法。本例采用远道对应与局部相结合的刮法，收效显著。

4. 对应刮痧调理慢性腹痛

验案：左某，女，38岁，2019年3月30日初诊。患者自诉左下腹阵痛1年余，近几月症状明显加重，隔2天疼痛发作1次，同时兼有左右手臂酸麻2年余。笔者触诊检查发现其左下腹部压痛，滑肉门、天枢、外陵、大横穴附近按压有刺痛感，遂刮拭双侧曲池、手三里、足三里、上巨虚、阴陵泉、地机穴，并在以上穴位周边压痛点及阳性反应点重点刮拭散结。患者诉刮后左下腹疼痛明显减轻，双侧手臂酸麻减轻。治疗2周随访，患者诉左下腹疼痛隔4~5天发作1次，且疼痛程度明显减轻。之后笔者又建议其去医院进一步检查以明确诊断。

按语：曲池和手三里均属手阳明大肠经，采用上肢–躯干顺向对应法，肘对脐，前臂对应下腹部。足三里、上巨虚属胃经，阴陵泉、地机属脾经，脾胃经互为表里经，以上四穴对应腹部，属于肘膝对置–躯干对应法（简称“胎儿法”），膝对脐，小腿对应下腹部。手阳明大肠经与足阳明胃经为手足同名经，同名经同气相求，加上远端手足两种对应疗法刮痧，1次刮痧，就能取得明显疗效。

5. 对应刮痧调理肩周炎

验案：杨某，男，50岁，2019年4月26日初诊。患者诉右肩关节疼痛半年余，伴右肩抬举伸展障碍，近3个月来疼痛加剧，夜卧常会痛醒，严重影响睡眠，经宁波某医院2个月小针刀及针灸治疗后肩部疼痛有所减轻，但右肩臂向前、向后伸展障碍一直没有缓解。笔者对其进行双手上举爬墙试验，患者无法令双手齐平抬升，右手明显低于左手21 cm；双手搭肩试验结果显示患者右手无法搭肩；双手后伸试验结果显示患者右手无法后伸触及左肩胛。笔者触诊检查肩关节发现其疼痛部位位于右肩前部肺经、右肩中部三焦经及右肩后部小肠经所过区域，右肩肩内陵按压甚痛，远道触诊检查发现其在左侧三阴交、养老穴及丘墟穴附近能够找到明显压痛点。笔者先采用踝周刮，在左三阴交、丘墟穴压痛点处加强点按，继而刮拭左养老穴，边刮边让患者活动右肩。治疗后患者自诉症状减轻70%，右肩痛明显减轻，右肩向前向上抬升障碍明显减轻，双手上举时右手仅低于左手 6 cm（图 0-66）。

按语：本例疼痛区域为手太阴肺经、手少阳三焦经所过，采用上下肢逆向对应法，小腿对应上臂，踝关节对应肩关节，三阴交乃肝、脾、肾三经交会穴，为足太阴脾经上的穴位；丘墟穴为足少阳胆经之原穴，为足少阳胆经上的穴位，同声相应，同气相求，所以能够起到治疗效果。此例还选用了肘膝对置－躯干对应法（简称“胎儿法”），肩对腕，养老穴为手太阳小肠经之郄穴。本例采用三经远道对应刮痧，取得了良好的效果。

（吴红英）

第五节　对应疗法与整脊平衡

徐明光老师多次应邀来我们上海达康亚健康调理中心讲授对应疗法。笔者在此地将整脊平衡疗法与徐氏对应疗法进行了有机的结合，并合理应用于健康调理实践中，取得了良好的效果。以下笔者对对应疗法与整脊平衡的联系以及徐氏对应疗法在整脊平衡疗法中的应用验案做一简单介绍。

一、概述

整脊疗法又称“脊柱（定点）旋转复位法”，是以分筋弹拨、按压疏理等整复手法作用于脊椎背膂，以促进督脉气血和畅，使病椎恢复正常，从而治疗脊椎伤损等疾病的一种方法。

整脊疗法在美国、加拿大、日本、意大利、法国、英国、澳大利亚等国家算是较主流的治疗手段，在美国经过统计的有5万名整脊医师，且在加拿大和澳大利亚等国家是这种治疗方式属于医疗保险范畴的独立治疗方法。整脊治疗起源于19世纪末，加拿大的帕玛（Daniel David Palmer）于美国爱荷华开设诊所时，发现一个早期失聪的患者脊椎出现了异位，经过他用手将其恢复正常位置后，患者听力也居然随之恢复，因此他推断脱节的脊椎压迫到神经，会干扰到正常肌肉、呼吸、循环、消化以及人体的抵抗力，如果用手法将其推回原位使脊椎恢复良好的曲线后病症即能解除。这就是整脊疗法（Chiropractic）的诞生。1897年帕玛创设了整脊疗法学会，并传授了理论及发展治疗的手法，自此整脊疗法开始推广延伸。

整脊医学认为，脊柱骨矢状面上正常的生理弯曲以及水平面上正常的垂直状态，是植物神经发挥功能的基本条件，人体所有软绵绵的组织与器官能“挂”得起来，全靠骨骼系统的帮忙，而支撑骨骼系统的支架当属脊椎骨，脊椎骨上头顶着头颅，下头悬着骶骨，中间还保护着脊髓，而脊髓是周围神经的主轴，周围神经成对的从脊椎骨体中间分出来，向左右上下及前后分布，此外除周围神经外，脊髓还关联着自主神经系统的交感及副交感神经，因此可以说脊椎是神经网络的原发点。脊椎是由7个颈椎体，12个胸椎体，5个腰椎体及1块骶椎组成，神经即从由脊髓通过椎体间的空隙走出来，一旦脊椎体发生移位、产生压迫甚或周围肌肉、韧带组织紧张，都会直接影响通过的神经，从而间接地引起神经供应的末端器官，肌肉或分泌的腺体，进一步可以导致整个人体的疾病发生。

整脊疗法属洋为中用。中国传统医学对脊椎损伤疾病的认识有2000多年的历史，对于脊柱类疾病有着丰富的诊断治疗技术。为了更好继承发扬中医学的宝贵遗产，古为今用、推陈出新，有必要对其进行深入的研究。

二、中医对脊椎损伤疾病的认识

1. 对脊椎发病症状体征的描述和病因、病机的认识

目前临床常见的颈椎病、腰腿痛早在公元前2世纪成书的《五十二病方》已有描述。《五十二病方·足臂十一脉灸经》中描述“肩脉”病：“不可以顾，肩似脱、臑似折……颔痛、喉痹、臂痛、肘痛。”上述症状体征似现代常见的颈椎病，又如该书描述足太阳脉所发病：“病足小指(趾)废，喘痛、脚挛、脽痛、腰痛、夹脊痛、项痛，”与现代的腰椎间盘突出症或腰骶神经根损伤的症状体征相似，且公元前1世纪的《黄帝内经》和公元3世纪成书的《针灸甲乙经》均有类似描述，或将颈肩臂痛称为“臂厥”，腰腿痛称为“踝厥”。《素问》列“刺腰痛”专篇，论述腰痛各种症状体征，如“项脊尻背如重状……循循然不可以俯仰，不可以顾”“腰痛，腰中如张弓弩弦”“腰下如有横木居其中”“侠脊而痛至头几几然”等，并且指出腰腿痛有外感湿邪、外伤劳损和肾虚等病因引起，如“衡络之脉，令人腰痛，不可以俯仰，仰则恐仆，得之举重伤腰，衡络绝，恶血归之”。

整脊疗法很早就为医家所应用，清代《医宗金鉴·正骨心法要旨》称：“脊梁骨……先受风寒，后被跌打损伤者，瘀聚凝结。若脊筋陇起，骨缝必错，则成伛偻之形。当先揉筋，令其和软；再按其骨，徐徐合缝，背膂始直。”对损伤性脊椎病变的病因、临床表现及整复手法等已有较明确的载述。近代以来，本疗法的治疗范围有不少发展，不仅对颈椎、腰椎棘突偏歪等伤骨科疾病有较好疗效，而且还可广泛应用于由脊椎病变引起的某些疾病。

2. 功能体育疗法、按摩疗法在整脊疗法中的应用

功能体育疗法，属古代“导引”范畴。中国传统医学应用此法用以防治脊椎疾病，据史料记载：公元前2世纪刘安《淮南子》已介绍了“五禽戏”包括“熊经、鸟伸、猿跃、鸱视、虎顾”的锻炼动作。马王堆汉墓出土的《导引图》绘制年代也是公元2世纪前后，图中运动式样也多为锻炼颈、腰、背的屈曲、过伸、侧弯、左右旋转的运动。公元3世纪华佗的“五禽戏”更明确指出“熊经、鸱顾，引挽腰体动诸关节”。这种名为“导引”的功能体育疗法一直延续了2000多年，成为中国传统医学防治脊椎疾病主要康复方法之一。

按摩是中国传统医学最古老的疗法，《史记·扁鹊仓公列传》记载：“臣闻上古之时医者俞跗，治病……鑱石挢引。”挢，即按摩法。《黄帝内经》已将按摩作为与针灸并列的两大疗法，《素问·调经论》：“按摩勿释，着针勿斥，移气于不足，神气乃得复。”此外，黄帝时代，岐伯著有《按摩十卷》。《演系露》也说“医有按摩法，按以手控捏捺病处也，摩者挼搓之也”。这些成为后世治疗脊椎疾病的重要疗法。

三、整脊疗法的基本内容

1. 操作手法

整脊疗法的操作手法是通过以脊椎（定点）旋转复位手法促使患椎椎间隙及纤维环、椎间韧带发生旋转、牵拉，从而对突出的髓核产生周边压力，使突出物易于回纳；通过拨正偏歪棘突，使椎体关节得以恢复正常（或代偿性）的解剖位置，以使和周围肌肉群相适应（即古医籍所称的“骨合缝”“筋入槽”），解除关节囊、黄韧带对神经根的压迫，改善椎动脉血流。此外，对合并小关节僵凝者施以旋转手法，还能松解粘连增加活动范围，缓解疼痛。

在应用本疗法时，术者应先用手指触按患者脊椎，检查各相关椎体棘突位置是否正常，患椎棘旁有无压痛，以及其椎旁筋肉是否变厚、挛缩、剥离等，然后采用相应的整复手法进行治疗。如对椎间盘突出症的检查和诊断，可以根据以下四个特征：①患椎棘突位置偏歪，医者用拇指做脊柱触诊时，可查知偏歪棘突的一系列体征。②患椎上下棘间隙一宽一窄。③患椎棘突旁压痛，或伴有向下肢放射痛。④患处棘上韧带有条索样剥离，触及钝厚，压痛明显。凡临床具备其中1~2个特征者即可确诊。

2. 适应证及主要检查部位

本疗法对损伤性脊椎病变如颈椎病、腰椎间盘突出症、某些损伤性截瘫等均有较好的疗效。有些患者甚至能收到立竿见影的效果。此外，对由脊椎病引起的高血压、心律失常、脑外伤后综合征、视力减弱或失明、耳聋等疾病也可在整复过程中获得一定的疗效。

对颈椎病、外伤后头晕、脑外伤后综合征、耳目失聪及肩臂疼痛麻木等表现为头、面、颈、臂部位症状为主者，应在颈椎段检查和确定病椎部位，并施以相应的整复手法。

对心律失常、胃脘痛、肋间神经痛、腹泻等表现为以胸、腹部症状为主者，应在胸椎段检查和确定病椎部位，并施以相应的手法。

对腰痛、下肢疼痛麻木、大小便障碍等患者，检查及整复手法应侧重于腰椎段。

3. 操作方法

（1）触按检查方法：①术者以两手拇指指腹桡侧（或只以一手拇指）呈“八”字形分布，沿患者脊柱纵轴由上至下，左右分拨按摸，以了解椎旁筋肉（棘上韧带）有无挛缩、钝厚及条索样剥离等病变情况。②用拇指触按患者脊椎棘突，观察其是否偏歪。在正常情况下，棘突侧缘连线应与脊柱中心线平行，各脊椎棘突上下角的连线和各棘突上下角尖的连线应与脊柱中心线重叠。棘突偏歪时，患椎棘突上下角连线偏离脊柱中心线，患椎棘突上下角尖与其上下棘突的角尖连线同中心线呈相交斜线，棘突侧缘向外成角，此外，患椎棘旁有明显的压痛。医师在触按过程中，可一手触按脊椎，另一手扶持其躯体，使患者身体前屈后仰，左右旋转，以反复比较。

（2）整复手法：术者以左（右）手拇指顶住患椎偏歪的棘突，用力向对侧推按，以拨正偏歪棘突；右（左）手扶持患者躯体，使脊柱逐渐屈曲，并在棘突偏歪一侧作顺时针或逆时针方向旋转。两手协同动作，推按一手先按定顶住患椎棘突，在旋转的最后几度用力推按，偏歪棘突复位时指下可扪及弹跳感。此外，在施行复位手法前后，还应根据患椎筋肉伤损及病变情况，分别采用分筋疏理、拿点摩揉等手法以舒筋活血。

4. 禁忌证

年老体弱，妊娠妇女，月经期女性，或伴有急性感染性疾病、严重心肺肝肾等器质性疾病、肿瘤及骨结核等患者，即使术者手法极其娴熟，也慎用本整复手法。

5. 注意事项

（1）应用本疗法，病椎定位准确是获效的前提，熟练的整复手法则是提高疗效的关键。检查病椎定位不准或疏漏，偏歪棘突方向判断错误，均可使疗效不显，甚至加重病情。整复手法必须准确，用力柔和，切忌粗暴。

（2）治疗时1次整复不能拨正偏歪棘突，不宜连续施治，可以配合分筋梳理、拿点摩揉等推拿手法解除痉挛，然后再施以整复手法。某些患者要间隔数日施治1次，连续4、5次治疗才能拨正偏歪棘突，切忌急于求成。

（3）在颈椎部位施用本疗法整复时，手法不当可能会刺激椎动脉而产生虚脱症状，个别患者或可造成医源性脊椎损伤而导致高位截瘫等严重后果。整脊医学根据生物力学的角度，应用特殊的手法，并结合针刺、温灸、刮痧、刺血、拔罐、小针刀、点穴按摩以及理疗等手段，对颈、胸、腰椎和骨盆的骨关节，椎间盘以及脊柱相关软组织的劳损、紧张僵硬或退化性改变进行调整，以此来治疗脊柱错位、脊柱周围软组织以及新继发的脊柱相关疾病，恢复脊柱内的生物力学平衡关系，解除脊柱周围软组织（肌肉、韧带、筋膜、神经、血管等）急慢性损伤的病理改变，调节其外在生物力学平衡和气血、阴阳平衡，从而达到“调节平衡脊柱，治疗病因根本”的目的，所以有“整骨不整肌，根本不懂医；整肌不整椎，病痛一大堆”的说法。

四、徐氏对应疗法在整脊平衡疗法中的应用验案举隅

1. 落枕

验案：康某，男，50岁，2018年4月6日主因落枕按摩后疼痛加重，不能触碰就诊。笔者检查发现患者颈部向左侧活动受限、呈高低肩、耳肩间距不等，考虑此为在肩部深层肌肉组织劳损粘连及无菌性炎症的基础上，肩部受凉导致肌肉痉挛而随后的处理不当加重了肌肉损伤，使颈部疼痛加剧，活动受限引起的病症。落枕实际是颈椎病的预

警信号，是颈椎病最早期的表现。笔者对其治疗的具体方案为：①远红外线治疗：取俯卧位以远红外线照射（图 0–63）枕后肌群、项平面至全身，以软化肌肉组织。②整脊疗法：放松全身肌肉，对胸椎、颈椎复位。③远端对应穴疗法：点按右手落枕穴（此为徐氏对应疗法的肘膝对置－躯干对应法，落枕穴在第 2、3 掌骨之间，掌指关节后约 0.5 寸处）。按压时用拇指的指腹侧面大力按压，左侧疼痛按右手，右侧疼痛按左手，整个颈部疼痛则双手皆要按压。经过治疗后患者当时颈部便可活动自如。

2. 脊椎侧弯伴大腿外侧疼痛

验案：陶某，女，13 岁，2018 年 12 月 21 日主因步行时脚踝及小腿乏力，两腿半夜抽筋伴大腿外侧疼痛前来就诊。笔者检查后发现此患者脊椎侧弯，骨盆前倾呈高低肩，长短腿。笔者对其的治疗方案为：①远红外线治疗：取俯卧位以远红外线照射全身，软化肌肉组织。②整脊疗法：放松全身肌肉，对胸椎、腰椎、骨盆前倾、长短腿复位。③远端对应穴疗法：大腿外侧痛，取健侧对应的尺泽穴进行按压（此为徐氏对应疗法的上下肢顺/逆向对应法）。经过治疗后患者肩颈不适缓解，体态恢复平衡，大腿外侧疼痛当即缓解。

3. 睡眠质量差伴颈肩腰部不适

验案：杨某，女，36 岁，2018 年 8 月 9 日主因睡眠质量差，颈肩酸痛、腰部不适前来就诊。笔者检查发现患者胸椎、腰椎错位，呈高低肩，颈肩背部腰肌肉僵硬，弯腰受限。笔者对其的治疗方案为：①远红外线治疗：全身远红外线照射软化肌肉组织。②整脊疗法：放松全身肌肉，对胸椎、腰椎进行复位。③远端对应穴疗法：按压养老穴缓解颈肩酸痛（此为徐氏对应疗法的肘膝对置－躯干对应法）。经过治疗后患者诉颈肩酸痛缓解、高低肩改善、颈肩腰背部肌肉明显松软，可自如弯腰，睡眠较前改善（图 0–64）。

体会：按压养老穴可缓解颈椎病引起的颈部疼痛不适，亦可改善睡眠质量。

4. 颈腰部不适伴左侧腹部疼痛

验案：曹某，女，43 岁，2017 年 10 月 1 日主因颈肩、腰部酸痛，左侧腹部痛就诊。笔者检查发现患者肩背部肌肉僵硬，腰椎存在错位。笔者对其的治疗方案为：①远红外线治疗：全身远红外线照射软化肌肉组织。②整脊疗法：放松肩背腰臀等躯干肌肉，对腰椎进行复位。③远端对应穴疗法：点按双侧曲池、手三里、足三里、上巨虚、阴陵泉、地机穴及以上穴位周边压痛点（曲池、手三里穴均属手阳明大肠经，肘对脐，前臂对应下腹部，此为徐氏对应疗法的上肢－躯干顺向对应法；足三里、上巨虚穴属足阳明胃经，阴陵泉、地机穴属足太阴脾经，脾胃经互为表里经，膝对脐，小腿对应下腹部，以上四穴对应腹部，此为徐氏对应疗法的肘膝对置－躯干对应法）。经治疗后患者当时颈肩、腰部酸痛缓解，左侧腹部痛消失。

按：手阳明大肠经与足阳明胃经为手足同名经，同名经“同气相通，同气相求”，加上远端手足两种对应疗法点按，当次治疗效果明显。

5. 月经不调

验案：饶某，女，30岁，2016年4月21日主因体胖，月经不调，白带量多，并伴腰腿部肌肉不适前来就诊，行超声检查提示子宫后方积液，宫颈口附近水泡，体格检查提示骨盆前倾。笔者对其的治疗方案为：①取仰卧位及俯卧位进行全身远红外线照射，软化肌肉组织，辅助照射百会、会阴穴（此为徐氏对应疗法的躯干两端对应法）。②整脊疗法：放松全身肌肉，对骨盆进行复位。③远端对应穴疗法：重点点按四神聪至枕后肌群、颈项部、腰骶部的压痛点，以后头部对应小腹，腰骶部对应小腹（此为徐氏对应疗法的躯干两端对应法及前后对应法）。④远端对应与局部治疗结合达康特制的艾灸治疗。经过1个月内的9次调理，患者自诉腰腿部肌肉酸痛缓解，会阴部干爽，骨盆倾斜得到纠正，超声检查结果正常。

经过对上述的理论探讨以及整脊平衡疗法结合徐氏对应疗法远端点穴的验案阐述，我们可以发现对应疗法联合整脊疗法治疗临床上的一些相关疾病能够取得较好的疗效，值得进一步实践验证。本章作者及其团队成员见图2-1。

（牛艳辉　隆　辉）

第六节　对应疗法的文献研究

我们在针灸医籍研究中发现对应疗法是客观存在的，从著名的针灸歌赋之一四总穴歌："肚腹三里留，腰背委中求，头项寻列缺，面口合谷收"来看即符合肘膝对置-躯干对应法（胎儿法参见图2-2）。后人曾又加"胸胁内关谋，酸痛取阿是"两句，笔者将之改为"心胸内关谋"觉较为恰当，又再添加"胁肋选支沟，少腹三阴交"两句觉更为全面，这样便编成了新的"八总穴歌"，具体如下。

新编八总穴歌

头项寻列缺，面口合谷收，
心胸内关谋，肚腹三里留，
胁肋选支沟，腰背委中求，
少腹三阴交，酸痛取阿是。

我们通过查阅有关文献尚未发现前人记载过此种对应疗法的名称，其中山西医科大学第一临床医学院尚古愚老大夫在《黄帝内经》的谬刺、巨刺理论基础上，结合自己多年临床经验而提出了"同经相应取穴法"，"同经"即所取经穴必与患处同属一经（手足经），"相应"即所取穴之部位与患处部位形状相类、功能相似。例如足外踝丘墟穴的周围其相应部位为手腕阳池穴，因二穴均系少阳经，又均当腕踝关节伸侧近中线处，余可类推。上述这种"同经相应取穴法"便类似我们的"上下肢顺向对应法"，但是到现阶段，对应疗法还是一种新的发现，是我们较系统总结远道取穴的规律之一，这种疗法还有待各位同道一起探索实践，使之更加完善。

（徐明光）

第七节　对应疗法的临床研究

随着我们对对应疗法理论研究的深入，应用对应疗法治疗获得的有效验案日益增多。笔者也相继进行了一定的临床研究，1976年9月至11月，笔者在上海曙光医院针灸门诊担任带教和指导进修医师的工作，在此期间治疗了许多的痛症患者，并对对应取穴法治疗常见100例痛症的即时疗效进行了观察研究，其中男性32例，女性68例，年龄最小21岁，最大75岁，这些所研究的痛症包括头项痛6例，腰痛22例，上肢痛（肩臂痛、肘痛、腕指痛）39例，下肢痛（髋腿痛、膝痛、踝足痛）33例，经过对应疗法治疗后，显效52例，好转46例，无效2例，有效率为98%。现笔者就对应取穴应用于此100例痛症患者的临床治疗过程进行举例简述。

验案：孙某，女，56岁，编号：18。患者主因右前臂桡侧上1/3疼痛。笔者辨经为手阳明大肠经所过，采用上下肢顺向对应法，取右侧的足阳明胃经的足三里、阑尾穴，针刺得气后留针20分钟，间隙运针2次，针后患者右前臂疼痛随即消失。

验案：邹某，女，65岁，编号：24。患者主因右膝内侧至血海穴疼痛，笔者辨经为足太阴脾经所过，采用上下肢顺向对应法，取左侧手太阴肺经的尺泽、尺泽上2寸，针刺得气后留针20分钟，间隙运针2次，针后患者右膝内上疼痛随即消失。

（徐明光）

第三章　常见病症的对应选穴

现将常见病症的徐氏对应疗法的选穴经验进行归纳总结，列于以下表格（表3-1），以方便初学者学习查阅。

表3-1　常见病症对应选穴

病症名	对应疗法	对应选穴	邻近配穴	备注说明
头顶痛	肘膝对置 - 躯干	后溪、养老	百会	
	下肢 - 躯干逆向	太冲、涌泉		
前额痛	肘膝对置 - 躯干	合谷、三间	印堂 *	* 两眉头之中间
	下肢 - 躯干逆向	陷谷、内庭		
后枕痛	肘膝对置 - 躯干	后溪、前谷	风池	
	下肢 - 躯干逆向	昆仑、束骨	天柱	
偏头痛	肘膝对置 - 躯干	中渚、液门	太阳 *	* 眉梢与目外眦之间向后一寸
	下肢 - 躯干逆向	地五会、足临泣		
血管性偏头痛	肘膝对置 - 躯干	内关、郄门		根据“对因”原理，心包经是主脉所生病者，应交叉取穴针健侧
	下肢 - 躯干逆向	地五会		
头晕	肘膝对置 - 躯干	内关 +	百会、攒竹	杨氏经验“攒竹疗头晕”
	下肢 - 躯干逆向	太溪 +		
内耳眩晕症	肘膝对置 - 躯干	内关、养老、中渚	听会、听宫	
颈性眩晕症	肘膝对置 - 躯干	列缺	风池	头项寻列缺
脱发	下肢 - 躯干逆向	太溪 +、太白		
眉棱骨痛	下肢 - 躯干逆向	昆仑		
失眠	肘膝对置 - 躯干	神门、通里、大陵、养老		杨氏经验“安神通里悠”
	下肢 - 躯干逆向	太溪、照海、三阴交、失眠 *		* 足底跟部中央
	躯干两端	长强△、会阴△		艾灸长强、会阴，对前列腺、妇科病、阴痒均有显效
	下肢 - 躯干逆向	足三里		胃不和则卧不安
嗜睡、健忘	下肢 - 躯干逆向	申脉、脑清 *	神庭	* 解溪穴上两寸，胫骨外缘

续表

病症名	对应疗法	对应选穴	邻近配穴	备注说明
	肘膝对置－躯干	养老		
脑疲劳	肘膝对置－躯干	神门、养老	脑户	
摇头症	躯干两端	长强、会阴△		
	下肢－躯干逆向	京骨		
恐惧	下肢－躯干逆向	太溪+、地五会	四神聪*	惊恐伤肾，*百会穴前后左右各1寸
癔病如见鬼状	肘膝对置－躯干	阳溪、神门、内关	百会	
癔病性语言障碍	下肢－躯干逆向	涌泉	上廉泉	
	前后	哑门		
癔病性昏厥抽搐	下肢－躯干逆向	涌泉	人中	
嬉笑不休	肘膝对置－躯干	神门		
中风	肘膝对置－躯干	十宣*、中冲	人中、百会	*双手十指尖端，闭证可十宣放血，脱证可灸神阙
	下肢－躯干逆向	太冲、涌泉		
中风偏瘫、半身不遂	左右	上肢：肩髃、曲池、手三里、外关、合谷、养老 下肢：环跳、风市、足三里、阳陵泉、丰隆、太冲		《针灸大成》：“先针无病手足，后针有病手足。”杨氏经验“手法以健侧补，患侧泻”
癫痫	躯干两端	长强、腰奇*		长强及其周围用三棱针以梅花刺出血，*尾骶骨端上2寸
	下肢－躯干逆向	昼发加申脉，夜发加照海		
癫痫发作期	肘膝对置－躯干	合谷、劳宫		
	下肢－躯干逆向	涌泉、太冲		
休克昏迷	肘膝对置－躯干	中冲、十宣	人中	中冲、十宣针刺放血，虚证隔姜、附子饼灸关元、气海或神阙隔盐灸，杨氏经验“厥逆找太冲”
	下肢－躯干逆向	涌泉、太冲		
	躯干两端	会阴		
中暑	肘膝对置－躯干	合谷、中冲	人中	中冲针刺放血
	下肢－躯干逆向	太溪+		
小儿惊症夜啼	肘膝对置－躯干	中冲		
	下肢－躯干逆向	涌泉		
小儿夜游	肘膝对置－躯干	四缝*		*食、中、无名、小指掌侧中指节

续表

病症名	对应疗法	对应选穴	邻近配穴	备注说明
小儿高热惊厥	下肢－躯干逆向	涌泉		
小儿流涎	肘膝对置－躯干	合谷		
	下肢－躯干逆向	涌泉		
小儿厌食症	肘膝对置－躯干	四缝＊		＊食、中、无名、小指掌侧中指节
青春痘	肘膝对置－躯干	合谷		可参考杨氏经验“絮刺火罐”，也可用粗针挑刺拔罐，以出脓血为度，不宜久拔
	下肢－躯干逆向	太冲、三阴交		
雀斑	肘膝对置－躯干	合谷		
面瘫	肘膝对置－躯干	合谷、列缺	翳风、阳白	合谷取健侧
	下肢－躯干逆向	太冲、陷谷	眼三针（攒竹、瞳子髎、四白）地仓透颊车	
面肌痉挛	肘膝对置－躯干	行间	翳风、阳白	可耳尖放血
	下肢－躯干逆向	合谷		
	前后	风池		
面目浮肿	下肢－躯干逆向	太冲、水泉、陷谷	颧髎	杨氏经验“丰隆主面浮”
	肘膝对置－躯干	合谷		
颞颌关节紊乱症	下肢－躯干逆向	太冲	下关	
眼疾（明目）	肘膝对置－躯干	养老、中渚、小骨空＊	睛明	＊小指背侧指间关节的中点处
	下肢－躯干逆向	太冲		随症可加用光明穴
眼疲劳、睑板腺囊肿	肘膝对置－躯干	养老、大骨空＊		＊拇指背侧指间关节的中点处
近视眼、飞蚊症	肘膝对置－躯干	养老		
电光性眼炎	肘膝对置－躯干	合谷		
结膜炎	肘膝对置－躯干	神门－		
角膜炎	下肢－躯干逆向	太冲		
睑腺炎	肘膝对置－躯干	少泽、中冲		耳尖放血，膏肓穴用木梳梳出红点或针刺后拔罐
	下肢－躯干逆向	足中趾尖针刺放血		

续表

病症名	对应疗法	对应选穴	邻近配穴	备注说明
视神经萎缩	前后	风池、天柱		
耳鸣、耳聋	肘膝对置－躯干	中渚、下都 *	听会、听宫、完骨	* 手第 4、5 掌骨小头之间。神经性耳鸣加少海，虚证以肝、肾经为主，实证以胆、三焦经为主，可参照杨氏经验“听宫治暴聋”
	下肢－躯干逆向	地五会、行间、太溪、照海		
中耳炎	肘膝对置－躯干	前谷	翳风	
鼻出血	肘膝对置－躯干	中指中节		手拇、食两指捏其两侧
	下肢－躯干逆向	内庭、涌泉		
鼻炎	肘膝对置－躯干	合谷	印堂、迎香、鼻通 *	* 鼻骨下两旁凹陷中
	前后	风池、天柱		
过敏性鼻炎	下肢－躯干逆向	涌泉△、然谷△	印堂、迎香、鼻通	《黄帝内经》“冬取井荥，春不鼽衄”，冬季用艾灸井荥穴可以预防本病的作用，也可神阙拔罐
	肘膝对置－躯干	合谷		
	前后	风府		
咽喉炎	肘膝对置－躯干	合谷、鱼际、少商	利咽穴 *	* 杨氏经验效穴，天鼎穴外旁开 8 分
扁桃腺炎	肘膝对置－躯干	少商、商阳		
	下肢－躯干逆向	太冲、太溪、照海		
失音、音哑	肘膝对置－躯干	鱼际、通里、合谷		
	下肢－躯干逆向	太冲、涌泉		
	前后	哑门		
口腔溃疡、口臭	肘膝对置－躯干	大陵		
	下肢－躯干逆向	太冲、照海		
小儿口臭	肘膝对置－躯干	劳宫△		
唇裂	下肢－躯干逆向	厉兑		
口干舌燥、咽干	下肢－躯干逆向	太溪 +、照海 +、行间 -、太冲 -		杨氏经验“津液太溪酬”，用“阴刺法”双手同时进针
	肘膝对置－躯干	阳池		
	前后	风府		
舌强	肘膝对置－躯干	通里、中冲	廉泉、上廉泉 *	* 廉泉上 1.5 寸
	前后	风府、哑门		
牙痛	肘膝对置－躯干	合谷	颊车、阿是穴	
	下肢－躯干逆向	内庭		
虚火牙痛	下肢－躯干逆向	太溪		
恶心、呕吐	肘膝对置－躯干	内关		

续表

病症名	对应疗法	对应选穴	邻近配穴	备注说明
干呕	肘膝对置－躯干	间使		杨氏经验“干呕间使收”
呃逆	肘膝对置－躯干	内关、鱼际、中魁＊		＊中指背侧近侧指关节的中点处，早期点按内关也有治疗效果
	下肢－躯干逆向	陷谷		
甲状腺结节	下肢－躯干逆向	丘墟、解溪		甲亢加太冲－，甲减加太溪＋
落枕	肘膝对置－躯干	养老、后溪、中渚、项强穴＊		＊手第2、3掌骨小头后方凹陷处，针刺健侧养老
	下肢－躯干逆向	悬钟		
	前后	承浆		
颈项板滞	肘膝对置－躯干	养老		
颈部扭伤	肘膝对置－躯干	经渠		
颈部软组织损伤	肘膝对置－躯干	外关		
颈肌痉挛	下肢－躯干逆向	悬钟透三阴交		
颈椎病	肘膝对置－躯干	养老、后溪	颈椎夹脊○、脊突穴＊	＊杨氏经验效穴，指颈、胸、腰椎棘突尖有压痛者，如有颈椎肥大者可用杨氏“絜刺火罐”
	下肢－躯干逆向	昆仑、束骨、大钟		
咳嗽	肘膝对置－躯干	鱼际、孔最	天突	可用温性膏贴天突穴
痰多	下肢－躯干逆向	丰隆		
哮喘	肘膝对置－躯干	鱼际、孔最	定喘＊、灵墟、灵台、肺俞、脾俞、肾俞	＊大椎穴旁开五分，杨氏经验“喘息灵墟投”“冷喘灸灵台”，也可针后拔罐
	下肢－躯干逆向	复溜、筑宾		
小儿呼吸道感染	下肢－躯干逆向	足三里、丰隆	肺俞○	
胸闷、心绞痛、心律不齐	肘膝对置－躯干	内关、郄门		杨氏经验“心速泻郄门”，《黄帝内经》：“心肺有邪，其气留于两肘。”房颤也可加少海
	下肢－躯干逆向	筑宾		
	前后	至阳、厥阴俞○、膏肓俞○		
乳腺炎、乳腺增生	下肢－躯干逆向	下巨虚、三阴交		乳外肿痛加光明，乳内肿痛加筑宾
	前后	天宗		
肝区痛	下肢－躯干逆向	舒肝穴＊透蠡沟		＊三阴交前胫骨正中
胁肋痛	肘膝对置－躯干	支沟		
	下肢－躯干逆向	阳陵泉		杨氏经验“胁肋阳陵泉”
胆囊炎、胆石症、胆绞痛、胆道蛔虫症	下肢－躯干逆向	胆囊穴、阳陵泉、足三里		胆石症也可贴压耳穴的胆区，对于胆道蛔虫症最好再服些米醋
	前后	胆俞		

续表

病症名	对应疗法	对应选穴	邻近配穴	备注说明
胰腺炎	下肢－躯干逆向	地机、下巨虚、足三里		
	前后	胰俞 *		* 第 8 胸椎棘突下旁开 1.5 寸
胃痛	肘膝对置－躯干	手三里	中脘○	点按手三里也有效，杨氏经验“消化中脘筹”
	下肢－躯干逆向	足三里		
	前后	胃俞		
胃窦炎	下肢－躯干逆向	足三里、胆囊穴		可用徐长卿注射液进行穴位注射
消化性溃疡急性穿孔	肘膝对置－躯干	孔最		
胃肠功能紊乱	下肢－躯干逆向	足三里	三脘 *	上脘“抑而止之”，中脘“运而化之”，下脘“散而取之”
	前后	胃俞、大肠俞		
腹胀	肘膝对置－躯干	足三里、阳陵泉	气海	杨氏经验“气海消腹胀”
	下肢－躯干逆向			
绕脐腹痛	肘膝对置－躯干	曲泉、足三里、阳陵泉		
腹泻、肠炎、细菌性痢疾	肘膝对置－躯干	上巨虚、足三里	天枢、大肠俞、神阙○	寒泻艾灸，水泻加水分
肠鸣、矢气	肘膝对置－躯干	足三里、地机	神阙○	
小儿肠痉挛	躯干两端	天宗○		
阑尾炎	肘膝对置－躯干	阑尾穴		最好针药并用，慢性阑尾炎患者可灸肘尖。
回奶	下肢－躯干逆向	光明		
痛经	肘膝对置－躯干	三阴交	关元	月经有血块加血海○
	前后	十七椎		
月经不调	肘膝对置－躯干	三阴交、水泉		
月经过多	肘膝对置－躯干	三阴交、太白 +		
盆腔炎	肘膝对置－躯干	三阴交、漏谷		
子宫肌瘤	肘膝对置－躯干	地机、三阴交		可灸第一腰椎棘突下旁开 3.5 寸的痞根穴 *
崩漏	肘膝对置－躯干	隐白、三阴交	气海	可灸隐白
卵巢早衰	肘膝对置－躯干	三阴交、太溪 +		
不孕症	肘膝对置－躯干	三阴交、太溪	子宫 *、神阙△、阴廉△	* 中极穴旁开 3 寸

续表

病症名	对应疗法	对应选穴	邻近配穴	备注说明
宫缩无力	肘膝对置－躯干	合谷、三阴交		
胎位不正	肘膝对置－躯干	至阴△		
阴痒、阴痛	肘膝对置－躯干	然谷、照海		
	上肢－躯干顺向	少府		
阴囊湿疹	躯干两端	神庭		
	肘膝对置－躯干	合谷、太冲		
遗精、阳痿	肘膝对置－躯干	太溪＋	关元＋	
	躯干两端	百会、承浆		
遗尿	躯干两端	百会、承浆、睛明	关元	
	肘膝对置－躯干	太溪＋、三阴交		
	上肢－躯干顺向	少府		
中枢性尿失禁	躯干两端	百会、承浆		
	下肢－躯干逆向	太溪、涌泉		
睾丸痛	肘膝对置－躯干	太冲、蠡沟		杨氏经验“睾痛蠡沟休”
	躯干两端	百会、承浆		
阴茎痛	肘膝对置－躯干	行间		
尿潴留癃闭	肘膝对置－躯干	三阴交、照海	中极	杨氏经验“利尿偏历由”“癃闭选曲泉”
	上肢－躯干顺向	偏历、列缺		
	躯干两端	水沟		
前列腺炎	肘膝对置－躯干	三阴交、漏谷		
小便淋漓	躯干两端	百会、承浆		
	肘膝对置－躯干	水泉、三阴交		
小便黄赤	上肢－躯干顺向	少府－		
	躯干两端	兑端、承浆		
便秘	躯干两端	迎香		双手中指用力点压迎香，也可在此穴位涂抹清凉油
	上肢－躯干顺向	支沟、中渚		
大便失禁	肘膝对置－躯干	百息＊△		＊足大趾甲上 1 寸
	躯干两端	百会		
便血不止	上肢－躯干顺向	劳宫△		
痔疮	躯干两端	龈交		刺出血
	上肢－躯干顺向	阳溪、二白＊		＊前臂掌侧，腕横纹上 4 寸，桡侧腕屈肌腱两侧，也可灸命门穴下旁开 1 寸

续表

病症名	对应疗法	对应选穴	邻近配穴	备注说明
脱肛	躯干两端	百会△、气海+		
肛门瘙痒	肘膝对置－躯干	公孙		
腰痛、腰扭伤、腰椎间盘突出症	上肢－躯干顺向	小海、尺泽	夹脊○、脊突○	也可加养老、后溪，腰椎肥大者可采用杨师经验“絮刺火罐”。
	下肢－躯干逆向	委中		
尾骶骨痛	躯干两端	百会、承浆		
	上肢－躯干顺向	后溪、养老、鱼际	阿是穴	
肩周炎	上下肢逆向	三阴交、条口、悬钟、跗阳	肩三针○*	*肩髃、肩前（腋前横纹头上1寸）肩后（肩髎与肩贞之间）
	四肢两端	养老、二间、中渚		
肘痛	上下肢顺（逆）向	膝对应点如膝阳关		网球肘：阿是穴△
肱骨外上髁炎（网球肘）	上下肢顺（逆）向	肘灵穴*		*位在阳陵泉附近，一般多在阳陵上方，腓骨小头处，可见高树中所著的《一针疗法》
腕痛	上下肢逆向	髋对应点如环跳		
	上下肢顺向	踝对应点如丘墟		
手指麻痛	四肢两端	臂丛*		*腋前横纹头
	上下肢顺向	足对应点		
坐骨神经痛	上下肢逆向	养老、中渚	环跳○、腰骶阿是穴○	
	躯干两端	天宗		
	四肢两端	昆仑		
膝痛、膝关节扭伤	上下肢顺（逆）向	肘对应点如尺泽	膝眼	
上下梯膝前痛	上下肢顺（逆）向	曲池		
踝痛、踝关节扭伤	上下肢逆向	肩对应点如肩髎		
	上下肢顺向	腕对应点如养老、阳池		
	四肢两端	环跳		
脚跟痛麻	上下肢逆向	肩对应点如肩贞		
	上下肢顺向	手对应点如腕骨、大陵、神门		
	下肢－躯干逆向	肩井		

附：时辰性病症的对应法

病症名	对应法	对应选穴		备注
丑时（肝经）失眠	下肢－躯干逆向	太冲		
丑时（肝经）肩痛	上下肢逆向	太冲		不论何病，只要是发病或加重固定在某一时辰，按照这个时辰营气所流注的经脉进行选穴治疗，根据《灵枢·顺气一日分为四时》“病时间甚者取之输”，选穴多取输穴，详见高树中著《一针疗法》
寅时（肺经）哮喘	肘膝对置－躯干	太渊		
卯时（大肠经）肩痛	四肢两段	三间		
巳时（脾经）头痛	下肢－躯干逆向	太白		
午时（心经）心悸	肘膝对置－躯干	神门		
酉时（肾经）头痛	下肢－躯干逆向	太溪		
酉时（肾经）齿痛	下肢－躯干逆向	太溪		
亥时（三焦经）坐骨神经痛	上下肢逆向	中渚		

备注：1. 针灸符号：“+”补法，“-”泻法，“△”灸法，“○”拔罐，“*”经外奇穴

（徐明光）

第四章　经络分段对应与远道刺的临床研究

目前，国内医学界对于经络学说的研究已经全面地展开，研究的方式也从生理、生化、组织结构等多方面进行。笔者作为一名临床针灸医师，希望通过经络学说在针灸临床上的应用，以及其发挥的治疗效果的角度来探索经络的客观规律，阐明经络的实际应用价值，进一步提高临床疗效，希望以此对于针灸机制的研究提供一些临床线索。

我们应用经络学说这一数千年前的古人认识来指导临床实践，并能取得明显的预期疗效在一定程度上已经能够证明经络本身的客观存在。我们的研究就是以此为出发点，通过对文献和临床诊疗效果的研究，证实对应疗法规律的真实有效性，当然笔者正式着手这一工作不过半年左右的时间，现在就要总结出来，未免为时过早。而且笔者的一些发现，严格地说只能说是一些“临床现象”，还称不上“治疗准则”。因此从本文所阐述的内容来看，也许还不足以冠以“临床研究”之名，但笔者之所以及早提出来是希望让更多的人去验证和改进对应疗法，我想只有群策群力才更有利于整理与发展祖国的医学遗产。

一、人体的纵横反应带

任何疾病在体表都有与之对应的特定反应部位，这一现象很早就引起了古代医家们的注意，所以《黄帝内经》中言“有诸形于内，必形于外”，并且其对人体体表部的颜色、温度、湿润度的变化以及压痛、硬结、陷下等都有了详细的描述。现代医学也非常重视体表的诊断价值，且恰好与传统中医认识形成鲜明成对照的是现代医学非常重视体节与皮节的横向分布，并有所谓的“平田氏十二反应带”。中医学一直以来以经络学说作为指导，非常重视纵行于体表的十二正经、奇经八脉（除带脉外）以及经别、经筋等。有人称经络为“圆环体节”，与现代医学的横向体节纵横相对，并认为这些体节有其演化的根源，且这两种纵横的反应体系在人体中是并存的。“平田氏十二反应带”显示了各脏器组织与皮肤感觉之间的横向联系，而纵行的经络则显示了内脏整体的共同变化。将头、颈、颜面、躯干、手、足等部位各分成12个横断区并标识相应的号码，“平田氏十二反应带”认为号码相同的横断区相互关联，而经穴即存在于经络与横的十二断区的交叉部位。有人将经络与内脏共同分析，又将传统的十二正经起了新的名称，即新陈代谢线（肺经），内脏上举线（大肠经），内脏扩张线（胃经），营养内分泌促进线（脾经），血液循环线（心经），内脏牵引线（小肠经），内脏收缩线（膀胱经），生殖内分泌促进线（肾经），代谢循环调节线（心包经），上举牵引调节线（三焦经），扩张收缩调节作用线（胆经），营养生殖调节作用线（肝经）。

众所周知，传统的经络学说以纵行的经络为主体，但是古代医家并没有忽视躯体的横的联系。如果稍微仔细研究一下经络以及经穴的病理反应与治疗作用时就很容易看出这一点，如不仅在经络的走向上有着像带脉一样的“围腰如束带”横向联系着6条足经与7条奇经，通观躯干所有经穴，特别沿着脊柱两侧走行的膀胱经上的背俞穴与腹部的募穴之间也存在这种横向的联系，这些联系不是散见的、偶然的，而是具备整体性的。以腰背而论，上7节（大椎至至阳）水平内的经穴主治呼吸系统、脑部疾病（神志病）；中7节（第8胸椎至命门）水平内的经穴主治消化道疾患；下7节（第3腰椎至腰俞）水平内的经穴，治疗生殖系统与泌尿系统的疾病，以胸腹部而论，胸部经穴主治呼吸系统疾病（与上7节等高）；上腹部经穴主治消化道疾病（与中7节等高），下腹部经穴主治生殖系统与泌尿系统的疾病（与下7节等高）。在所有的腹背经穴中，以俞募穴为代表的穴位联系都能够反映机体的横向关系。诸脏腑的背俞穴和腹募穴，一前一后，一阴一阳，两相对应，俞募穴之间的连线基本上都处于同一环状平面。两者在脏腑疾病的反映上也有密切的联系，如《难经·六十七难》:“五脏募皆在阴，而俞在阳者，何谓也?然阴病行阳，阳病行阴，故令募在阴，俞在阳。”滑伯仁认为这是因为“阴阳经络，气相交贯，脏腑腹背，气相通应，所以阴病有时而行阳，阳病有时而行阴也。”又据近人石川岸勤氏的研究，针刺背俞穴其针感都能传向有关的腹募穴，但这种横向的联系之间也存在着部位差别，有实验证明虽予以同一强度的刺激，由于刺激部位有腹背的不同，其反射性地引起胃收缩的频度与强度也不同，此外，刺激脊髓神经所支配的同一皮肤阶段，刺激腹部皮肤比刺激背部的皮肤一般更为敏感。

俞募穴虽同主相应的脏腑病，但由于“背为阳”而“阴病引阳”，故背俞穴主治内脏的慢性、虚性疾病，针法上称为“从阳引阴”；“腹为阴”而“阳病行阴”，故腹募穴主治内脏的急性、实性疾病，针法上称为“从阴引阳”。以上虽然只是讨论俞穴与募穴，但所有腹背俞穴均可依此类推。

总览躯干部所有输穴的主治作用，这种横向的作用在联络输穴方面实际上占据着主导地位，而纵行的经络在这里反而退居次要的地位。俞募穴之间的关系已经不能完全以经络理论来解释，如各脏腑与之对应的穴位没有散居于与之联属的本经而聚列于膀胱经，其位置也随本脏的位置而上下；脾之募不在脾经，乃寄附于与之相克的肝经；又如筋缩、肝俞、魂门并列（肝主筋而藏魂），肺俞、魄户并列（肺藏魄）等，我们可以看出无论是在输穴的命名或位置上，都不是因为经络的纵向分布而偶然了事，这说明古人对人体中的横向联系也早已有了深刻的认识。

除此以外，这种横连腹背的作用线又源于督脉、足太阳膀胱经两条经脉，足太阳经的背部经段为脏腑输穴所寄附，亦就是说足太阳经流经背部时贯络了五脏六腑之气，诸脏腑与膀胱经的联络是横向并联的，而膀胱经与诸脏腑的联络是纵向串联的。闻人耆年在《备急灸法》中曾言：“人一身营卫循度，如河水之流，其夹脊双关，乃流注之总路，如河之正道也。皆自尾闾穴过，又复通彻百骸九窍大络，布达肤腠，无所不周。”

这种见解是很精辟的，所谓“夹脊双关”正是膀胱经在躯干纵行的两条经脉，唯其贯穿了脏腑之气故称得上“河之正道”。而作为正道支流的所谓“布达肤腠，无所不周”的“大络”自然是派生于纵行经脉的横向支脉，对于俞募穴之间横向的联络线无疑是其中很重要的一部分。

这种横向的联络系统不仅存在于躯干，亦存在于四肢，不过在四肢部的横向分区不如躯干部那么明显而已，这也可以通过对四肢部经穴的主治范围的分析而获知，其中五俞穴的分属最为明显，如各经的井、荥、俞、经、合穴，均从肢端依次分布，其脉气由微而盛，由浅而深，各经的井与井，荥与荥，俞与俞，经与经，合与合除部分出现上下参差外，基本上均处于同一环状平面，而这种基本上处于同一环状平面的同类俞穴，有其共同的主治，所以《难经》有言“井主心下满，荥主身热，俞主体重节痛，经主喘咳寒热，合主逆气而泄”。

我们可以将经络的纵横联系与“海特氏带”“耳针疗法”“平田氏十二反应带”等合而思之，可以发现人体存在这无数类似的纵横反应带，这些反应带的存在是人体保持正常生命活动的重要基础。

以上对于人体的纵横反应带笔者作了简短的回顾分析，而远道刺法与人体的纵横反应带有密切的联系，笔者在临床上应用远道取穴时，进一步发现手、足、躯干三部分之间存在着一种书中未有记载的分段对应关系，根据这种分段对应关系的取穴方式对659人次进行了相关的针刺观察，并取得了一定的成果。在案例报道之前，为了方便起见，有必要对远道取穴的相关理论进行一定的说明。

二、经络与远道刺

众所周知，针刺治疗能够产生与经络走行相一致的针感现象，但是针感的传导方向未必与针刺的作用方向一致，而且也不能依据针感是否出现来决定疗效的有无。根据赤羽氏现象（赤羽幸兵在患病期间偶然发现经络现象），当针刺感应传导至手指，手指对于赤羽氏所谓的“知热感度”便会消失，同时，针刺穴位所属经络的终末指端相应部位的感知也会下降。笔者在临床实践中也屡次见到这种现象，当身体某一部位出现压痛时，针刺该部所过经络的远端时，虽无针刺感应的传达，却也可以见到压痛的减轻或消失。这种现象使人们很容易联想到是由于穴位的特异性所引起的（当然也需要结合一定的手法）。如在体表部存在着甲、乙、丙三个压痛点，分别为甲、乙、丙三经所经过，此时若分别针刺这三经的远端穴位，则甲经的经穴往往只能消除甲区的压痛，乙经的穴位往往只能消除乙区的压痛，而丙经的俞穴往往只能消除丙区的压痛，也就是说，施加于某一输穴的针刺刺激能给特定的远端区域给予规律性的影响，且这种影响具有一定的指向性，这些指向性大多数符合经络的走向。因此，笔者通过针刺体表疼痛或者功能障碍的远端区域，观察其即时作用效果和远期疗效，以期望从针刺疗效的角度上进一步探究经络的客观规律和经络学说在临床的实际指导意义，从针灸发展的历史来看这样的研究可能是一种传统的回归吧。

1. 远道刺的含义

什么叫远道刺？一言以蔽之，就是从病变部位远段取穴的针刺，但是这样说法与最早记载这一刺法的《灵枢·官针》篇的原意似有不契合的地方，原文中称“远道刺者，病在上，取之下，刺腑腧也”，是专门针对上病下取而言，而且仅指阳经的穴位。而《灵枢·终始》所载“病在上者，下取之，病在下者，高取之。病在头者，取之足；病在腰者，取之腘”，虽未冠以远道刺之名，实际上讨论的内容也是远道刺，而且较为具体，把远道刺法仅局限在上病下取的范围内似无实际意义。此外，笔者认为《黄帝内经》所述的缪刺、巨刺法中的远距离交叉对刺也可归属于远道刺法的范畴内，但这里必须明确的是远道刺法是以经络学说为指导的远距离配穴方式，不能理解为远距离任意取穴。当然，远道刺法也不限于循经远取，也可根据经脉交会、五行生克制化、手足同名经远取法等中医理论选取不同的经脉远端穴位。

2. 远道刺的种类

如前所述，广义的远道刺法实际上概括了除局部取穴法之外的所有配穴方式，以下所述及的远道取穴的种类，仅限于本文所涉及的内容，主要包括：①同名经远取法：本法又分手足同名经远取法与左右同名经远取法两种，这是隔经远取的方法，也是本文讨论的重点。②循经远取法：本法是一种循本经远取的方法，为观察经脉循行最直接的方式。③俞募远取法：本法是一种利用俞募穴与相应脏腑，经脉之间在治疗上的联系的远取方式。④表里远取法：本法为互为表里的两条经脉间的远取方式，此法临床应用广泛。上述诸法，徐明光先生已经在本书的各个章节中有相关的论述，故不另立专章来讨论。

3. 经络分段对应与远道刺

（1）同名经的联系：十二正经与跷、维、冲诸脉，均左右分行，相互映对；任督二脉奇行腹背，为左右的中界；带脉一经拦腰横贯将人体上下分区。经脉维系周身支配着躯体的运动，运行气血濡养着所有的组织。脉气自手太阴肺经开始至足厥阴肝经一刻不停地进行着如环无端的运行，正所谓“纷纷盼盼，终而复始”。脉气虽左右分行，但并非各自为政。手足三阳与督脉会，大椎为其共同的会穴；手足三阴与任脉会，关元、中极为其共同的会穴。左右经脉通过任督二脉的中介使两侧经脉互汇经气，从而保持左右的联系与统一。

在前文中已经述及了人体存在的纵横反应带，并通过背俞穴与腹募穴的关系讲述了经络之间的横向联系，此外，两侧同名经之间的左右交会，并且其与任督相交会从而形成会穴也是一种横向的联系，而手足同名经之间的上下贯通，则是一种纵向的联系。经脉之间的联系除表里关系外，大多符合于“同气相求”的规律，试观周身101个交会穴，除长强、章门、日月、天池外均为阳经交于阳经，阴经交于阴经，同名经的交会则更加突出体现了这一点，正是由于这种关系决定了在其疾病传变上与治疗作用上的关联性。李潆在《身经通考》:“手阳明大肠与足阳明胃相通；手太阳小肠与足太阳膀胱相通；手少阳三焦与足少阳胆相通。所以胃有病而大肠亦病；胆有病而三焦亦病；小肠有病而膀胱亦病，是同经同气之相感也。”再次强调手足同名经在疾病传变上的关联性。又如《针灸大成》在治疗中风左瘫右痪时主张“先针无病手足，后针有病手足”，则是同名经左右交会理论的临床运用，《黄帝内经》中的巨刺、缪刺法也同样以此为基础。笔者以下所述及的手病足取法与足病手取法，其最初的设想亦是以同名经的上下交会为依据，并通过几年来的摸索发现，根据手足同名经的对应取法，不仅疗效显著，而且其效果往往胜过局部循经取穴。

手足同名经会穴表如下(表4-1)。

表4-1　手足同名经会穴表

手经	会穴	足经
手太阴(肺)	中府	足太阴(脾)
手少阴(心)	膻中	足少阴(肾)
手厥阴(心包)	天池	足厥阴(肝)
手太阳(小肠)	睛明	足太阳(膀胱)
手少阳(三焦)	瞳子髎	足少阳(胆)
手阳明(大肠)	迎香	足阳明(胃)

(2)分段对应与同名经：我们能够在历代文献中找到许多关于手足同名经的相关理论和临床应用。从以上论述我们已经知道手足同名经之间可以在疾病传变与针灸治疗上相互影响。但是，在临床上仅了解这一点还不够，因为上述的关系只告诉我们一个取穴范围，如手经所过处的疾病，可取同名足经的穴位，但是该取足经上的哪一个穴位呢？比如上肢手太阴经所过某处的病变，可取足太阴经的穴位来针治，可是足太阴经有21个穴位，哪一个才是适合的治疗点呢？笔者认为想要解决这一问题，还必须讨论肢体的分段对应关系。手、足、躯干三者之间，不仅存在着同名经纵向的对应关系，还有呈节段性分区的横向对应关系。我们在确定了治疗上所宜选取的纵向的同名经之后，还需要明确横向的节段性对应关系。上下肢体的分段对应关系以关节为中心，上下肢逆向对应参见表4-2。

表4-2　上下肢逆向对应表

肩——踝
肩下——踝上
肘——膝
肘下——膝上
腕——髋

兹据图示的对应关系举例说明：如我们在治疗坐骨神经痛引起的臀部足太阳经循行处的自发性痛与压痛时，根据同名经相通的原则，可从手太阳经来选穴，臀部与腕部相对应，故可取腕骨穴来针治；同理，如踝部扭伤在足少阳丘墟穴处有自发痛与压痛时，可取手少阳经的臑会穴以治之；又如肘关节手太阴经尺泽穴有自发性痛与压痛时，可取膝关节足太阴经血海穴治之。关于上下肢的对应取穴，根据笔者的临床体会以对侧取穴

最为有效。如左上肢病，取右下肢穴；左下肢病，取右上肢穴等，笔者在临床应用中可屡治屡效。

除此以外，笔者在临床实践治疗中也发现上肢与躯干之间亦存在有分段对应的现象，但笔者对这方面的临床研究资料尚不充分，在这里提出意在抛砖引玉。上肢与躯干对应关系参见表4–3。

表 4–3　上肢与躯干对应表

上肢与躯干对应
肘——腰上
手——腰下
肘前——膺前
肘后——肩背
臂中——腰腹
掌中——腹中

上述的上肢与躯干的对应关系以《灵枢·论疾诊尺》为主要依据，其言“肘所独热者，腰以上热；手所独热者，腰以下热。肘前独热者，膺前热；肘后独热者，肩背热。臂中独热者，腰腹热……掌中独热者，腹中热”。

间中喜雄研究发现人体大巨穴处出现有压痛时，其上肢的内关、外关等处也存在压痛，而通过针刺内关、外关可消除大巨穴处的压痛；当期门穴位出现压痛时，肱二头肌心包经循行处上有明显的压痛点。针对上述现象，间中喜雄称之为“等高环状带”。

以上的分段对应关系是笔者通过临床实践观察所得到的一般规律现象，其间存在着个体差异也是不能避免的。这种对应关系可以说是有一定的准确性，因此即使存在着些许的个体之间的差异，这种上肢对应躯干的治疗手段也不失为针刺取穴的一种参考方法。但这里必须指出的是不能把上述的对应关系绝对化，而把输穴的作用范围限定在这种横向的对应分类之中，这是因为经络是一种纵行肢体、横连百骸的系统，因此横向的节段性对应分布就不能不受这种纵行联系的影响。事实上由于经络的这种纵横之间存在密切的联系，并且相互影响，节段性治疗的特异性也是相对的，尤其是邻接的节段这种情况就更加明显。如坐骨神经痛患者，当其自发痛或压痛出现在臀部足太阳膀胱经所过处时，以取腕骨为有效，当疼痛已经转移到腓肠肌部时，则又以肩贞为有效。但当患者沿着整条膀胱经自臀部至踝部出现有自发性痛或压痛时，如果仅针刺腕骨一穴，虽然减轻最显著的是臀部，但腘窝部与腓肠肌部亦常可见到有不同程度的减轻。此外，肢体的分段对应虽以取同名经的穴位最能见到其治疗上的效果，但按对应部位而取其他经的穴位亦不乏存在有效的例子。这就在一定程度上说明横向的节段性对应，也并不完全受纵向联系的影响。近人府川悦山研究了数千计的病例，证明十二经的合穴（肘膝部）均能消除天枢穴的压痛，就是一个例子。

对于分段对应取穴我们可以认为分段对应的取穴针刺其作用较为集中，若取穴一多，作用就会分散，而且输穴之间的作用很难确定其到底是协同，抑或是拮抗关系？正如巴普洛夫所说：“多种刺激到达中枢产生综合作用，其综合的结果可以相互抵消，但也可以是在某种情况下彼此相互增强而产生另外的结果。”鉴于此，我们是否可以仅针刺某一节段的穴位，可使相应节段的组织或器官发生强烈的应答反射，从而产生相应的治疗作用，这也是分段对应取穴的原理。

三、用法及医案举隅

(一)上下肢逆向对应取穴法

1. 上肢病取下肢法(上病下取法)

(1)肩部疾病：临床上常见的肩部疾病以扭伤，肩关节粘连症，风湿等病症多见。其对应部位一般为踝部。如属单纯性疼痛(如扭伤)，只需取踝部同名足经的穴位即可获显效。对于慢性或者器质性病变的肩部病症，如肩关节粘连症由于其病情复杂，痛点较多，每于治疗前必须仔细检查主要痛点的位置，所牵涉的方向，以及经络所属，并随时调整治疗点。如压痛以肩内陵上下处为甚，其疼痛部位所过处属于手太阴经，可取踝部足太阴经的商丘、三阴交等穴；如痛势转移至三角肌后缘臑会穴上下或连及肩井、风池时，此时属于手少阳经，可取足少阳经踝部穴位丘墟、绝骨(悬钟)等穴。此外，肩关节粘连主要为肩关节周围软组织的病变，属于经筋病，所谓“诸筋者，皆属于节”，肩关节的活动与围绕其周围的经筋有密切的关系，此部位的经筋有病，故有自发痛、压痛及肩关节活动障碍等情况出现，所以，本病也可以选取肝经的原穴太冲(肝主筋)，或者胆经的阳陵泉(肝与胆相表里，阳陵泉为筋会)以辅助治疗，效果更明显。

验案：蔡某，女，58岁，就诊于上海龙华医院。患者诉无明显诱因出现右肩部疼痛3月余，肩关节活动不利，不能完成梳头、脱衣、扣衣扣等动作，肩关节局部持续性胀痛，日轻夜重，偶尔疼痛部位可由肩部放射至肘部。笔者检查发现患者肩部僵硬，疼痛拒按，肩前存在直径约6.5 cm的圆形压痛区(强度+++)，并沿三角肌前缘下延3 cm，疼痛部位经属手太阴肺经，其肩部活动范围为前屈上举108°，外展95°，背伸35°，诊断肩周炎(漏肩风)。笔者治疗时取对侧的三阴交，捻转100转起针后，患者抬举肩膀自觉轻松，功能活动接近正常，但压痛程度变化不明显。笔者遂根据肝主筋的理论，取同侧肝经原穴太冲针刺，手法同上。针后患者压痛立减(强度+)，此后如法针刺9次，随访3月，患者未出现肩关节疼痛。

在肩部疾病中有必要特别提出，对于肩胛冈下方的小肠经天宗穴附近的疾病，该病变部位在肩关节下方，其对应部位为踝上部，对于该部的自发性痛或压痛，与取踝上足太阳经(同名足经)的穴位相比，取踝上方的小肠下俞穴更为有效，小肠下俞(又称王氏下巨虚穴)为笔者的经验取穴，位于下巨虚与外丘之间，正当丰隆直下。

验案：王某，女，55岁，就诊于上海龙华医院。患者诉患肩周炎已半年，左侧天宗穴处有5 cm×3 cm的长条形压痛区域，压痛(强度+++)。该患者存在一个比较特殊的现象，按压左侧天宗穴感到疼痛后，随即有呃逆的症状出现，屡试屡现，右天宗穴处虽无自发痛，但压之亦觉酸痛(强度+)，笔者采用下肢－躯干逆向对应法，先以齐刺法针刺右侧王氏下巨虚穴，捻转100转后，未见明显改变，再针同侧王氏下巨虚如上法后，疼痛强度立刻减轻(强度±)。次日，笔者又按照原法针刺同侧1次，2日后随访，患者左侧天宗穴处已近无明显压痛(强度－)，再次用力按压也不再出现呃逆症状。

此时再按压右天宗也无明显压痛，可见原来右侧亦有病变，通过右侧王氏下巨虚的针刺，双侧同时向愈。继续观察2个月，未见复发。

（2）肘部疾患：肘与膝相对应。手肘足膝古称四关，是上下肢对应的中心，因此需要特别重视。张介宾曾说："周身经络，皆不出于四关……欲求经络之妙者，必加意于关节之会焉。"在肘膝的对应取穴中，应注意不要从直立的体位来看二者的关系，常常需要借鉴上下肢逆向对应法进行对应选穴，也就是说，肘上的病，要取穴于膝下，而肘下的病，要取穴于膝上。

验案：高某，男，49岁，就诊于上海龙华医院。患者诉患风湿性关节炎已多年，肘膝关节酸痛明显，辗转北京、南京、上海等地医院诊治，未能根治，疼痛日轻夜重，每于肘关节伸直时，酸痛颇甚，步履不便，登梯尤艰。患者来诊时，笔者查其左右曲池穴、左少海穴均有压痛，尺泽穴亦有轻度压痛，其病变涉及手三阴经，膝部自发性疼痛虽明显，但无压痛，遂决定于膝部取穴以治肘部疾病，且兼治膝部本病。所取穴位为足三阴经膝部穴位：血海、曲泉、阴谷。每个穴位各捻转100转，针后患者自诉压痛立即减轻，如法针刺6次，患者肘部自觉疼痛症状与压痛均消失，两膝酸痛亦未再作。

通过笔者的临证实践，有时肘部压痛伴见明显的肩关节活动障碍时，在这种情况下往往不须要治疗肩部疾病，只需要肘膝对应治疗取穴，不仅肘部压痛能消失，肩关节活动障碍也能同时改善。

验案：孟某，男，60岁，就诊于上海龙华医院。患者诉左肘部酸痛数月余，并影响左肩做前屈、外展、背伸等动作，勉强进行上述动作时，则会牵连左肘作痛，笔者检查时发现其左肱骨外上髁与尺骨鹰嘴之间存在压痛（强度+），且压痛部位邻近手少阳三焦经，根据肘膝对应而取膝部同名足经（足少阳胆经）的阳陵泉，捻针100转，患者压痛立减（强度±），左侧肩关节功能活动显著改善，前举已恢复正常，依法治疗6次，肩关节功能完全恢复正常，遂告愈。

（3）腕部疾患：腕部与髋部相对应。腕部之上的疾患，可取穴于髋部之下；手及指的疾患，可取穴于髋关节的上部。有时由于取腹股沟部的阴经穴位，有诸多不便，改取与其相表里的阳经穴位，亦可有效。

验案：沈某，男，45岁，就诊于上海龙华医院。患者为造纸厂工人，工作时需要手指频繁活动，3月前渐觉右手中指僵滞，屈伸不利，继而入夜作痛，每于醒后发作，外院诊断为"腱鞘炎"，予可的松注射治疗2次后，症状未有好转，遂来针灸治疗。笔者检查时嘱患者挺直右手中指，患者因为疼痛不能完成上述动作。笔者考虑中指为手厥阴经所过，按照对应原则，应取髋部足厥阴经的穴位，但因取穴不便，后改取大转子后上方的足少阳经（表里经）的环跳穴，于该穴位捻针100转后，患者立刻能将其中指伸直至170°，自诉疼痛完全消失。

2. 下肢病取上肢法（下病上取法）

（1）髋关节部疾病：髋部与腕部相对应，这种对应关系无论从上下肢的逆向对应关系还是上肢与躯干的环状等高对应关系来看，都存在着相同的对应关系。而髋关节疾病取腕部关节的穴位进行治疗在古代已经有了相关的记载，不过尚属经验上的配穴，未说明其规律性而已。如《杂病穴法歌》有“腰连腿痛腕骨升，三里降下随拜跪”的记载，所述的症状颇似坐骨神经痛，其治疗是以腕骨与足三里配伍为主。笔者起初曾据此单取腕骨穴以治坐骨神经痛的引起的臀部疼痛，有见效明显的，也有完全无效的，当时以为这种情况多由于病情与个体差异造成，后来通过仔细的研究发现，之前之所以收效不明显，是因为没有分经论治。腕骨穴往往只对臀部太阳经所过处的疼痛有效，若臀部疼痛部位偏向于外侧靠近足少阳经循行处就常常无效，而这时候取外关穴，往往能够取得明显的效果，对于那些存在于两经之间的压痛点，则需要权衡疼痛的轻重，以压痛较甚的经脉为主，否则会影响疗效。

验案：周某，男，37 岁，就诊于上海龙华医院。患者诉 2 年前腰骶部挫伤后时有酸痛等症状出现，最近因不慎闪挫，致旧病复发，俯仰转侧艰难。笔者检查发现其两侧胞肓穴有明显压痛，腰部前屈仅 40°，先针人中 100 转，腰部前屈可至 65°。笔者根据胞肓穴为足太阳经穴，取其同名手太阳经之双侧腕骨穴（同名等高取穴法与手足分段对应取穴法），捻转 100 转后，患者俯仰完全正常，酸痛消失，腰部前屈可至 90°。次日来诊时，患者行走俯仰自如，依法巩固 1 次，后未再发。

验案：李某，女，56 岁，就诊于上海龙华医院。患者诉 2 月前右髂前上棘处挫伤 10 余日后出现左腿外侧烧灼样、持续性疼痛，疼痛时有上下游窜，日轻夜重，入夜痛甚时不能成眠，多于疲劳后明显加重，自述疼痛发作时“痛发连心”局部如“火烧及无数支针在刺”。笔者检查后发现其风市穴上方有巴掌大小的麻木区域，局部撮痛明显（强度 +++），此疼痛部位属于足少阳胆经，按对应法则，臀下之病，应取腕上之穴，遂取同名手经之对侧外关穴（手少阳三焦经），捻转 100 转后，患者撮痛、烧灼样痛完全消失，后未再作，1 次而愈。

验案：李某，男，40 岁，就诊于上海龙华医院。患者诉发现骶骨隐裂数年余，坐位时双侧臀部（足少阳经所过处）酸痛颇甚。平卧时患者不能自如转侧，必须屈曲右膝 90°，否则右臀牵引疼痛剧烈，不能忍受，行走及俯卧自如。笔者检查时发现其右侧大肠俞及八髎穴处有轻度压痛，考虑本病牵涉足太阳、足少阳二经，且以少阳为甚。但当时因考虑其症为骶骨隐裂所引起，而骶部为足太阳经所盘旋，故先取左腕骨穴，未效，后改用左外关，捻转 100 转后，右下肢可在平卧位时伸直约达 170°，且未出现右臀牵涉痛。后该患者因收入病房，由其他医师诊治，未能继续观察。

（2）膝关节部疾患：肘膝的对应关系，已如前述。膝部的各种疼痛性疾病或伴活动功能障碍者，只要不是明显的器质性病变如畸形、红肿等，取肘部的对应穴位来治疗，疗效往往非常显著。

验案：张某，男，32岁，就诊于上海龙华医院。患者自诉右膝关节扭伤半月余，局部酸痛明显，行走困难，登梯尤甚。每当做膝关节屈伸活动时，其痛势从膝关节内侧的足太阴脾经上延至髂前上棘而止，静止时亦有自发性痛。笔者考虑根据疼痛放射的路径属于足太阴经，膝上之疾，应取肘下之穴。故取对侧同名手经（手太阴）之孔最穴，捻针100转后，患者关节屈曲功能明显改善，患者针前逐级登梯也略感吃力，针后可一步跨二级。

验案：曹某，男，33岁，就诊于上海龙华医院。患者自诉患左膝风湿性关节炎6年余，其间时轻时重，近1月来痛势明显加剧，酸痛难于步行，痛势可向上放射，每于上午11时后疼痛症状明显加剧，子夜后才可缓解，遂由兰州前往上海就诊。笔者查该患者左膝压痛不显，但有明显活动障碍及自发性痛。根据其所痛经络为膝部的足阳明胃经，遂针刺同名手经（手阳明）的肘部穴位手三里，捻转100转后，患者自诉膝关节活动情况明显改善，但自发性疼痛改善不显，后依法治疗6次，自觉疼痛症状显著减轻；继续针刺14次（始终以手三里为主，曲池、下廉、上廉等穴为辅），患者症状基本消失，功能完全恢复正常。为巩固疗效起见，继续针刺16次后患者返兰州复工。

（3）踝关节部疾患：踝部与肩部对应，踝关节多存在扭伤之疾，这种疾病往往迁延数十年不愈，治疗时取肩部的穴位可屡获佳效。其中肩内陵一穴，本属经外奇穴，但根据对应疗法，可以对应足跟部及足踝下足太阴经所过处的疾病。足跟部按照经络循行多与足少阴肾经有关，由此可进行推论肩内陵可拟为手太阴、少阴之会穴。

验案：戎某，男，55岁，就诊于上海龙华医院。患者自诉左踝扭伤数年，行走时内踝前下方酸痛。笔者检查时发现其中封与公孙穴之间存在明压痛（强度++++），该部涉及足太阴与厥阴二经，但是由于不能确定以何经为主，遂先从厥阴论治，取同名手经之天泉穴，捻转100转后，患者诉痛稍减（强度+++），整体效果不甚理想。笔者再以足太阴论治，取对侧肩内陵捻转100转后患者诉疼痛立刻减轻（强度±）。

验案：章某，男，30岁，自诉14年前左踝关节扭伤后外踝前下方持续性酸痛，一般在夜间、久坐及休息时较为明显，且久坐后必以手按摩良久，酸痛才能得到缓解，行走活动后疼痛症状减轻。此病经针刺、电疗、熏洗、敷贴等治疗后未得痊愈，患者遂来就诊。笔者检查发现该患者左侧的丘墟穴处压痛明显（强度+++），稍按之患者即缩身躲避，由于压痛部位为足少阳胆经，遂取取同名手经（手少阳）之臑会穴，捻转100转后，患者压痛明显减轻（强度+）。笔者又再针同侧臑会穴捻转100转后，患者诉自觉症状消失。后因工作关系，未能继续随访观察。

验案：虞某，男，16岁，就诊于上海龙华医院。患者自诉患风湿热数年，1月前两膝作痛，经治而减。治疗1周后患者出现左右足跟疼痛，着地时疼痛明显。笔者查其左足跟偏内侧有直径3 cm的圆形压痛区（强度++），遂取对侧肩内陵，捻转100转后，压痛立刻减轻（强度+）。

（二）环状等高对应取穴法

本法是利用上肢与躯干的环状等高节段对应的取穴方式：当人体两手贴身，自然下垂时，躯干某部的疾病在与其相同水平面上的上肢寻找穴位能够起到一定的治疗效果。这里需要强调的是在使用这种环状等高对应取穴法时，同样不能忽视纵向的经络循行，以及同名经相通的法则，换句话说上述这些原则仍然是这种对应取穴的重要参考依据。如躯干部是足经所过处的疾病，可取与病变部位等高的同名手经穴位。

如果仅局限于同名经的对应方式，则任督二脉所过处的疾病，会形成治疗上的空白区。因此，对于上肢与躯干的对应关系也并不限于同名经，还有其他的对应方式，如佐藤氏研究指出上肢阴面可与胸腹部对应；上肢阳面与腰背部对应；躯干部的任脉、肝经、脾经与上肢心包经对应；躯干部的肾经、胃经与上肢的肺经对应；躯干部的阴维、胆经与上肢部的心经对应；躯干部的华佗夹脊、膀胱经外行线与上肢的大肠经对应；躯干部的督脉、膀胱经内行线与上肢的三焦经对应；躯干部的阳跷、阳维与上肢的小肠经对应。

在古代的文献中已经记载了上肢、躯干的环状等高对应关系，不过这种对应方式尚停留在分散的经验记录上，并没有形成特定的规律，如曲池、尺泽穴治腰背痛；支沟穴通大便；孔最穴治痔痛；通里治崩漏；列缺通小便；偏历穴治水鼓等。

验案：邹某，男，42 岁，就诊于上海龙华医院。患者自诉腰部挫伤 2 年，其间常有酸痛不适感。患者近日因工作较忙，腰痛程度加剧，俯仰艰楚，行步佝偻，平卧时，难以侧转。笔者查其两侧肾俞穴均有明显压痛（强度 ++），压痛部位位于足太阳膀胱经，遂取肘部（环状等高对应）同名手经（手太阳）之小海穴，先针右小海，捻转 100 转，患者左侧肾俞穴压痛消失（强度 –），右边肾俞穴压痛仍在（强度 ++）。笔者再针左小海，捻转 100 转后右侧肾俞压痛减轻（强度 ±）。患者按之仅仅有酸感，之后腰痛症状消失。

验案：周某，男，30 岁，就诊于上海龙华医院。患者自诉患慢性前列腺炎 4 年，下腹部持续性胀痛，行走及久坐后症状加重。笔者查其脐下任脉之阴交、气海穴有明显压痛（强度 ++），遂取双侧手厥阴心包经的等高部位（约当郄门之上），捻转 100 转之后，患者自觉症状减轻，压痛减轻（强度 ±）。

四、循经取穴与分段对应

《黄帝内经》所载的经络循行路线是针灸临床上不可或缺的指导原则，失此将会在针灸的临床治疗中茫茫无头绪。分清病变部位的经络所过，循着该经的走向而取其远端的穴位，这就是循经取穴法，正所谓“经络所过，主治所及”。如果把穴位比作“点”，把经络比作“线”，则“线”重于“点”，“经”高于“穴”。“线”是“点”的连续，“经”是“穴”的延续，所以张介宾言“经络遍身，无往非穴”，“宁失其穴，勿失其经”。在进行循经远取时，需要注意诸经与任督二脉的交会。任督所系的诸经会穴是一经输穴作用的折射点，也就是说输穴的治疗作用不仅能及于同侧，通过任督会穴的折射，还可远及对侧。如胁肋部胆经所过处的自发性痛与压痛，以取同侧阳陵泉为有效，取对侧同名穴多无效，主要是因为该经行经胁部时，尚未左右相交。但在颞颥胆经所过处出现自发性痛或压痛则情况就不太一样，主要是因为胆经循行到该处时已在大椎完成了左右交会，故临床上以取对侧侠溪穴治疗有效，同侧反而多无效。

在弄清楚经脉的循行与交会之后，还有一个问题必然会遇到，那就是当我们已经知道某一局部的病变是主属某经时，应取该经的哪一个穴位呢？比如足太阳经从头走足，其穴位多至67个，如在该经所过的不同高度的头部、腰部分别出现自发性痛或压痛时，该选取哪些穴位为治疗点呢？是各有所宜，还是无所区分？关于这一问题，通过前述的上下肢与躯干的对应方法可以对于病痛的取穴有一定的指导，此外，早在《黄帝内经》时期就有对于这些疾病的选穴原则的记载，《灵枢·终始》篇有“头有病者，取之足；腰有病者，取之腘”，即说明当病位有高下不同时，选取的穴位也应该有距离上的差别。临床经验证明在枕部出现以足太阳经循行部位的头痛，取束骨、至阴有治疗效果；夹脊腰痛，取委中可以起到治疗效果；背痛以取昆仑穴为有效。一经的上下也存在分段对应的关系，故同属一经的输穴其作用也不尽相同，关于这种现象，笔者非常赞同龙野一雄的观点，他提出：“经穴对于刺激的反应有一定的方向与刺激传导的距离，亦即是说，经络上的穴位，不是等价的，而是各具特殊性的。”

那么同一经脉的上下分段对应，又是怎样区分的呢？笔者认为同一经的对应关系大体上呈现一种中心对称的方式，以经脉的上下两端对称开始，渐次向心性的接近，越接近中心地带区域的输穴，其治疗作用大多局限于局部，如四肢近躯干部的输穴，因为处于躯干的中心区域故作用局限。现就此简述循经远取之方法并附医案数则，以资参考。

1. 头面部

六阳经均上出于头，肝经亦“上出额，与督脉会于巅”。头为人体的最高部位，从经脉两端对应的原理来看，该部的疾病要在人体最低位的足部或其远端的手部取穴来治疗，我们在对于各种痛症的治疗时，不但要细察压痛或自发痛所出现的部位、经属，同时还必须注意经脉之间的相互交会，如后枕部的压痛多出现于足太阳经，要取同侧本经的足部穴位，如束骨、至阴等；颞侧的压痛多出现于足少阳经，要取对侧本经的足部穴位，如侠溪，足窍阴等，这时候取同侧反倒效果不大；颠顶痛，除可在督脉取穴外，还可取肝经的足部穴位，如太冲透涌泉等。当病变涉及数经，必须结合辨证论治，如面部神经麻痹引起的口眼歪斜，鼻唇沟变浅、口角流涎等症状，病位涉及手足阳明经、手足少阳经、肝经等，此时一般多在阳明经取穴，如取四白、巨髎、地仓、颊车、合谷等，此外根据本病的辨证，面肌的弛缓或紧张与筋密切相关，肝主筋，且筋会阳陵泉，故笔者在治该症时也取同侧太冲，对侧阳陵泉（亦可左右轮番使用），经治疗后病情初起便可以获得明显的治疗效果，该病的许多患者常可在2次针刺治疗后告愈。

验案：曹某，男，49 岁，就诊于上海龙华医院。患者自诉头晕间断发作 7 年，发作无定时，每发作持续 1~2 分钟，轻则耳鸣目黑，重则昏仆不省人事。患者曾在医院五官科进行检查，未发现异常，怀疑为“梅尼埃病”“短暂性脑缺血发作”或“高血压”，经过相关治疗后，症状未能完全缓解，遂来就诊。患者就诊当日头晕症状再次发作，自诉诊前已发作 3 次，发作时目中昏黑，头不能转侧，漾漾欲呕，不能平坐，不能言语，脉弦，苔白腻，时测血压 142/88 mmHg。笔者查其右侧悬厘穴压痛（强度 ++），此乃木火夹痰浊上扰清窍，当用降泄之法，遂针对侧侠溪，捻转 100 转后患者自觉症状无明显改善，继针对侧悬钟，捻转 100 转后，患者压痛减轻（强度 +），诸症立即消失，头部能够自由转动。笔者再针同侧悬钟，捻转 100 转，压痛反增，再捻转对侧悬钟，捻转 100 转后又恢复如初。

验案：胡某，男，33 岁，就诊于上海龙华医院。患者自诉 1 年前枕部挫伤，遂出现头痛持续发作，日夜无间，每逢情绪低落时症状更加明显，疼痛性质多以跳痛和胀重为主，疼痛部位固定不移，其间经针刺、红外线照射、口服盐酸氯丙嗪等药物治疗后均未能根治，遂来就诊。笔者检查发现患者的左侧玉枕穴（足太阳经）下有明显压痛（强度 ++），遂取同侧的足太阳经束骨穴，捻转 100 转后，患者压痛立减（强度 ±），再针对侧同名穴后，疼痛程度未见明显变化。继以 160 转 / 分的速度连捻 5 分钟，压痛消失（强度 -），数周后随访，头痛症状未再发作。

验案：孙某，女，18 岁，就诊于上海龙华医院。患者 1 周前突然出现口眼㖞斜，右侧面颊麻木不仁，右眼不能闭合，眼睛流泪，进食时流涎不能自禁。该患者来诊前，已针刺治疗 7 次，所用穴位包括地仓、颊车、下关、颧髎、迎香、四白、阳白、合谷等，未见明显改善。笔者检查其右侧鼻唇沟及额纹消失，鼓腮漏气。初诊时笔者按原法针治，2 日后未见患者症状改善，遂在二诊时改针刺右侧太冲与左侧阳陵泉，各捻转 100 转，留置片刻后起针。2 日后三诊，患者右目已能闭合，守法再针 1 次，四诊时，患者面容顿然改观，不仅㖞斜已正，消失之额纹及鼻唇沟亦重新出现，鼓腮漏气等情况未再出现，遂告愈。

2. 颈项部

在颈项部巡行的经脉除了六阳经外，还有足少阴经、足厥阴经及督脉等，因此对该部位的疾病进行针灸治疗时，同样必须细审病变部位的经络所属并分经论治，而不能固定以某几个穴位来治疗。如以落枕为例，俯仰艰难者，病位多在膀、督脉两经；回顾不能者，病位多在手太阳，足少阳两经；病情严重时往往是同时并见。因此对于颈项部疾病的治疗，不能笼统地以绝骨或后溪作为治疗的唯一穴位。在针刺治疗之前，必须先检查压痛或僵硬部位的经络归属，然后分经论治，如压痛在天柱、大杼、肺俞、心俞等处者，取同侧昆仑可获著效；如压痛在肩井、天髎、风池等处时，取对侧中渚可获著效；如压痛在天窗、肩中俞、肩外俞等处者，取对侧后溪可获著效；如压痛或僵凝在项后沿中线分布者（督脉），点刺承浆可获著效。

验案：顾某，男，54岁，就诊于上海龙华医院。患者诉因负荷过重物体后，出现右侧肩背疼痛10年余，其间酸痛时作。3日前患者因夜卧不慎，颈部受凉而落枕，颈项连及肩背僵硬，颈项部活动受限，起卧转侧不利。笔者检查发现其颈部范围为：右转47°、左转10°、后伸20°、前屈40°，右侧心俞穴处有片状压痛区。笔者采用下肢－躯干逆向对应法，取右侧(同侧)昆仑穴针刺，捻转100转后，患者自觉颈部症状减轻，复测颈部活动为：右转59°，左转60°，后伸50°，前屈50°。4日后随访，患者颈项活动已恢复正常。

3. 腰背部

腰背部为膀胱、督脉两经所经过，此外足少阴肾经亦贯脊。位于该部的疼痛性疾病，原因往往很复杂，主要由于背部为诸脏腑输穴所寄附处，故不仅各种痹病可以引起腰背部的疾病(其中包括风湿、脊柱炎、外伤、脊椎结核、姿势不良性背痛等)，各种内脏疾患的牵涉痛也可映射于腰背部。针刺治疗时，除了要细察压痛部位的经络所属外，我们还必须四诊合参，结合八纲辩证分析。否则常会流于治标之弊，难以达到治病求本的目的。腰背疼痛如为内脏疾患的牵涉痛引起，针刺不从本病论治，而仅做循经取穴时常会无效，即使有效也是稍减即复。笔者曾治疗1例乳糜尿患者的腰痛，该患者在乳糜尿症状严重时，右腰部出现持续自发性疼痛，右志室穴有直径约3.5 cm的圆形压痛区(强度+++)，当时未从本病论治，仅仅是治疗其腰痛，做了近取、远取的各种循经刺法，始终未能获效，后针对其原发疾病治疗，取气海、列缺、复溜等穴治疗数次后，尿中乳糜渐渐变淡，腰痛也逐渐减轻，终至消失。

腰背痛多挟脊而作，故膀胱经的穴位最为常用，背部痛可远取昆仑、跗阳、飞扬等穴，腰痛则以委中为最佳，正所谓“五般腰痛委中安”，以取同侧的穴位为佳。当以上方法不效时，还可取肾经的复溜穴，但以在病变对侧取穴为佳，即左取右，右取左，这不仅因为肾与膀胱相为表里，而且因为肾经本身就是贯脊的。

验案：卢某，女，24岁，就诊于上海龙华医院。患者诉肩背扭伤后疼痛半年，扭伤处时时作痛，不能手持重物，否则牵引作痛，长时间的低头也可引起背部疼痛不适。笔者检查其右大杼穴有直径1.5 cm的圆形压痛区（强度++），遂先针对侧昆仑穴，捻转100转后，压痛未得减轻，继针同侧昆仑，捻转100转后压痛减轻（强度+），捻转200转后压痛进一步减轻（强度±），捻至300转后压痛消失。

按语：从此例的治疗效果来看，在取穴没变的情况下，由100转无效，增至300转后症状消失，由此揭示了针刺从量变到质变的过程。

验案：董某，男，45岁，就诊于上海龙华医院。患者诉腰部闪挫2日，疼痛颇剧，难于俯仰转侧，笔者检查发现其左侧腰肌僵硬，横连督脉与膀胱二经，左肾俞附近有直径约为8 cm的广泛压痛区域，患者前屈仅47°。笔者先针人中穴，捻转100转后，左腰僵硬立刻缓解，前屈增至80°，再针对侧复溜穴，捻转100转后，患者诉僵硬基本解除，俯仰自如。

4. 胸腹部

胸腹为脏腑之外廓，十二经所出入络属之处，故胸腹部的疼痛性疾患，较之腰背，其牵涉范围更为广泛，因此需要做更全面的检查，必要时须结合其他有关治疗。唯有查清了疾病的本源以后，施治方不致误。就辨经论治而言，笔者主张应用撮诊法来帮助其定经定位。所谓撮诊，即指以拇、食二指轻撮病变处的皮肤（连同皮下组织），以视有无敏感反映的存在。凡存在器质性病变的内脏，撮诊往往能够发现在其上方及有关经络循行处的皮肤、皮下组织出现的异常感觉。胸腹部会穴最多，一处之病往往涉及数经，因此数经均可兼治。如手厥阴心包经“下膈，历络三焦”，手少阳三焦经亦“下膈，循属三焦”，由于这两经的广泛络属必然会与足阳明、足厥阴诸经发生许多的交会，因而类似上述两种经脉的兼治范围可以进一步扩大。如胃脘痛一症，可于足阳明经取穴，亦可从手厥阴经取穴。

验案：倪某，女，34 岁，就诊于上海国际妇幼保健院。患者时值哺乳期，来院诊疗时已经有 35 小时未行哺乳，患者诉两乳胀痛甚剧，不可触碰，压痛明显（强度 ++++），乳腺结块累累，挤乳汁 2 次后，疼痛未能减轻。笔者遂取双侧下巨虚穴，同时捻转 100 转后，患者诉压痛大减，唯左乳内上方肾经所过处疼痛，再捻 100 转后，疼痛全部解除。

验案：赵某，女，50 岁，就诊于上海龙华医院。患者诉无明显诱因，左胸锁关节处疼痛 3 周余，患处疼痛不可触碰，不能转向患侧睡眠，静息时痛势不显。笔者查其天突穴靠近肾经循行处压痛较明显（强度 ++），乃远取肾经之复溜穴，先针对侧，捻转 100 转后患者诉压痛减轻不明显，又再针同侧复溜穴，捻转 100 转后，压痛立减。

验案：顾某，男，44 岁，就诊于上海龙华医院。患者既往患胃幽门部溃疡 10 年余，5 年前 X 线钡餐造影检查提示有轻度穿孔，自诉胃脘痛时发作，每于多食生冷、情绪低落及疲劳、受寒之后症状加重，近因工作繁重，在就诊 20 分钟之前胃痛突然发作，呈压榨样疼痛，因疼痛而不能直立，需要弯腰延缓痛势，疼痛部位着而不移，位于剑突之下。笔者查其从剑突至中脘处有 16 cm×6 cm 的长条形压痛区（强度 ++++），遂针右侧内关，捻转 100 转后，患者自发性痛即消失，但压痛尚存（强度 +），再捻 100 转，压痛消失。

五、结语

（1）经络学说是针灸治疗不可或缺的指导思想，本篇章重点阐述了手足同名经的相互关系，并通过远道刺法的临床应用，从疗效的角度进一步证明了经络的存在。将手足同名经相通理论应用于治疗各种疼痛病症的针刺配穴中有很大的指导意义。

（2）笔者通过数年的临床摸索，发现手、足、躯干之间存在着一种分段对应关系，将这种横向节段性分区与纵行的经络相结合，能够进一步提高临床选穴的准确率，从而发挥更高的疗效。

（3）笔者为了能够从疗效上证明经络的真实存在，本篇章所报道的远道刺的临床观察中，原则上做到了一条经只取一穴，固定于一种手法。观察结果证明了这种治疗手段不仅可取得明显的即时疗效，通过部分病例的长期观察及随访，还可证明其具有的远期疗效。

（上海中医药大学附属龙华医院针灸科　王卜雄）

第五章　对应疗法的研究论述选摘

第一节　临床研究

一、徐长卿穴位注射治疗慢性胃窦炎40例

我们于1979年1月至1979年8月底对100例慢性胃窦炎患者进行了专科门诊治疗，现将其中40例治疗前后胃肠X线造影情况，以及治疗后的随访情况进行初步总结。关于本研究的临床报道原文载于《中医杂志》1980年第5期，现简要叙述如下。

1. 临床资料

所有入选的病例资料均经过胃肠X线造影或胃镜检查证实存在慢性胃窦炎。在所选取的40例病例中，其中男性26例，女性14例，年龄在21~60岁之间，平均年龄为41.2岁，病程6个月~35年，平均9.6年，以3~7年居多。上述慢性胃窦炎患者均经药物治疗无明显效果，其中32例曾服过猴菇菌片，28例曾服过硫糖铝片，此外部分患者还曾服过中药、普鲁本辛、胃舒平、维生素U等药物治疗其病症。

入选的40例患者因为慢性胃窦炎引起消化道症状颇为明显，同时伴有穴位压痛阳性，这些穴位依次为足三里、胆囊穴、中脘、胃俞等，我们根据中医辨证将其分为单纯虚寒型和虚寒夹杂型两类。

2. 治疗方法

（1）治疗药物选择：徐长卿注射液（上海曙光医院制），每2毫升相当于含生药徐长卿4克。

（2）穴位选取：选取与疾病所在部位相对应的经络上的穴位。我们采用“下肢－躯干逆向对应法”（下肢与躯干呈相反方向对置，即膝对脐，足对颈，使足三里、胆囊穴与胃部相对应），将左足三里与右胆囊穴，右足三里与左胆囊穴分成两组，治疗时两组交替使用。

（3）疗程：每次穴位注射4毫升徐长卿注射液，每穴2毫升。每周3次，10次1个疗程。1疗程后休息1周，共治疗3个疗程。在所选取的40例病例中，治疗天数最短77天，最长134天，平均87.8天，在治疗期间其他药物一般停用。

3. 近期疗效标准

显效：自觉症状和穴位压痛基本消失，胃窦部病变及功能好转，或自觉症状和穴位压痛消失，造影无好转。好转：自觉症状和穴位压痛减轻，胃功能有改善，但病变无改

变或变化不显著。无效：主要自觉症状无好转，胃造影无好转。

4. 治疗结果

所选取的大部分病例均在注射1~3次后症状开始好转。40例在疗程结束后，均进行了胃肠道X线造影复查，一般观察2~3个月随访后疗效统计如下。

（1）西医分型与疗效的关系：入选的40例中，单纯型慢性胃窦炎21例，其中显效6例，好转12例，无效3例；慢性胃窦炎伴其他部位病变19例，显效13例，好转6例。两型总有效率为92.5%。

（2）中医辨证分型与疗效的关系：入选的40例中，虚寒型24例，其中显效13例，好转11例；虚寒夹杂型16例，其中显效6例，好转7例，无效3例，两型在疗效上相比未见显著差异。

（3）治疗前后胃肠X线造影变化情况：为了保证治疗效果评价的准确性，保证对胃肠道X线造影的结果疗效分析尽可能客观准确，我们在研究过程中由放射科医师专人负责检查，临床科室与放射科联合会诊阅片。在入选的40例病例中胃肠道X线造影好转或恢复正常有11例，略有好转14例，无变化15例（见表5–1）。

表5–1　治疗前后胃肠道X线造影变化情况

病变类型	例数	好转或恢复正常	略有好转	无变化
单纯型	21	2	10	9
伴十二指肠溃疡	11	5	3	3
伴胃溃疡	4	3	0	1
伴其他病变	4	1	1	2
合计	40	11	14	15

5. 病案举例

张某，男，52岁，工人，1979年2月20日胃窦炎专科门诊初诊。

患者主诉上腹部隐痛10年余，3年前症状逐渐加重，就诊时见胃脘部胀闷，隐痛，嘈杂不适，嗳气泛酸，不知饥饿，乏力，大便不成形，日行1~3次，其间曾服用猴菇菌片及胃舒平等药物治疗后无明显效果，其父有胃出血病史。查体发现其在左侧胃俞穴（+）、右侧胃俞穴（++），胆囊穴（+），中脘穴（+）处有压痛，胃肠道X线造影提示胃窦炎。

通过徐长卿注射液穴位注射治疗第1次后，患者胃部症状减轻，食纳好转，经过16次治疗后症状趋于平稳，26次后症状消失。至5月24日止，共治疗30次，患者穴位压痛消失。8月1日胃肠X线造影提示胃窦部黏膜增粗、紊乱、边缘毛糙及激惹现象等均有好转。我们随访至1979年9月12日，患者胃痛症状消失，食纳增加，大便日行1次，时有不成形，体重增加3千克。

6. 讨论与体会

本法是采用中草药穴位注射的方法，通过经络的调节，发挥针药的综合作用，以达到治病的目的。足三里是足阳明胃经的合穴，它有理脾胃、调中气、和肠消滞的作用；胆囊穴为经外奇穴具有清胆热、和中焦的作用。徐长卿性温、味辛，有行气止痛、祛风化湿之功。药物与穴位两者结合具有协同作用。我们从初步的研究结果可以看出采用徐长卿注射液治疗胃窦炎能够取得较好的疗效，特别对某些较顽固、经多种药物治疗无明显效果的患者，用本法后也能收效。在研究过程中我们发现这种治疗手段对其他病症（如慢性腹泻、胃溃疡等）也有一定的效果。此外，在所选取的40例病例中有2例经胃镜检查为浅表性胃窦炎，经治疗后炎症消失，但由于病例太少难以肯定疗效。

本次病例研究也存在着一定的不足，由于所选病例较少，缺乏严格对照及远期疗效观察，其确切疗效有待进一步验证。

二、针刺治疗蝶骨嵴脑膜瘤术后致眼睑下垂1例摘要

我们应用对应疗法治疗了一位因行蝶骨嵴脑膜瘤切术后出现眼睑下垂，不能露睛的31岁女性患者（图0-57），该患者经多种治疗后，症状无明显好转，由朱斌医师采用对应疗法针刺治疗这位女性患者后（针刺选穴主要应用循经对应取穴、局部取穴和随症取穴），患者眼睑可以逐渐睁开，并可接近正常水平。这例病案报道也收录在了《中华中医药学会全科医学分会成立大会暨2016年学术年会论文集》中，有兴趣的读者可以参看。

（朱斌等）

三、针刺治疗颈椎病临床疗效观察摘要

徐氏对应疗法团队在应用对应疗法治疗疾病的同时，也做了一定的临床研究，其间申请了上海市民间中医特色诊疗技术评价中心的民间技术临床验证项目：对应疗法与传统局部针刺治疗颈椎病的临床疗效比较（项目编号：ZY3JSFC-3-1001-18）。现将本研究的研究摘要简述如下。

目的：观察对应疗法与传统局部针刺治疗颈椎病的临床疗效。方法：选择近2年于上海中医药大学附属曙光医院就诊的颈椎病患者69例，随机分为对照组和实验组，对照组（34例）患者采用传统局部针刺治疗，实验组（35例）患者采用对应疗法治疗，在治疗前、治疗5次及10次后分别记录两组临床疗效、自拟症状体征评分、数字评价量表（NRS）疼痛评分、患者满意度及3个月后的复发率。结果：在治疗5次后，实验组与对照组的总有效率分别为71.43%、67.65%（$P>0.05$），在治疗10次后，分别为82.86%、79.41%（$P>0.05$），两组颈椎活动度、颈肩疼痛、眩晕、上肢无力、上肢麻木和（或）疼痛、NRS疼痛评分均显著低于治疗前（$P<0.05$）。在治疗前，实验组与对照组的各项临床症状评分及NRS疼痛评分无显著性差异（$P>0.05$）；治疗5次及10次后，实验组的各项评分均较对照组低（$P<0.05$）。治疗5次后，实验组满意度为74.29%，显著高于对照组的67.65%（$P<0.05$）；在治疗10次后，实验组满意度为94.29%，显著高于对照

组的85.29%（$P < 0.05$）。治疗后3个月，实验组复发率为5.71%，显著低于对照组的11.76%（$P < 0.05$）。结论：对应疗法治疗颈椎病的临床疗效确切，与传统局部针刺相比，对应疗法能减缓患者的疼痛、临床不适感，且复发率低，值得临床推广应用。

（张晶莹等）

第二节　从针灸歌赋看“对应疗法”的意义

《黄帝内经》中载有九针及其各自所适应的病症，由于九针针具的特点，秦汉时期调气针法与刺血针法并重，至金元针刺工具的改良以后，使针具更加纤细，此后经过大量临床实践，调气针法逐渐成为主导并影响至今。毫针的大量运用以及针灸并用的施行使得针灸的理论和实践获得了巨大的发展。

调气针法治疗疾病主要在于“辨证”“配穴”以及“手法”三个环节，其中“配穴”这一环节尤为重要。配穴技术水平的高低，主要看所选穴位与临床证候的契合程度，也通过配穴可以看出医者中医基础理论水平的高低。

目前针灸临床上普遍存在着选穴多、以局部取穴为主的局面，这与《黄帝内经》中“先得其道，稀而疏之”的宗旨有所不符。《三国志·华佗传》记载华佗“若当针，亦不过一两处”“若当灸，亦不过一两处”。针灸的目的是调气治病，针灸名家周楣声先生临床发现“基本上各穴之间针刺后产生的作用反应互相协同者甚少，而彼此抵消者甚多，针刺穴位过多效果反而适得其反”。因此以取穴少而精达到治疗目的是衡量医者技术水平高下的手段之一。近年来已经有众多针灸名家开始重视这个问题，并发表了许多单穴治病经验的专著，但这些经验多停留于各疾病取穴经验的总结，缺乏系统完整的理论体系支持，就如同一大堆珍珠却没有用绳子串起来，还是散乱一盘。

王卜雄与徐明光两位医师自20世纪60年代开始研究“对应疗法”，于1981年在《上海中医药杂志》上作了初步介绍，在其后的数十年间，依然孜孜不倦地进行着应用和研究，并在临床上获得了满意的疗效，给针灸远道取穴开辟了一条全新的思路。笔者通过查阅古代著名的15首针灸歌赋（包括《标幽赋》《百症赋》《席弘赋》《玉龙歌》《玉龙赋》《通玄指要赋》《灵光赋》《拦江赋》《胜玉歌》《杂病歌》《杂病穴法歌》《杂病十一穴歌》《肘后歌》《四总穴歌》《马丹阳天星十二穴治杂病歌》），并结合远道取穴的相关内容加以探索，发现在这些针灸歌赋中有不少是符合对应疗法的治疗规律，这不但可以为对应疗法的提出作佐证，也可以用对应疗法为这些歌赋做出有效的解释，现简要介绍如下。

一、针灸歌赋中的对应内容

1. 肘膝对置–躯干对应法

肘膝对置–躯干对应法可以在治疗头风、头痛、目疾等头面部疾病的针灸歌赋中找到一定的依据，当然，这种对应关系并不一定是严格一一对应的，尚存在大量的重叠关系，这与现代医学研究中的相邻脊髓节段传导束之间的纤维重叠现象，即各传导束之间没有十分明确的分界相吻合，如腕部的穴位能治疗头面部的疾病，《席弘赋》有“列缺头痛以偏正，重泻太渊无不应”之句，其中列缺与太渊均在手腕部，都能治疗头痛；又如小腿部的许多穴位能够治疗妇科盆腔部的疾病，《百症赋》中“抑又论妇人经事改常，自有地机、血海”“月潮违限，天枢、水泉细详”的记载，《杂病歌》中“月事不利治中极，再兼一穴三阴交”等不一枚举，目前以上穴位在临床治疗妇科疾病常用，但解释其机理时多谓补脾益肾，从未从上下对应的关系来解释其发挥的治疗作用，现将针灸歌赋中上下对应关系总结如下（表5-2）。

表 5-2　肘膝对置－躯干对应法歌赋举例表

<table>
<tr><td rowspan="4">前臂</td><td>手</td><td>头面</td><td>《四总穴歌》：面口合谷收
《通玄指要赋》：头项痛，拟后溪以安然</td></tr>
<tr><td>腕</td><td>颈项</td><td>《玉龙赋》：咳嗽风痰，太渊列缺宜刺
《四总穴歌》：头项寻列缺</td></tr>
<tr><td>前臂</td><td>胸（背）上腹</td><td>《百症赋》：建里内关，扫尽胸中之苦闷
《杂病歌》：支沟前谷攻咳逆
《灵光赋》：气刺两乳求太渊</td></tr>
<tr><td>肘</td><td rowspan="2">脐（腰）</td><td>《杂病歌》：小腹痛兮……复溜小海关元穴，肩俞随年壮大敦</td></tr>
<tr><td rowspan="3">小腿</td><td>膝</td><td>《杂病歌》：小腹痛兮治阴市</td></tr>
<tr><td>小腿</td><td>下腹（腰骶）</td><td>《杂病歌》：小腹痛兮……承山下廉及中封，复溜小海关元穴
《四总穴歌》：肚腹三里留</td></tr>
<tr><td>踝（足）</td><td>盆腔（两阴）</td><td>《杂病歌》：经血过多通里高，行间穴与三阴交</td></tr>
</table>

2. 下肢－躯干逆向对应法

前文已经述及了下肢－躯干的逆向对应方式，这种对应方式其实就是以肚脐为对称中心的一种对应方式，以躯体的上下两端开始，渐次向心性对应，下肢部能对与其对称的躯干部位起到治疗作用。现将下肢－躯干逆向对应法在针灸歌赋体现简单列举如下（表5-3）。

表 5-3　下肢－躯干逆向对应法歌赋举例表

下肢	躯干	举例
足	头面	《标幽赋》：头风头痛，刺**申脉与金门** 《肘后歌》：顶心头痛眼不开，**涌泉**下针定安泰
踝	颈项	《杂病歌》：咳嗽……前谷**解溪昆仑**限
小腿	胸（背）上腹	《杂病穴法歌》：冷嗽只宜补合谷，**三阴交泻即时住**
膝	脐（腰）	《杂病歌》：假如偏胁背痹痛，须治鱼际**委中**穴，可保此病无根株 《四总穴歌》：腰背委中求
大腿	下腹（腰骶）	《杂病歌》：寒疝腹痛**阴市**宜

3. 上肢–躯干顺向对应法

上肢–躯干顺向对应法与现代医学中的脊神经节段的皮肤分区相类似。此种对应法揭示了位于上肢同一水平面上的经脉许多穴在所治疗的疾病有共同性。如《杂病歌》"挫闪腰疼胁肋疼，尺泽曲池合谷穴"，尺泽属手太阴肺经，曲池属手阳明大肠经，两者均位于肘部同一水平面上，均能够治疗腰痛。对于小腹部疾病有用手部穴位者，如治泄泻，《针灸聚英·杂病歌》："肠鸣而泄神阙穴，并治三间与水分。"

表 5–4　上肢 – 躯干顺向对应法歌赋举例表

上肢	躯干	举例
上臂	胸（背）上腹	《胜玉歌》：臂痛背痛针**三里**
肘	脐（腰）	《杂病歌》：胸胁痛者**天井**穴 《杂病歌》：挫闪腰疼胁肋疼，**尺泽曲池**合谷穴 《肘后歌》：腰背若患挛急风，**曲池**一寸五分攻
前臂	下腹（腰骶）	《标幽赋》：胁疼肋痛针**飞虎（支沟）**
腕（手）	盆腔（两阴）	《杂病穴法歌》：妇人通经泻**合谷**

4. 上下肢逆向对应法

针灸穴位中有一类同名异位的穴位，可以根据对应疗法揭示其同名的原因，如足三里和手三里（肘膝对置–躯干对应法），足临泣与头临泣（下肢–躯干逆向对应法），腰阳关和膝阳关（下肢–躯干逆向对应法）等，而在古代大量文献中记载时多未言明其间的用意。《席弘赋》中"髋骨腿痛三里泻"，足三里与手三里均可治疗腰腿痛疾病，这在现今文献中均可查及。手三里与腰部符合上肢–躯干顺向对应法，手三里与大腿部符合上下肢逆向对应法。

此外，笔者进一步领悟到经络中的同名穴位之间亦存在着对应关系。如足临泣和头临泣。"临泣穴，泣，哭无声也。人当哭泣之先，必先鼻腔两额酸楚，然后泪下"，故头临泣的命名应早于足临泣。而在临床上，足临泣能够治疗许多头面部疾病。为何古人要将此两穴的命名相同，是否在其命名时已发现了两者之间具有某种对应关系，这亦值得进一步研究。从中我们可以看出取名相同者有某种对应关系，因而其功用亦有相通之处，这证明针灸对应疗法具有很强的运用性。现将上下肢逆向对应法与针灸歌赋的对应情况列举如下（表5–5）。

表 5–5　上下肢逆向对应法歌赋举例表

上肢	下肢	举例
肩	踝（足）	《席弘赋》：手连肩脊痛难忍，合谷针时要**太冲**
上臂	小腿	《席弘赋》：髋骨腿痛**三里（手三里）**泻
肘	膝	《肘后歌》：鹤膝肿劳难移步，**尺泽**能舒筋骨疼。更有一穴**曲池**妙，根寻源流可调停
前臂	大腿	《杂病穴法歌》：腰连腿疼**腕骨**升
腕（手）	髋	《杂病穴法歌》：腰连腿疼**腕骨**升 《百症赋》：**后溪环跳**，腿痛刺而即轻

5. 四肢两端对应法

此法符合“病在上，取之下；病在下，取之上”的原则。如《胜玉歌》中“两手酸疼难执物，曲池合谷共肩髃”一句中便讲的是取上肢一端的穴位可治疗另一端（手）的疼痛，《杂病歌》中“肩痹痛者治肩髃，宜兼天井与曲池，并治关冲与阳谷，五穴仔细疾不居”一句中是讲取上肢一端的两穴关冲、阳谷可治疗上肢另一端的肩痹痛等。

6. 躯干两端对应法

患者躯干从上至下向心性对应，即头部与两阴之间有一种轴对称的关系，也就是“上病下取，下病上取”法。如《席弘赋》中“咽喉最急先百会，太冲照海及阴交”，在下即腹部处的阴交可以治疗在颈部的咽喉病；又如《席弘赋》中“从来风府最难针，却用工夫度浅深，倘若膀胱气未散，更宜三里穴中寻”指出治疗膀胱气闭选穴风府等。

二、临床意义

笔者认为，针灸对应疗法能够为远道取穴带来一种全新的思维方法，具体有以下两大优势。

1.取穴灵活

中医经络学说中除了带脉以外，其他十四经脉和奇经八脉都是纵形连接，所谓“经脉所过，主治所及”，因而经络学说更加重视人体疾病中的纵向联系，针灸对应疗法补充了人体区域之间的对应关系，强调“按经治疗”“宁失其穴，勿失其经（区）”的观点。此外，上肢–躯干顺向对应法进一步丰富了经络学说在人体横向关系的论述。且对同一种疾病，按照不同的对应疗法可以选择不同的穴位，这大大拓宽了针灸医师的选择范围。如治疗肩周炎，确定痛点后选取治疗穴时，既可按照四肢两端对应法，选择腕部穴位，又可按照上下肢逆向对应法，选择足踝部的穴位，也可按照上下肢顺向对应法，选择髋部穴位。

笔者在临床中发现，对于肩周炎患者，若其上臂前举无力，后伸无困难，病变主要在手阳明大肠经，针刺足阳明胃经之条口穴可见显著效果。但如疼痛在肩关节后部，前举无困难，后伸困难时，若仍选取条口穴治疗，许多患者则未能见到疗效。须知后伸无力时，患者病变是在手太阳小肠经，故针刺足阳明胃经输穴未能获得满意疗效，应在足太阳膀胱经上寻找痛点治疗。

再如治疗头痛，《针灸聚英・杂病歌》“头痛百会上星中，风府攒竹小海攻，阳溪后溪合谷穴，完骨中渚丝竹空，风池昆仑阳陵等，再兼一穴是中冲”，《标幽赋》中“头风头痛，刺申脉与金门”，《杂病穴法歌》“一切风寒暑湿邪，头疼发热外关起”，《肘后歌》“顶心头痛眼不开，涌泉下针定安泰”，其中头痛的远道所取穴有阳溪、后溪、合谷、中渚、昆仑、中冲、申脉、金门、外关和涌泉数穴。其中阳溪、合谷属于手阳明经穴位，故治疗阳明经头痛即前额头痛效佳，而按照肘膝对置–躯干对应法，合谷穴对应头的前面可治头部该处疾患，而阳溪对应颈部，故治疗头痛连及颈项较佳。后溪、小海属于手太阳，可治太阳头痛，肘膝对置－躯干对应法中后溪亦对应头部。外关、中渚属于手少阳，能治疗少阳偏头痛，按照肘膝对置－躯干对应法，中渚能治疗后头痛，而外关治疗后背痛。申脉与金门均属足太阳，按照下肢－躯干逆向对应法治疗头风、头痛效果为佳。涌泉属于足少阴经，治疗少阴头痛，按照对应法可治疗颠顶厥阴头痛。总之，我们在临床治疗中可以根据部位不同，结合对应疗法选取合适的穴位进行治疗。

从以上病症的论述中均可看出“勿失其经”的重要性。此外，对于《四总穴歌》中“肚腹三里留”一句学界多认为肚腹是包括胃脘与腹部，三里仅指足三里，无论胃脘病或腹部病均用足三里治之，笔者根据对应疗法认为三里应当既指足三里，亦指手三里。若是腹部偏上的疾病宜取用手三里，若是腹部偏下的疾病则用足三里，这可以用肘膝对置－躯干对应法来解释。

2. 远道取穴系统化

《黄帝内经》中虽有“病在上，取之下；病在下，取之上”“病在下者，高取之；病在头者，取之足；病在腰者，取之腘”以及“左病取右，右病取左”的巨刺、缪刺理论和标本根结理论，但我们在临床过程中仍难以运用自如，遇到具体患者针灸医师仍为远端取穴而困惑。远端取穴法解释了中医经络现象，但是在临床上，仍有部分穴位治疗的疾病不能用中医常规理论解释，故现代针灸医家通过大量的临床实践，创立了多种针刺取穴法，如耳针、眼针、腹针、头针、腕踝针等，大大丰富了针灸学的内容，而其中前三种针法均来源于张颖清教授发明的生物全息理论。但是以上诸法均以身体某个局部对应于全身以取穴，关于全身局部与局部的对应，未有人做出较全面与系统的探索与研究。针灸的对应疗法弥补了这块空白，使病痛部位与治疗部位之间的远道取穴理论更加系统化。该法只要求术者先确定患者疾病部位，然后按照对应原则选择相应区域就能达到满意的治疗效果，且该法简便易学，容易掌握。

针灸对应疗法是从临床实践中所获得的一套完整的理论体系。通过笔者整理发现，该法能够揭示针灸歌赋中大部分的远道取穴现象，且对针灸歌赋中不同穴位治疗同种疾病能够加以总结，具有一定的指导意义。

3. 穴位非点实面

针灸对应疗法突出了“宁失其穴，勿失其经（区）”的观点。当前许多针灸医家所发明的针灸经验穴尚有待商榷，如治疗肩周炎，条口透承山治疗肩痛已为临床各家所熟知，并有医家在此基础上发明了中平穴（足三里下1寸）、肩痛穴（足三里下2寸，偏腓侧1寸），但黄龙祥研究员指出，下肢沿足阳明胃经循行的穴位均对肩周炎有效，而非一个穴位，对于这种现象，笔者认为这进一步证明了针灸对应疗法具有的独特的优势，因肩周炎在不同的患者中疼痛位置不一，故在临床治疗上其所选部位亦不尽相同，按照下肢-躯干逆向对应法，肩痛可在脚踝部某处寻找压痛点，如连及手臂，可向小腿侧寻找，这样的选穴方式使针灸选穴具有更大的灵活性。

（俞大雄、徐明光）

第三节　对针刺远道取穴原理的思考

针灸学者多认为“针刺感传，气至病所”是提高临床疗效的重要条件之一，故如何做到“针刺感传”使针感能够“气至病所”是针灸临床工作者所关心的问题。目前普遍认为“针刺感传”以及“气至病所”与针灸取穴、术者的针刺操作手法、患者体位和体质差异有关。中医文献记载着许多力图达到“气至病所”的针刺手法，如飞经走气四法、烧山火、透天凉、阳中隐阴、阴中隐阳等。飞经走气针法与烧山火、透天凉等均首载于明代徐凤《针灸大全·金针赋》中，后被高武《针灸聚英》、杨继洲《针灸大成》等多家针灸专著所辑录，历代沿传，并被多位针灸医家在临床上发挥使用。笔者发现目前关于针刺感传概念的应用过于宽泛，针灸学界普遍将远道取穴的治疗原理归结于通过针刺调节经气，使气至病所而引起，但这一认识有待商榷。

对于针刺感传的现象，笔者曾经拜访过浙江省内多位针灸名家，观看了他们的操作，并结合本人临床上的体会，发现感传现象与《黄帝内经》中记载的经络主干循行路线部分相符，具体来说，四肢部位的感传循行基本一致，躯干部常有偏离，而在头面部则感传的路线与传统的经络循行差异较大，且针刺感传多以显性与隐性两种形式交替出现。显性感传自不待言，对于隐性感传的理解，与其说是“感传”，不如将之称为“感应”更为合理。

目前有一种关于经络起源的研究学说认为，人们最早发现的是人体两点之间的对应关系，将这两点之间串联成经脉则是之后的事情，这一理论从长沙马王堆汉墓中发现的《足臂十一脉灸经》，日本《医心方》中辑自中国隋唐的《黄帝虾蟆经》等文献中可以得到证明。黄龙祥教授在其《中国针灸学术史大纲》中有这样的推测：“最初相关联的上下两点只是直接连接在一起，并没有具体的中间过程（或者说此时的‘脉’还仅仅是一条两点之间的连线），后来经络的发现者又主要以这两点之间的脉动处作为基点，进一步对这两点之间连线作了具体形象的描述，从而形成了今天我们了解到的经络，这使后人产生了古人是通过解剖的方法才发现了说明人体上下联系的‘脉’这样的错觉。”

黄龙祥教授还指出线性的感传现象远不及两点间的感应现象常见。如果我们认为古人对人体的认识是基于人体之间的相互对应关系，这将为针刺远道取穴取效的机理提供新的思路，即针刺取效是由于古人发现两点之间有某种联系，只要刺激一处相应一处的疾病即能缓解或治愈，而并不一定是因为针刺循经感传至病所所致。黄龙祥教授也在其书中言“循经感传现象与古人建立经脉概念是否有某种必然的联系？甚至我们也不能证明在经脉的概念形成之前，古人是否发现了所谓的感传现象”。上述理论能够在临床上找到许多事例，如针刺条口透承山可以治疗肩周炎，在治疗过程中患者并不一定会有从小腿上至肩部的针感，但肩周炎仍然会有所缓解，而现代医家发现条口穴附近的“中平穴”“肩痛穴”均对肩周炎有一定的疗效也证明了这种联系。合谷穴治疗下牙疼痛，根据经络学说是因为手阳明经入下齿中，而据浙江针灸名家盛燮荪的经验，合谷取穴以靠近第2掌骨边效果较佳，这提示了针灸取穴点存在着一个刺激范围。彭静山在其《针灸秘验与绝招》中亦论述了以点面结合的配穴方法。此外，即使患者感受到了针感的上传，但其循行亦不能完全用现有的经络学说解释。其他如耳针、眼针、腹针所刺激的都是身体局部，但都能够治疗全身的疾病，不能用经络学说很好地解释清楚。所以我们可以看出远道取穴并不一定必须要循经感传才能获得良好的疗效，即使不能“气至病所”，针灸治疗也可以获得疗效，这最具代表性的就是腕踝针和皮内针法。腕踝针源于《黄帝内经》中的标本理论，通过在腕部与踝部取相应的点进行皮下针刺的方式，治疗全身疾病。腕踝针的刺激部位大多相当于十二经脉的原穴部位，而他的针刺要领是要求刺入后患者无感觉为宜，如有酸胀疼痛感需要及时调整针刺方向，这显然与“气至而有效”不符。与其相似的皮内针法源于日本人赤羽幸兵卫所著《知热感度测定法针灸治疗学》，是用针向真皮水平方向刺入，并且深度也仅限于皮内。这种针法在针刺入后，为了保证患者活动不受到影响，避免弯针的情况出现，其针体也是由选较软的材料制成，故患者亦无针感。

综上所述，现有的经络感传理论并不能完全解释临床所见的远道取穴现象及循经选穴的原理，在传统的经络学说中只强调了经络感传现象，而忽视了经络的感应现象。感传现象存在于线性关系中，而感应现象强调了点面之间的关系。黄龙祥所推测“经络学说的精髓在于其中揭示的人体上下内外特定部位间特定联系的规律，其经脉的循行路线实际上是古人对于这些规律的一种直观的、尝试性的解释”，亦突出了经络学说的感应特点。针刺远道感应的正确认识因后来的经络循行的现象反而渐渐被忽略。故近年来笔者一直困于如何解释远道选穴的规律，自从有幸学习了徐明光老师的“徐氏对应疗法”后，发现其远道取穴的规律正是还原了古人对经络学说的原始认识，即经络学说的形成源于古人对于人体不同两处某种特定关系的归纳，是远端选穴与病患处之间对应关系总结。笔者认为正是由于这种关系，才最终形成了传统的经络学说。该法不但能够弥补传统经络上认识的不足，而且包涵了《黄帝内经》中的巨刺、缪刺理论以及同名经配穴法，并从另一个角度揭示了诸如腹针、眼针、耳针、腕踝针等治疗方式均属于经络感应的特点。

1975年11月上海中医药大学科研处印发的《中医研究简讯》第6期上刊登的一篇名为《介绍一种新的针灸疗法“对应疗法”》一文中讲到“按照经络分区对应选穴，疗效往往更好，这对于经络学说的研究具有一定的意义。从现有情况来看，它适应的病种较广，取穴不多，有较好疗效，并且易学易行，有利于针灸疗法的普及与提高”。1995年出版的《中华特种针疗法》讲到“本法治疗设想新颖、别致，对某些常见病、多发病往往有意想不到的治疗效果”。这些发表的学术论文都在一定程度上揭示了对应疗法的优越性。

总之，对应疗法是在经络学说的基础上创立的，且是对经络学说有效地补充，揭示了经络与经络之间除了纵向的，整体性的联系外，还有横向的，节段性（区域性）的对应关系。强调了在临床运用中手足同名经取穴的重要性。对应疗法的选穴原则包括“辨经论治，分段对应”“宁失其穴，勿失其区”“经对经，穴对穴”。它具有适应性广，取穴少，见效快，疗效往往比局部及邻近取穴效果更显著，并且易学易行的特点，因而有利于针灸疗法的普及、推广与提高，并对经络学说的研究具有一定的意义。

（俞大雄）

第四节　对应疗法的研究生论文摘要

笔者于2014年应邀回国，担任上海中医药大学附属曙光医院海派中医杨氏针灸流派传承研究基地顾问，此后每年定期回来授课带教，曾在2015年于曙光医院讲授“对应疗法”，取得了良好的反响，之后传统中医科余安胜研究员带教的4名研究生以此为出发点，于2017年完成了包括颈椎病、肩周炎、腰椎间盘突出症在内的4项课题，他们的研究证实了与单纯的局部取穴相比，加用根据“对应疗法”远端取穴更能获得满意的疗效，现对其简述如下。

一、申脉穴结合颈八针治疗神经根型颈椎病的临床观察（马来西亚：张毅勇）

本研究的主要目的是观察根据“下肢-躯干逆向对应法”选用申脉穴治疗神经根型颈椎病的临床疗效，其研究方法是将66名神经根型颈椎患者随机分为两组：治疗组33例选用对应穴位（申脉）配合颈部八穴（双侧风池、颈百劳、肩井与单穴风府、大椎）；对照组33例仅选用上述颈部八穴治疗。两组患者均取俯卧位，充分暴露颈肩部，在颈肩部各穴位行常规酒精消毒，进行针刺治疗，运针至患者有得气感（酸、麻、重、胀）后，在颈肩部放置艾灸盒并点燃清艾条，保持艾条与皮肤距离约2~3 cm，继续留针20分钟。治疗组在此基础上，在颈部穴位治疗结束后令患者取坐位，充分暴露两侧脚踝部，并针刺双侧的对应穴（申脉）至得气后行提插捻转手法，同时嘱患者颈部行主动和被动运动。两组患者在治疗期间，均嘱其注意局部保暖和加强颈肩部肌肉的功能锻炼（以“米”字操为主）。通过中医症状分级量化表、视觉模拟评分法（VAS）等相关量表，评估比较两组患者在治疗前后疼痛和颈部活动的改善程度等临床效果。

结果：①对应疗法针灸治疗组总有效率为100.00%，痊愈率30.30%。对照组总有效率为100.00%，痊愈率为9.09%。两组之间的痊愈率存在显著差异（$P=0.006$，$P<0.05$）。②两组中医症状分级量化表比较，治疗组的治疗效果明显优于对照组，两组间

存在着显著差异（P=0.01，P＜0.05）。③两组治疗前后的VAS量表评分比较显示，两组治疗后都能使患者的疼痛缓解，与治疗前相比具有显著差异（P＜0.05），对两组治疗后的VAS比较，治疗组治疗后对患者疼痛的改善情况明显优于对照组（P=0.002，P＜0.05）。④两组在治疗后的颈部酸痛麻木和活动不利的改善情况，治疗组的症状改善情况显著优于对照组（P值分别为P=0.003和P=0.004，P＜0.05）。⑤比较两组在治疗1周后和2周后的VAS疗效和中医症状分级量化表情况提示，治疗组在治疗1周后VAS值显著优于对照组（P=0.036，P＜0.05）。在中医症状分级量化表方面，治疗组较对照组治疗1周后的疗效比较无差别，但治疗2周后治疗组的疗效优于对照组，两组之间存在显著差异（P=0.011，P＜0.05）。

结论：①治疗组即对应疗法取申脉穴联合颈八针治疗神经根型的颈部活动不利和酸痛麻木情况优于单纯使用颈八针的对照组。②申脉穴对应疗法配合颈八针取穴方便简单，在临床治疗神经根型颈椎病能有效地降低疼痛，减轻患者的临床症状，适合推广运用。③对应疗法联合颈八针较单纯颈八针治疗神经根型颈椎病能够明显提高痊愈率。

徐明光按语：申脉为足太阳膀胱经之输穴，通奇经八脉之阳跷脉，与颈部属于“下肢－躯干逆向对应法”（即踝对颈），故能治疗颈部的病症。

二、解溪穴结合肩八针治疗肩周炎的临床观察（韩国：黄泰皖）

本研究的主要目的是观察根据“上下肢逆向对应法”选用解溪穴治疗肩周炎的临床疗效，其研究方法是将70名肩周炎患者随机分成两组。治疗组35例用解溪加肩八针（肩前、肩髎、肩髃、肩贞、完骨、肩峰、臂臑、巨骨）治疗；对照组35例仅用肩八针穴常规治疗。两组患者治疗时均取俯卧位或者侧卧位，肩八穴行常规消毒，针刺深度约2~2.5寸。在留针的同时，将一段长约6 cm的清艾条插到艾灸盒里对上述穴位进行艾灸治疗，每次治疗持续20分钟。治疗组在上述治疗之后嘱患者端坐，对其解溪穴进行常规消毒后，针刺该穴位并进行提插捻转（双侧痛即刺两侧），针刺的同时嘱患者做主动或被动运动。1周进行2次治疗，6次为一个疗程，每治疗2次后统计1次疗效（包括不足一个疗程痊愈者）。两组在治疗前后使用日本骨科协会评估治疗分数（JOA评分）、肩关节功能评价量表和视觉模拟评分法（VAS）进行疗效评估，比较两组的临床治疗效果。

结果：①两组患者治疗后都能取得一定的疗效，治疗组与对照组的有效率分别为100%和94.3%，其中治疗组的痊愈率为54.3%，对照组的痊愈率为11.4%，两组比较具有显著性差异（P=0.000，P＜0.05）。②比较两组之间的VAS评分，治疗组显著低于对照组（P=0.000，P＜0.05）。③两组综合疗效对比，治疗组明显优于对照组（P=0.005，P＜0.05）

结论：①两组患者治疗后疼痛、关节活动度等临床症状均比治疗前明显改善。②解溪穴对应疗法组的临床痊愈率均优于肩八针组，解溪穴对应疗法组在改善疼痛程度方面优于肩八穴组。③对应疗法在改善上述相关症状、体征方面优于普通毫针法，值得临床推广应用。

徐明光按语：解溪为足阳明胃经之经穴，与肩部属于“上下肢逆向对应法”（即踝对肩），故能治疗肩部的病症。

三、尺泽穴结合腰八针治疗腰椎间盘突出症的临床观察（日本：桑代裕史）

本研究的主要目的是观察根据“上肢–躯干顺向对应法”选用尺泽穴治疗腰椎间盘突出症的临床疗效，其方法主要是将70名腰椎间盘突出症患者随机分成治疗组35例与对照组35例，两组均取俯卧位，在腰八针（肾俞、大肠俞、次髎、腰眼）处行常规消毒，针刺方向向脊柱方向刺入，深度1~1.5寸，针刺后在各穴位上将一段长约6 cm左右的清艾条插到艾灸盒里施灸，继续留针，留针时间每次20分钟。治疗组在上述基础上，于腰部针刺治疗前使患者取坐位（不能坐的话使患者取站立位），在腰痛的患侧（双侧痛即取两侧）肘部尺泽穴行常规消毒，针刺得气后提插捻转，并嘱患者腰部主动或被动运动。两组在治疗前后使用改进汉化Oswestry功能障碍指数评估患者的生活改善程度、通过视觉模拟评分法（VAS）评估患者自身的疼痛改善程度，腰部活动度测量表评估治疗前后的腰部活动度的改善程度，观察比较两组之间的临床效果。

结果：①治疗组有效率为97.14%，痊愈率62.90%。对照组有效率为94.29%，痊愈率40.00%。经卡方检验后两组的有效率和治愈率未见显著差异（有效率P=1.000，治愈率为P=0.056）。②两组间改进汉化Oswestry功能障碍指数的疗效比较存在显著差异（P=0.013，$P<0.05$）。③两组间VAS评分比较存在显著差异（P=0.001，$P<0.05$）。④比较两组间腰部活动度情况，除后伸活动外，治疗组改善程度明显优于对照组，且具有显著差异（$P<0.05$）。

结论：对应疗法取尺泽穴联合腰八针治疗腰椎间盘突出症在疼痛、功能活动改善方面明显优于常规的腰八针取穴治疗，值得在临床推广应用。

徐明光按语：尺泽为手太阴肺经之合穴，与腰痛部属于“上肢–躯干顺向对应法”（即肘对腰），故能治疗腰的上下部病症。

四、手三里穴结合腰八针治疗腰椎间盘突出症的临床观察（泰国：何明）

我们受《杂病歌》中所载的“挫闪腰疼胁肋疼，尺泽曲池合谷穴。三阴交穴与阴陵，行间三里手三里”的启发，根据“上肢–躯干顺向对应法”，观察针刺手三里治疗腰椎间盘突出症的临床疗效，将70名腰椎间盘突出症患者随机分为两组：治疗组35例选用手三里加腰八针（肾俞，大肠俞，次髎，腰眼）；对照组35例仅使用腰八针治疗。两组患者均取俯卧位，根据患者胖瘦，在腰八穴常规消毒后，行针刺治疗，向脊柱方向刺入深度2寸。针刺局部出现酸，麻，重，胀等或沿坐骨神经走向触电样放射感等得气后，根据患者体质虚实选取提插捻转补泻手法，并将一段长约5 cm清艾条插在温灸盒里熏灸腰骶部，每次留针20分钟，拔针后以推拿放松结束。治疗组在上述治疗基础上于腰骶部针刺治疗前，并嘱患者取坐位（无法取坐位，可使患者保持站立位），针刺远端手三里，并嘱患者闭目，体会针感，在前臂部手三里穴针刺得气后进行提插捻转补泻的同时，令患者腰部主动或被动运动。每周治疗2次，6次为1个疗程，1个疗程结束统计疗效（包括不足1个疗程治愈者）。采用JOA下腰痛评价量表、VAS、腰部活动度测量表比较两组治疗前后两组的症状改善情况。

结果：①两组治疗后较治疗前症状都有明显的改善，治疗组的有效率、显效率、痊愈率均高于对照组。②治疗组对缓解腰椎间盘突出症引起的疼痛有良好效果，在改善疼痛指标方面稍高于对照组。③比较两组之间的腰部活动度，治疗组能够较对照组更好的改善腰部活动度。

结论：腰八针联合对应疗法选穴治疗较单纯使用腰八针治疗腰椎间盘突出症在缓解疼痛，增加腰部活动度方面有更好的疗效，值得在临床推广实施。

徐明光按语：手三里为手阳明大肠经输穴，与腰痛部属于“上肢－躯干顺向对应法”及“肘膝对置－躯干对应法”（胎儿法），故能治疗腰的上下部病症。

（徐明光、余安胜）

第六章　对应疗法医案选

第一节　头面部疾病

一、头痛

1. 太冲穴治疗头顶痛

张某，女，52岁，1968年3月初诊。患者既往高血压病史近10年，每于劳累后头顶疼痛加重，笔者拟诊为厥阴头痛，遂以拇指按压双侧太冲穴后，患者诉头顶痛症状缓解，又针双侧太冲穴，运针1分多钟后患者头顶痛症状消失。（徐明光医案）

2. 地五会穴治疗偏头痛，昆仑穴治疗眉头痛

夏某，女，44岁，1970年5月13日于上海龙华医院病房经笔者会诊治疗。患者右偏头痛及右眉头痛1周，曾服西药止痛片可取得短时疗效，停药后复发，故要求针灸治疗。笔者检查后认为右偏头部当属足少阳胆经循行处，右眉头为足太阳膀胱经起点，故病位涉及足少阳经与足太阳经，遂针刺右侧地五会与昆仑，得气后留针20分钟，间隙运针2次。针后患者即感头痛消失。3天后随访，右偏头痛及眉头痛未再复发，为巩固疗效，守法再针1次后痊愈。（徐明光医案）

3. 足临泣等穴治疗偏头痛

顾某，女，42岁，2018年11月19日初诊。患者偏头痛发作近1月，每于夜间加重，影响睡眠。患者就诊前几日头痛症状明显加重，服用止痛药亦不能缓解。就诊时患者诉右侧头部疼痛明显，笔者查其局部无明显压痛，观其面部色黯，有瘀斑，舌暗苔白，脉细弱，故诊断为头痛，气虚血瘀，治宜补气活血，遂针刺双侧足临泣、足三里、内关及印堂。留针期间患者安然入睡，出针前唤醒患者，患者诉头痛明显减轻，顿感轻松愉悦。后守上方隔日针灸1次，治疗3次痊愈。（朱斌医案）

4. 养老穴治疗飞蚊症伴头痛

王某，女，62岁，2019年2月17日于澳大利亚墨尔本国医堂就诊。患者因右眼飞蚊症30余年，发作时伴右额头痛，甚感烦恼。笔者遂取双侧养老穴，治疗后患者即觉双目较前明亮，飞蚊症消除，右额痛消失，人感轻松。6天后复诊，患者诉针后当天睡眠质量较好，继用前法巩固治疗1次。随访半年余，患者飞蚊症伴头痛症状未再复发。

（徐明光医案）

5. 指针点按中渚、内关穴治头痛欲呕

朱某，女，36岁。患者于2019年5月31日杭州去往上海的高铁上因列车启动，被滑落的行李箱击伤左头部后出现头痛、头晕、欲呕等症状。笔者听到广播，闻声前去诊治。笔者到场后发现列车长正准备用冰袋外敷，当即被笔者制止。笔者检查患者后，考虑上述症状为轻度脑震荡引起，遂先按左侧内关半分多钟后，患者欲呕症状消失，再按揉患者右侧中渚穴1分多钟后，患者头晕痛症状明显好转。次日联系患者，患者诉症状完全消失。（徐明光医案）

6. 按摩及梳头治疗脑梗后遗症

安某，男，67岁，2019年9月于澳大利亚墨尔本就诊。患者5个月前在花园修剪树枝时，突然出现左下肢麻木无力，随后又出现左上肢麻木无力，急于医院行CT检查发现右侧大脑出血，遂以“脑出血”收治入院治疗，治疗1周后缓解出院。近5个月来，患者左侧上下肢麻木无力感时现，在某日中午聚会时上下肢无力感再次发作。笔者因当时在场遂及时予以治疗，由于未带针灸工具，便用右手拇指在该患者的右手第2掌骨侧来回按摩，治疗1分多钟后，嘱其起身站立行走，此时患者诉左小腿麻木无力已有改善，笔者又用木梳在其右头部来回梳刮1分多钟后，患者告知左小腿麻木基本消失。此案治疗中，不但参照了张颖清教授创立的“生物全息律”，又参照了对应疗法中的肘膝对置－躯干对应法（手对应头脑），因而能快速取效。（徐明光医案）

按语：头痛是临床常见病和多发病，针灸有较好的效果。根据中医分经论治的理论，对于不同部位的疼痛，头痛属少阳者，取足少阳胆经的足临泣、地五会；疼痛位于眉棱骨部位，足太阳膀胱经攒竹穴附近，取足太阳膀胱之昆仑穴。以上两种取穴方式不但符合“经脉所过，主治所及”的规律，而且符合下肢－躯干逆向对应法。因足厥阴肝经“上出额，与督脉会于巅”，故对于前额疼痛可以取足厥阴肝之原穴太冲穴治疗，此也符合下肢－躯干逆向对应法。此外，内关属手厥阴心包经，为八脉交会穴，现代研究表明内关穴有调节血管、神经的作用，可用以治疗头痛，特别是血管性偏头痛具有确切的疗效。足三里能够补益气血，与内关配合，可以改善脑血流量，对于长期失眠、头痛的患者尤为适宜。印堂穴能够清利头目、调节阴阳，也可用于头痛的治疗中。中渚为三焦经的输穴，治疗偏头痛的部位属于肘膝对置－躯干对应法。

二、眩晕

1. 养老穴治疗眩晕

庄某，男，59岁，1995年1月26日于上海就诊。患者头晕发作2月余，每次发作时即出现头晕眼花，自感天旋地转，难以站立，起卧和上视亦会出现头晕。西医诊断为“颈椎病”，影像学提示第5~7颈椎椎体前后缘骨质增生，椎间隙变窄。患者因牵引效果不佳，

欲针刺治疗，笔者遂针刺双侧养老穴，针后患者头晕症状大为减轻。针后2、3天患者头晕症状消失，但其本人依然存在忧惧之心，后在其家人护持下，多次做抬头转头等动作仍未出现头晕症状才真正放心。后期随访，患者头晕症状未再出现（图0-70）。（徐明光医案）

按语：此例头晕是因颈椎病造成的，针灸对其有较好的治疗效果。颈椎两侧有手足太阳经所过，养老为手太阳小肠经之郄穴，根据肘膝对置-躯干对应法，故取之，如遇效果不佳，还可加刺后溪以通督脉，以及颈5~7夹脊穴。

2. 合谷、太冲等穴治疗眩晕

顾某，女，40岁，2019年3月11日初诊。患者自诉因工作繁忙经常加班，近1周来突然出现头晕目眩，并日渐加重，行头部CT检查未见明显异常。就诊时笔者见其神疲，乏力懒言，面色萎黄，舌淡苔白，脉弦细弱，患者自述平素性情急躁，故诊断为眩晕，证属气血亏虚、风阳上扰，治宜补益气血，平肝敛阳，针刺取双侧合谷、太冲、足三里，以及中脘、印堂、百会。治疗后患者自觉头清目明，眩晕感消失，又嘱患者平日清淡饮食，调畅情志。2个月后随访，眩晕症状未有复发。（朱斌医案）

按语：针刺合谷、太冲为开四关，能够调整气血阴阳。眩晕为头部疾患，合谷为手阳明大肠经原穴，从对应疗法的角度来看合谷与头部的对应关系属于肘膝对置-躯干对应法；太冲为足厥阴肝经原穴，与头部的对应关系属于下肢-躯干逆向对应法。足三里、中脘合用，能够补中益气，扶正祛邪，现代研究表明刺激足三里可以改善脑血流量。印堂透山根为徐明光老师常用穴，谓之"上丹田"，能够清利头目，调整阴阳气血。百会又有"三阳五会"之称，可以醒脑开窍，安神定志。本组选穴为治疗头部疾患常用的组穴，以对应取穴为主，配以适宜穴位，屡有验效。

三、牙痛

1. 合谷、内庭穴治疗牙痛

陈某，女，45岁，2003年5月8日初诊。患者牙周炎多年，近3天有5颗上下牙齿疼痛明显不能进食，讲话不便。笔者检查发现其双侧合谷穴压痛明显（强度+++），双侧内庭穴也存在一定压痛（强度++），遂针刺双侧合谷、内庭，留针30分钟，间隙运针3次。治疗后患者牙痛消失，自觉轻松。3日后随访，患者牙痛症状未再出现，可以正常进食。（徐明光医案）

2. 合谷穴治疗牙痛

Kiveryte，男，28岁，立陶宛留学生，2015年10月20日就诊。患者诉右上牙痛1周余，并影响进食和说话，笔者遂针刺左合谷，得气留针20分钟，其间运针2次。在进针瞬间患者即诉牙痛缓解。针后次日随访，患者未再诉牙痛发作。（徐百贤医案）

按语：牙痛是口腔科常见的病症，西医一般以止痛抗炎药物治疗，对于反复发作的牙痛则只能进行拔除。合谷为手阳明大肠经之原穴，所谓“面口合谷收”，且与病变部位又属于对应疗法中的肘膝对置－躯干对应法，故可以治疗口腔病症；内庭为足阳明胃经之荥穴，与病变部位属对应疗法中的下肢－躯干逆向对应法，也可治疗口腔病症。手阳明入下齿中，足阳明入上齿中，故合谷对下牙痛效果较佳，内庭对上牙痛效果较好，两穴同用，留针期间运针可以加强刺激，使疗效持久。

四、眼底出血

关冲、大敦穴刺血联合针刺养老、太冲穴治疗眼底出血

Les，男，70 岁，2018 年 5 月 19 日于澳大利亚悉尼中医诊所就诊。患者左眼出血 10 天余，当地眼科诊断为“眼底出血”，未给予治疗，此后左眼出血未见好转，并伴视力模糊。笔者遂针刺取双侧养老、太冲穴，并在其手足关冲、大敦处放血治疗。治疗 15 分钟后，患者即感眼睛肿痛缓解，可睁开眼睛看报纸，视力也较前明显好转。3 天后复诊时患者眼睛出血已吸收，他本人也非常惊叹针灸的神奇疗效（图 0–60）。（徐明光、周玲娣医案）

按语：太冲为肝经原穴，肝开窍于目，取太冲治疗头面部疾病符合对应疗法的下肢－躯干逆向对应法。养老为小肠经郄穴，其支者既入目内眦，又入目外眦，故对一切眼科疾病均有良好疗效。关冲为三焦经井穴，取关冲治疗头面部疾病属于对应疗法的肘膝对置－躯干对应法，大敦为肝经井穴，取大敦治疗头面部疾病属于下肢－躯干逆向对应法，在上述两个井穴处点刺放血有泻热之功，但一般需要挤出3~5滴才能发挥治疗效果。

五、癫痫

长强刺血治疗癫痫

邵某，女，20 岁，1968 年于上海就诊。患者自幼患癫痫，经常出现癫痫大发作的情况，需要常年服用苯妥英钠控制症状。笔者用三棱针在其长强穴处点刺，并在长强穴周围行梅花刺法，挤出 5 滴以上血液后，患者癫痫大发作次数明显减少。（徐明光医案）

按语：癫痫病位在脑，现有的中西医治疗方法都难将其根治，长强穴处于督脉的起始区，选取长强穴治疗该病属于对应疗法的躯干两端对应法。因会阴穴为任、督、冲三脉起源处，有“一源三岐”之称，以会阴穴也可治疗此病，但会阴穴一般不便针刺，故采取临近的长强穴，亦可见良好的疗效。

六、枕后脓疱疮

针药并用治疗脓疱疮

何某，男，50 岁，2019 年 3 月 2 日于澳大利亚墨尔本中华国医堂初诊。患者因头

枕部脓疱疮6年余，曾于西医皮肤科予抗生素治疗后，症状暂时缓解，停药后再次发作，又寻求中医予以汤药及针灸治疗后症状改善不明显。患者诉夜晚疼痛明显，不能平卧只能侧睡，常会因夜间平卧而痛醒，枕上常可见到脓血，平素皮肤油腻。笔者检查其病灶处可见在枕后19 cm×9 cm的区域内散在脓疱疮，遂采取以下治法治疗：①于手足尖、耳尖以及患病局部放血（手足尖放血部位可取少商配大敦或者少泽配至阴）。②远端选取双侧的养老与太冲（或后溪与行间）。③结合针刺脐针的心、肝、肺、肾四区，并围刺枕后病灶的周围。④中药选取清热解毒类中成药，并外涂自制中药水剂。并嘱患者饮食清淡，多饮水。经过1周的2次治疗，患者已经能够仰卧，3次治疗后脓疱疮明显减少，5次治疗后能够完全正常仰卧。后为巩固疗效又治疗2次（每周1次）。经过7次治疗后患者症状痊愈（图0-65）。随访4个多月未见复发。（徐明光医案）

按语：脓疱疮为疑难病症，笔者遵杨永璇老师的教导，对疑难病症不能一方一计，应当千方百计。笔者按照杨老的“针药并用，内外同治”的学术思想及诊疗特色。采用井穴、耳尖及患处点刺放血，引邪外出；远道对应治疗与患处围刺以疏通经脉，活血化瘀；辅以中药内服外用，清热解毒。针药并用，才能见效迅速，并给患者带来意想不到的效果。

第二节 颈项部疾病

一、颈椎病

1. 养老、中渚、后溪穴治疗颈项疼痛

孟某，女，45岁，2018年4月23日于澳大利亚墨尔本中华国医堂就诊。患者近4个月来工作劳累，每于电脑使用过多后自觉颈项部不适，就诊前晚因使用电脑后出现左侧颈项疼痛僵硬，活动受限，曾经他人在双侧落枕穴针刺治疗后，症状缓解，现仍然颈部僵硬明显，活动受限，遂来诊治。笔者检查后发现其颈项部在各个方向的活动均受限制，左侧颈项部的足太阳经、足少阳经以及督脉循行处存在压痛（强度++）。笔者遂取右侧养老穴，采用平补平泻，运针1分钟，出针后患者即觉颈部疼痛减轻，前后活动恢复，但左右活动仍然受限，又针刺右侧中渚、左侧后溪平补平泻，留针15分钟，间歇运针1次，出针前再运针1次。经治疗后患者自觉颈项部疼痛已消失，活动恢复正常。为防止病情反复，笔者又嘱其多饮温水，避免劳累，局部保暖。（徐明光医案，管景浩整理）

按语：落枕多为在不良的姿势下，感受风寒，使局部气血凝滞，经络痹阻而引起的症状。笔者检查发现上述病案的患者病位涉及太阳、少阳与督脉三条经脉，故采用对应疗法中的肘膝对置－躯干对应法，分别选择养老、中渚、后溪。养老为手太阳小肠经的郄穴，符合急病重病取郄穴的原则，同时养老穴不但为老年人的养生保健穴，对于年轻

人也可用于治疗因积劳成疾而引起的各种病症。患者平日过度劳累，易致积劳成疾，以此穴治疗甚为合拍。中渚为手少阳三焦经的输穴，输主体重节痛，故可治疗本经循行部位的疼痛。后溪为手太阳小肠经的输穴，同时为八脉交会穴，通于督脉。三穴合用起到疏通气血、解除经络痹阻的功效，因而临床可以达到即时治愈的效果。

2. 养老穴治疗颈椎病

付某，女，41 岁，2019 年 7 月就诊。患者主因颈部不适 2 月余，加重半月来就诊。近半月来患者颈项部疼痛加重明显，可牵连致两肩背疼痛，经小针刀治疗 1 次后无明显效果，遂来就诊。笔者根据肘膝对置 – 躯干对应法，取双侧养老，以及额针的颈区，留针 15 分钟，间隙运针 2 次。治疗 2 次后，患者诉眼睛较前明亮，颈项部疼痛及两肩背不适均消失，随访 1 月余未见复发。（林骆元医案）

二、甲状腺疾病

1. 丘墟、养老穴治疗甲状腺肿块

杨某，女，59 岁，2015 年 11 月 3 日于上海初诊。患者 6 年前于外院检查甲状腺，发现右叶可触及 4cm 长的肿块，质韧，活动度可，当时外院建议其入院行手术治疗，患者未同意。近期因肿块增大，且常感疲倦来就诊。笔者查其脉弦小，舌尖偏红，边有齿痕，苔薄白，舌下瘀象明显，其丘墟穴处有明显压痛（强度 +++），遂取双侧丘墟、养老、三阴交，留针 30 分钟，间隙运针 3 次。针养老后患者即觉眼睛较前明亮。第 1 次治疗后患者诉身体轻松，腰背部顿感舒适。经 3 次治疗后患者自觉颈部肿块明显缩小。治疗 10 次后，患者甲状腺肿块已经不能触及，舌下瘀象也明显减轻。治疗期间患者又诉常凌晨 3 点即醒，醒后难以入睡，白天易疲劳，笔者又取神门向通里透刺，并施以泻法，取双侧太溪，施以补法，补泻手法以徐疾补泻法为主，并留针 30 分钟，间隙运针 3 次。3 日后随访时患者诉针后睡眠质量好转，可一觉睡到天亮。再次随访时按压丘墟穴已无压痛。患者此后又因劳累，出现两肩背酸痛不适，针刺双侧养老后，症状消失。（徐明光医案）

2. 三阴交、丘墟、太冲穴治疗甲状腺多发结节

韩某，女，47 岁，2017 年 7 月 1 日初诊。患者因甲状腺多发结节常感颈部不适，近日睡眠不佳，每至冬时怕冷明显。笔者检查时发现其舌苔薄白，脉细，三阴交、丘墟、太冲存在压痛（压痛强度分别为 +++、++、++），遂取双侧三阴交、养老、丘墟、太冲，并采用“阴刺法”针刺双刺太溪，留针 20 分钟。针养老后，患者自觉双眼较前明亮，针太溪后患者诉咽喉生津不断，治疗后患者自述颈部不适症状明显好转。（徐明光医案，梁昀洁整理）

按语：甲状腺结节及肿块类疾病临床常可见到，西医多主张手术切除治疗，但术后复发率较高。对于此病针灸治疗能够取得较好的效果。丘墟为足少阳胆经之原穴，根据

下肢–躯干逆向对应法能够治疗颈部病变，是治疗甲状腺病症的主穴，如果解溪穴存在压痛也可一并加用之。三阴交属足太阴脾经，是肝、脾、肾三经之交会穴，针对此病有辅助治疗的作用，遵先师杨永璇老师的经验，对于女性患者多可加用。养老为手太阳小肠经之郄穴，有明目养生的功效。神门配太溪可交通心肾，对心肾不交的失眠有良好的效果。当出现甲状腺功能亢进，可加太冲，施以泻法；如甲状腺功能减退，可加太溪，施以补法，取此两穴治疗甲状腺疾病也属于下肢–躯干逆向对应法。

三、扁桃体炎

大陵、合谷穴治疗扁桃体发炎

潘某，女，4岁，1975年4月17日于上海曙光医院初诊。患儿扁桃体炎反复发作近1年，症状出现时常用抗生素治疗，可得一时缓解，因年幼不能配合手术，扁桃体炎再次发作时于上海曙光医院寻求针灸治疗。就诊时笔者见其咽痛不能进食，检查发现双侧扁桃体充血肿胀，脉滑数，舌红苔黄，遂取双侧大陵、合谷，用迎随补泻法之泻法，并留针20分钟，间隙运针2次。针后患儿咽痛减轻。次日复诊，治法同上，针后患儿咽痛明显好转已能进食，经过3次治疗后咽痛症状消失，饮食正常，复查双侧扁桃体充血肿胀消失。（徐明光医案）

按语：急慢性扁桃体炎属于中医“乳蛾”“喉痹”等疾病的范畴，西医常规以抗生素治疗为主，但易反复发作，最终采取手术切除治疗。针灸对于此类病症具有很好的治疗效果。大陵穴为手厥阴心包经之原穴，有清热泻火等功效；合谷为手阳明大肠经之原穴，在清泄肺热等方面也具有明显的疗效，且“面口合谷收”。用以上两穴治疗头颈部的病变部位属于肘膝对置–躯干对应法。此类病症临床上也常用手太阴肺经之井穴少商或手阳明大肠经之井穴商阳点刺放血，同样具有清肺利咽的功效，且见效迅速，此种取穴治疗方式属于肘膝对置–躯干对应法，本案因考虑患儿年幼，故未采用此种治疗方法。

四、咽痒咳嗽

解溪与照海治疗咽痒咳嗽

张某，男，6岁。患儿咳嗽1周，病始3日内咳嗽有痰，痰黄质稠，予以西药治疗后，干咳阵发，咽痒明显，夜间与晨起症状明显加剧，根据下肢–躯干逆向对应法取解溪穴与照海穴，考虑患者小儿，针刺手法以轻刺激为主，留针30分钟后出针。针后患儿诉咽痒症状有所缓解，此后由家长反映咳嗽明显减轻。（俞大雄医案）

按语：咳嗽属临床常见症状，除对因治疗外，针刺对咳嗽、咳痰也具有一定的辅助治疗作用。小儿患者普遍畏针，取上肢及躯干穴位，大多不易配合。以远道取穴治疗时根据下肢–躯干逆向对应法，踝对咽喉，故取解溪与照海也能够取得明显疗效。

第三节 胸胁部疾病

一、哮喘

筑宾穴缓解哮喘

王某，女，20岁，在笔者门诊带教期间突觉胸闷气急，追问其病史得知该患者既往哮喘病史6年，常在睡觉时有胸闷憋气感，每当闻及油漆味或吸入质量较差的空气时症状便会出现，此次发作因带教门诊的房小人多，空气不能很好流通引起。笔者遂用双指用力掐捏其双侧筑宾穴约1分多钟后，患者即感胸闷气急缓解。之后笔者又嘱学生用拔罐器吸拔该患者双侧灵墟穴，治疗不到5分钟后，患者胸闷气急的症状消失。（徐明光医案，邵礼光整理）

按语：哮喘是临床的常见及多发的呼吸系统疾病，西医抗炎解痉的治疗手段能对病情有一定的缓解，但却不能起到根治的作用。筑宾穴属足少阴肾经，又为阴维脉之郄穴，根据《难经》所记载“阴维有病，苦心痛”，故该穴是治疗急性心脏病与哮喘的急救要穴，并且属于下肢–躯干逆向对应法。灵墟穴位处于足少阴肾经胸部所过处，杨老的“四十经验穴歌”有“喘息灵墟投”的记载，此外，中医多认为哮喘与肾不纳气有密切联系，且哮喘本人往往偏瘦，因此不宜在此穴上深刺，故多采用拔罐疗法，不但安全而且对于平息哮喘也有明显的作用，值得临床进一步推广。

二、乳癖

1. 下巨虚、光明等穴治疗双乳胀痛及纤维瘤

贺某，女，30岁，2015年1月于上海曙光医院就诊。患者诉自月经初潮开始即出现双乳胀痛，西医检查诊为“双乳小叶增生伴右乳外侧纤维瘤”，曾经3次行手术治疗，未能根治，每于术后半年复发，伴月经不调，已婚未行任何避孕措施仍未怀孕。笔者查双侧下巨虚、光明、三阴交压痛明显（强度分别为+++、++、+++），遂针刺双侧下巨虚，留针30分钟，间隙运针2次后，患者双乳上下胀痛消失，但右乳外侧仍有胀痛，遂又针双侧光明、三阴交后，患者右乳外侧胀痛随之消失。复诊时患者又诉下班后疲劳感明显，并期望能够顺利怀孕，笔者又在上述治疗的基础上加双侧三阴交、太溪、养老。针后患者感眼睛较前明亮，人觉轻松。三诊时患者双乳胀痛未再发作，疲倦也较前好转，故治疗同上以巩固疗效。后期随访，患者诉双乳胀痛未再发作，右乳外侧纤维瘤也明显缩小，月经也恢复正常，并已经怀孕3月准备回家待产修养。（徐明光医案，周玲娣整理）

2. 下巨虚、光明、三阴交穴治疗乳房胀痛

潘某，女，37岁，职员。患者主因肩周炎前来就诊，经过1月治疗后基本痊愈，其间

曾诉双侧乳房及腋下胀痛，月经来前症状加重，自感乳房下有硬块。检查发现其乳房肿胀部位广泛，病位可涉及足阳明胃经、足少阳胆经及足太阴脾经。笔者根据下肢－躯干逆向对应法分别于足阳明胃经的下巨虚、足少阳胆经的光明及足太阴脾经的三阴交附近寻找到3个压痛点后，并在其上针刺治疗，留针30分钟，每10分钟做1次捻旋手法，1周2次治疗，经6次治疗后，患者诉乳房胀痛明显消失，乳房硬块已难以触及。（俞大雄医案）

按语：乳癖是指妇女乳房部常见的慢性良性肿块，以乳房肿块和胀痛为主症，常见于中青年妇女。乳癖可见于西医学的乳腺小叶增生、乳房囊性增生、乳房纤维瘤等疾病。患有此病的现代年轻女性较多，其中一个原因是与现代人在肉质食品中过多地使用如抗生素、激素、避孕药等药物，使体内组织器官异常增生有关。西医治疗此种疾病多以手术切除为主，但术后半年常又复发。中医认为乳头属胃，乳房属肝，故针灸的常规治疗多在足阳明经、足厥阴肝经及局部取穴。按照对应疗法、辨经诊断以及分段对应的选穴原则，常可在小腿相对应处寻找压痛反应点下针。增生多处在乳头上下，可选用胃经的下巨虚，增生多处在乳头外侧可选用胆经的光明，内侧选用肾经的筑宾穴。以上三穴基本位于一个节段上，同属于下肢－躯干逆向对应法。此外，对于本病也可根据前后对应法选用天宗穴附近的压痛点。三阴交属足太阴脾经，又是肝、脾、肾三经之交会穴，太溪为足少阴肾经之原穴，两穴能调理月经，有促进生育之效。另外女性多为情志所困，临证时也可根据情况加上蠡沟以疏肝解郁。以上采用对应与随症配穴法，在治疗乳房病症时能收到良好的效果。

三、胁肋痛

1. 阳陵泉穴治疗右胁肋疼痛

周某，女，27岁，1975年5月8日于上海曙光医院就诊。患者怀孕7个月，就诊前天夜里因在家吐痰时不慎使右腰胁部扭伤后即感右胁肋部疼痛，灼热感明显，疼痛不能转身，咳嗽时痛甚，坐立不安，入夜难眠，大便不通，遂去急诊诊为“急性腰扭伤”转至针灸科治疗。笔者检查后发现其痛处当为足少阳胆经所过，结合病史，此病在气分，遂取左侧阳陵泉，针刺得气后，患者即感右胁肋痛减。当日下午复诊时患者诉回家后即解下大便，感觉轻松许多。笔者又改用右侧阳陵泉针刺治疗，针后患者右胁肋疼痛消失，咳嗽时已无疼痛，转身已无碍。同年6月2日又因右胁肋来诊，笔者又为之再针，取左侧阳陵泉，针刺得气后右胁肋痛消失。同年9月该患者生下一女，其女满月后特地报来喜讯以示感谢。（徐明光医案）

2. 舒肝穴治疗肝区痛

李某，男，36岁，1992年8月7日于香港美康堂保健中心就诊。患者肝区胀痛3月余，经西医检查后未见异常。近日因工作紧张，睡眠不足，乏力疲倦，肝区伴头顶胀痛就诊。笔者查其脉弦小，苔薄腻，舌偏红，边有齿痕。按压舒肝穴、太冲穴有明显压痛（强度分别为+++、++）。遂取双侧舒肝穴、太冲穴，留针20分钟，间隙运针2次。针刺治疗后患者肝区及头顶胀痛明显好转。3日后复诊，同上续治。随访月余患者肝区及头顶胀痛未再复发，疲倦感也消失。（徐明光医案）

按语：无器质性病变的右胁肋痛，针灸能够取得很好的效果，阳陵泉为足少阳胆经之合穴，又“筋会阳陵”，且取此穴治疗胁部的疼痛部位属于下肢–躯干逆向对应法，通过针刺此穴能够达到疏通经脉，通则不痛的目的。孕妇运针刺激时宜手法轻柔，避免强刺激引起胎动流产。舒肝穴是笔者60年代后期带学生去崇明堡镇，由当地中医针灸科陈老医师所传授，舒肝穴位在三阴交前胫骨正中，该穴位治疗胸胁肋部疾病也属于下肢–躯干逆向对应法。太冲为肝经原穴，有平肝镇静等作用，针对头顶胀痛也属于下肢–躯干逆向对应法。

第四节　上腹部疾病

一、胃痛

1. 指针点按手三里穴治疗胃痛

患者，男，45岁，1976年于上海曙光医院就诊。患者既往存在胃病史，今胃脘部疼痛又作，痛时需要双手按压上腹部，遂来就诊。笔者以双手拇指同时按压其双侧手三里穴约1分多钟，患者顿觉胃痛消失，人感舒服，后又按摩1分钟以巩固疗效。（徐明光医案）

2. 内关、手足三里穴治疗急性胃肠炎

李某，女，48岁，在2015年上海飞往墨尔本的飞机上接受治疗。半夜2点多，乘务长因该女士上吐下泻已近1小时向笔者求助，笔者见到该患者后考虑为急性胃肠炎，遂针刺双侧内关、手足三里两穴，并留针20分钟，间隙运针2次。针刺治疗后患者症状即刻缓解。之后笔者又嘱其多喝糖盐水，饮食清淡，忌食油腻，直至下飞机5小时，患者未再出现上吐下泻的症状。（徐明光医案）

按语：急性胃肠炎属于消化系统急症，多因饮食不洁所致，四总穴歌中言“肚腹三里留”，世人多以“三里”指足三里，但对急性胃痛，取手三里效果更佳，且在这种情况下手三里的压痛比足三里更加显著，此外，取手三里治疗本病属于上肢–躯干顺向对应法，取足三里治疗本病属于肘膝对置–躯干对应法。内关为手厥阴心包经的络穴，所谓“心胸内关谋”，该穴宽胸理气之功，故取之。

二、慢性胆囊炎

胆囊、内关穴治疗慢性胆囊炎

王某，女，65岁，2000年9月于甘肃中医药大学附属医院就诊。患者因食用油炸食品后出现上腹部疼痛伴嗳气，既往有胆石症病史。笔者结合病史后取双侧胆囊、内关，

行针得气后行提插捻转手法5分钟后，患者疼痛缓解，又留针30分钟，患者诉右上腹疼痛、嗳气等症已经大部分消失。（齐瑞医案）

按语：慢性胆囊炎可见持续性的上腹部及右背部钝痛不适，可伴有恶心、嗳气、胃腹胀痛等消化不良症状。针刺胆囊穴可以起到缓急止痛的功效，此治疗方式属于下肢-躯干逆向对应法中的小腿近膝关节处对应上腹部。

第五节 下腹部疾病

一、尿频

1. 承浆、百会等穴治疗夜尿频繁案一

陈某，女，53岁，2017年11月24日初诊。患者夜晚小便频数，少则4~5次，多则7~8次，严重影响睡眠，经多处治疗后未见明显好转，既往有胃下垂，十二指肠溃疡等病史，故欲请笔者为其进行针灸治疗。笔者查其脉弦细小，苔薄白中根腻，舌前中有裂纹，边有齿痕，舌下瘀象明显，双唇干燥，遂针双侧养老及百会、承浆、三丹田并结合脐针选取心、肝、肾、胃区，留针20分钟，间隙运针2次。针后患者即感胃部舒适。次日随访患者诉当晚夜尿减少至2次，可以安稳睡眠。（徐明光医案，徐中玄整理）

2. 承浆、百会等穴治疗夜尿频繁案二

林某，女，70岁，2017年12月16日初诊。患者诉尿频3年余，每晚夜尿3~4次，伴膝关节、小腿痛2年余，上下楼梯时疼痛明显，近期夜间双腿刺痛加剧，时有腓肠肌痉挛，夜里常会痛醒，严重影响睡眠。笔者遂针刺三丹田、承浆、百会及双侧养老、足三里、三阴交、太溪、太冲、曲池并结合脐针取肝、肾区。治疗后患者诉当晚夜尿减少至1次，膝盖痛好转。次日复诊时，笔者于上述治疗的基础上进行加减，并在小腿压痛处刺络拔罐，又根据对应疗法，在上臂区域寻找小腿压痛对应点，予以针灸。隔日患者诉小腿痛明显减轻，夜间已经不会再痛醒。三诊时患者诉小腿痛转移至脚踝处，笔者如法予以针灸治疗，并加针双侧昆仑、丘墟、解溪，配合对应疗法在肩部区域寻找脚踝压痛对应点予以针灸治疗，针后在脚踝压痛处刺络拔罐。隔日患者诉治疗当晚可一觉睡到天亮，无夜尿，脚踝痛与膝盖痛均明显好转。（徐明光医案，吴红英整理）

3. 承浆、养老穴治疗尿频漏尿

夏某，女，62岁，2018年7月于澳大利亚墨尔本中医诊所就诊，患者尿频2年余，近1月来半夜常因漏尿惊醒，遂前来求治。笔者考虑其年逾花甲，肾气虚亏，采用对应疗法取承浆穴留针15分钟，间隙运针2次，加针双侧养老穴。患者诉针后即感眼睛较前明亮，人感轻松，次日告知针后当晚未再尿床。患者后因长时间为未行针刺治疗，漏尿情况偶有出现，笔者便又告诉患者拇指按压承浆穴，也有一定的治疗效果。（徐明光医案）

按语：尿频多与气虚、肾亏有关，治疗当用益气补肾。三丹田能够补养精气神。百会属于督脉，为诸阳之会，有补气提摄之功。承浆属任脉，用此穴治疗尿频、夜尿等证属于躯干两端对应法，且承浆乃治夜尿的第一要穴，与百会合用，疗效显著。脐针采用后天八卦取肝肾区，有补益肝肾之效。养老穴为手太阳小肠经的郄穴，顾名思义，可为老年人的保健穴，且对因积劳成疾的现代人有疏通经脉，明目，缓解疲劳之功。三法合用，可以1次显效。笔者在澳大利亚墨尔本曾仅针刺承浆穴治好了一位夜间尿频（夜尿5~6次）的70多岁老人，该患者治疗当晚夜尿即减为1次，从多年的临床经验中发现，承浆穴对尿频的治疗作用具有一定的特异性。

二、遗尿

睛明穴治疗遗尿

杨某，男，23岁，1976年3月9日于上海曙光医院就诊。患者自幼常常遗尿，每周3~4次，既往有慢性肾炎病史，曾经中药、针灸治疗无显效。笔者查其脉细尺弱，舌淡苔白，形瘦乏力，遂针刺双侧睛明，留针20分钟，间隙以轻柔手法运针2次。第1次针后患者即感症状好转，在治疗的1周内虽未再针也只尿床1次。第2次针刺治疗后，患者未再有尿床的情况出现。笔者考虑其病程较长，为防止复发，又每周对其针刺治疗3次，经10次治疗后，5月18日随访时患者诉2个多月未再出现遗尿，体质较前明显好转。10月4日患者特地来医院表示感谢，并告知遗尿自治疗至今未再复发。（徐明光医案）

按语：3岁以上的儿童或者成人睡眠中不能控制小便，尿床反复出现的症状西医称之为“遗尿症”，属于中医“遗尿”范畴。针灸对此治疗能够取得较好的效果，一般采用气海、关元、三阴交、太溪等传统穴道，除针刺外也可进行温灸。睛明穴为足太阳膀胱经的起始穴，用其治疗膀胱、尿道等处的疾病属于躯干两端对应法。这里需要注意的是睛明穴针刺不当容易引起出血，可致眼球红肿，因而在进行该穴位的操作时，穿皮后针体要慢慢插入，如遇阻力，应立即退针，换个方向再刺。治疗此症时笔者临床上常用承浆配百会，能够交通任督脉，此治疗方式也属于躯干两端对应法，具有良好的效果。如若加取关元、三阴交或脐针肾区，疗效更好。

三、痛经

1. 三阴交穴温针治疗痛经

姚某，女，18岁，1976年5月20日于上海曙光医院就诊。患者痛经1年余，此次月经来潮后小腹又痛，伴怕冷、欲呕、腰酸喜按等症状。笔者检查其脉细，苔白，双侧三阴交穴处存在明显的压痛（强度++），遂针刺双侧三阴交，温针3壮。针刺得气后，患者诉小腹疼痛缓解，又温灸2壮后痛经消失，双侧三阴交处压痛消失。（徐明光医案）

2. 针刺三阴交穴治疗痛经

黄某，女，27 岁，2016 年 12 月 14 日初诊。患者原发性痛经 10 余年，就诊昨日月经来潮，小腹疼痛再次发作。笔者遂取双侧三阴交，得气后留针 20 分钟，间隙运针 2 次。针后患者即感疼痛减轻。（徐百贤医案）

按语：妇女行经前后或行经期间出现小腹及腰部疼痛称之为痛经，属于中医月经病的范畴。痛经是妇科常见病症，原发性痛经为痛经的常见类型。西医常用止痛片减缓其症状，针灸对于本病的治疗有良好的效果。三阴交位于足太阴脾经位置，又为肝、脾、肾三经之交会穴，其治疗腹部的病痛属于肘膝对置–躯干对应法，是治疗痛经的主穴。证属虚寒时，可采用温针灸“寒者热之”；在痛经发作时，一般针灸1~2次即能治好。此外这里需要注意的是月经时要注意休息及保暖，忌食冰冷。如果针后痛除，下月来经又痛，针治3次仍有痛经，应当请西医妇科做进一步的检查，排除其他病症。

第六节　腰背部疾病

一、腰背痛

1. 小海穴治疗腰酸痛

李某，男，45 岁，1984 年 5 月于上海岳阳医院就诊。患者腰部酸痛不适 3 月余，每于工作后症状加重，笔者遂针刺双侧小海穴，留针 15 分钟，间隙运针 2 次，针后患者两腰部酸痛明显好转。第 2 周复诊时，笔者以上述方法治疗巩固 1 次。1 月后随访，患者两腰酸痛未再发作。（徐明光医案）

2. 养老穴治疗腰背酸痛

许某，女，68 岁，2011 年 5 月 29 日于澳大利亚墨尔本就诊。患者长期在果园工作，因腰背酸痛要求针灸治疗遂来就诊。笔者针刺双侧养老，并嘱患者闭目，静心体会针感，在针刺右侧养老穴时，笔者以左手拇指甲按在患者右手腕背尺骨小头正中，左手另四指握住患者手臂，将其转至胸前，让患者手心对胸，右手持针与左手拇指甲呈 15° 向肘关节方向刺入 1~2 寸，行提插捻转手法后，患者诉有一股酸胀感，沿手背尺侧传至小指第 2 指关节后停止，随后针刺的酸胀感向上沿前臂尺侧过肘，再沿上臂尺侧传至后肩，又跳传至左肩背部，并向下经腰臀部，沿左大腿后侧过膝关节，至小腿后侧，绕外踝下直达小趾甲外。再针左养老穴时，患者诉感传状况与针刺右侧相似，但左手能传至小指甲外侧。笔者发现出现右手无法传至指尖的现象，主要由于患者长时间的果园工作使右小指的第 2 指节肿胀所致。经过针刺治疗，患者诉眼睛较前明亮，腰部有持续的发热感，可保持约 2 小时，人感轻松。1 周后复诊，治法同前，所不同之处在于患者因右侧关节肿胀消失，针感可以传过右小指第 2 关节至小指甲。笔者分析考虑可能与前次治疗时使

此处的经脉疏通，从而使肿胀消除，使多年的劳损消除。（徐明光医案）

3. 养老穴治疗背冷及两肩酸痛

姜某，女，50岁，2011年6月30日于澳大利亚墨尔本就诊。患者感背冷及两肩酸痛近1周，肢体活动尚未影响，欲要求针灸保健遂来治疗。笔者针刺其双侧养老穴得气后，患者即觉双眼较前明亮，两肩背酸痛明显好转，且后背持续地出现温热感，使其非常舒服，当时她又叫8岁女儿伸手去摸她的后背，其女儿也能感觉到后背的热度，而此时的澳大利亚已进入了冬季。（徐明光医案）

4. 养老、足三里、下巨虚穴治疗腰背部及下肢冷痛

方某，男，62岁，2016年6月16日于上海市浦东新区康桥社区卫生服务中心就诊。患者无明显诱因出现腰背部及左下肢冷痛3周。笔者检查时发现其左下肢冷痛处位于足阳明胃经的足三里至下巨虚一段，根据对应疗法，其冷痛处正好与背部疼痛部位相对应，遂针刺取双侧养老，快速行针30秒后起针，接着又针刺双侧足三里、左侧下巨虚，得气后留针20分钟，间隙运针2次，并在左小腿阳明经循行处施以红外线治疗。留针期间患者感觉有热气在右侧腰背部游走，起针后腰背部及左下肢冷痛明显缓解。此后笔者守法继续巩固治疗3次，患者腰背部及左下肢冷痛基本消失，唯腰部尚有酸痛感，笔者考虑此为该患者腰部脊柱明显畸形引起，故建议其进一步检查。（徐明光医案，张晶莹整理）

5. 养老、中渚、后溪等穴治疗腰椎间盘突出症

陈某，男，82岁，笔者家父好友，2019年2月14日因腰椎间盘突出症就诊。患者因腰椎间盘突出症导致臀部肌肉胀痛，站立及坐位时臀部肌肉可有撕裂样疼痛，可连及左侧大腿外侧，因此卧床数日，腰部僵直无法完成后伸动作，痛苦不堪。笔者遂针刺双侧后溪、中渚、养老，结合额针腰区，留针15分钟，间隙运针2次。针后患者诉眼睛较前明亮，可后伸腰部，且无僵直感，站立及坐位时臀部肌肉撕裂疼痛消失，左侧大腿外侧也无胀痛，自感轻松，针刺治疗后第2天，患者疼痛完全消失。随访5月上述症状未再复发。患者后因持重物又伤及腰部而疼痛卧床，活动不利，笔者再次予以同法治疗后，患者腰痛症状消失，治疗之后笔者叮嘱其勿要再持重物，避免再次损伤腰部。（林骆元医案）

6. 养老、中渚、后溪穴治疗腰椎僵直疼痛

沈某，男，45岁，高中教师，2019年3月3日就诊。患者腰椎僵直疼痛数年余，就诊近日疼痛加剧，无法完成坐、蹲等动作，累及左侧臀部无力感明显。该患者除给学生上课外只能平躺，因疼痛明显身体难以前仰，无法完成穿脱裤子等动作，曾在他院膏药贴敷治疗后未见好转。笔者遂针刺双侧养老、中渚、后溪，留针15分钟，间隙运针2次。针养老后患者即觉眼睛较前明亮，人也感觉轻松，腰椎僵直疼痛明显好转，坐位身体前倾时腰部已无疼痛，坐、蹲时疼痛症状减轻，自感左侧臀部有力。（林骆元医案）

7. 养老、中渚、后溪穴治疗腰部酸胀

赵某，男，51岁，高中教师，2019年3月3日就诊。患者近期腰部持续酸胀，无论走路、坐位、还是躺下均有明显症状，就诊前日晚上批改作业时自感腰部酸胀明显加重，无法久坐，遂来就诊。笔者遂取双侧养老、中渚、后溪针刺，留针15分钟，间隙运针2次，并结合运动针法嘱患者在针刺期间挺腰，针刺得气后，患者转动腰部时已感疼痛减轻，针后症状消失。（林骆元医案）

按语：腰酸背痛是临床上常见病症，针灸治疗能够取得很好的效果。一般治疗多在局部取穴并结合电针。对于腰痛患者，选取小海穴，主要因为其为手太阳小肠经之合穴，按照上肢－躯干顺向对应法，该穴位能够治疗腰部疾病，根据不同的疼痛部位，选用不同的针刺方向，如腰背痛者，针向上刺；腰骶痛者，针向下刺，并可根据腰痛的虚实情况，采用不同的补泻手法，虚则补之，实则泻之。腰背酸痛者，也可选用养老穴治疗，应用此穴位进行针刺治疗时，需要求患者配合，闭目体会针感，而当患者全神贯注时常能体会到针感传导，使气至病所。阳明经为多气多血之经，足三里、下巨虚均为足阳明胃经的输穴，有通补气血之功，在治疗中也可以选用。此外，对于虚寒性疾病，根据寒者热之原则，加用红外线温热治疗，可以加强疗效。

二、尾骶痛

1. 百会、养老、后溪穴治疗骶尾骨痛

王某，女，10岁，2012年11月28日于澳大利亚墨尔本中医诊所就诊。患者3天前因行走不慎而跌倒后出现骶尾骨疼痛，坐立不安。笔者检查发现其骶椎、尾骨处存在明显压痛（强度分别为++、+++），遂针刺百会，双侧养老、后溪，留针15分钟，间隙运针2次，针后复查，患者骶尾骨压痛皆有一定程度减轻，坐立时患处疼痛改善。隔天复诊时诉症状明显好转，故治疗同上，针后患者症状进一步减轻。1周后随访患者诉尾骶骨痛已消失。（徐明光医案）

2. 百会等穴治疗臀部疼痛

Smith，男，52岁，2016年10月4日于澳大利亚悉尼中医诊所就诊。患者2天前爬树剪树枝时，因行动不慎跌落，臀部落地后出现臀部疼痛难忍、畏寒，伴晨起口苦、胁胀、性功能减退。笔者查其尾骨附近、提肛肌及周围软组织压痛明显（强度皆为+++），且压痛部位当属督脉及足太阳膀胱经所过，脉弦，苔薄，舌紫黯，遂用迎随补泻法之补法针刺百会、承浆、三丹田，采用阴刺法针刺双侧太冲、太溪，留针45分钟，间隙运针2次。针刺得气后患者感尾骨周围有暖流上下流动，疼痛缓解，针太溪后患者即感到咽喉有津液滋润。1周后复诊患者臀部畏寒感减轻，疼痛消失，性生活改善，继用上法以巩固疗效。（周玲娣医案）

3. 养老、后溪、中渚等穴治疗腰骶痛

祝某，男，58岁，家父同事，2019年7月5日就诊。患者在国外攻读博士期间曾从3楼跌至2楼至腰骶部损伤，经物理治疗后症状有所缓解，但疼痛时作。近1周疼痛再次出现，腰部活动不利，无法翻身。笔者遂针刺双侧养老、后溪、中渚，以及额针的腰区，脐针后天八卦的肾区，留针15分钟，间隙运针2次。针刺养老得气后，患者感眼睛较前明亮，腰骶痛基本消失，尚有酸胀感。2日后复诊时，患者症状稳定，以上法加减治疗以巩固效果。随访4周未见复发。（林骆元医案）

按语：骶尾骨痛临床较难治疗，局部针刺效果一般，采用对应疗法能够取得较好效果，百会居于督脉，以此穴治疗骶尾骨痛属于躯干两端对应法；养老、后溪均居于小肠经，后溪通督脉，以此两穴治疗骶尾骨痛属于上肢－躯干顺向对应法；承浆居于任脉，以此穴治疗该病属于躯干两端对应法；三丹田能补养精气神，有改善性功能之效；太冲为肝经之原穴，有疏肝利胆，改善口干苦之效，太溪为肾经原穴，有补肾滋阴的作用，两穴合用治疗骶尾骨痛均属于肘膝对置－躯干对应法。

第七节　上肢部疾病

一、肩痛

1. 解溪、三阴交穴治疗肩关节酸痛

陈某，男，43岁，1970年6月8日于上海龙华医院就诊。患者因右腹股沟斜疝入院等待手术治疗期间出现右肩关节酸痛，抬举不利，要求针灸会诊治疗。笔者检查其右肩髃穴下有压痛（强度++），上举受限。笔者根据对应疗法发现其对应的右解溪穴处存在一定的压痛对应点（强度+），右侧三阴交处也有压痛（强度++），遂针刺右侧解溪穴上的压痛点及三阴交穴，留针20分钟，间隙运针2次。针后患者即感右肩轻松、疼痛消失。次日查房时患者诉针后右肩痛未再发作，上举已无不适。（徐明光医案）

2. 解溪、三阴交穴治疗肩部酸痛

周某，男，44岁，1970年6月16日于上海龙华医院就诊。患者因左侧大隐静脉曲张等待外科手术治疗期间诉两肩酸痛已1年，曾服激素治疗无显效，要求针灸会诊治疗。笔者检查其两肩髃穴下压痛（强度++），上举小于90度。根据对应疗法按压其对应的解溪穴处存在压痛（强度+），三阴交穴处也存在压痛（强度++）。遂针刺双侧解溪穴处压痛点及三阴交穴，留针20分钟，间隙运针2次。针后患者惊呼两肩酸痛大减，能自由上举。（徐明光医案）

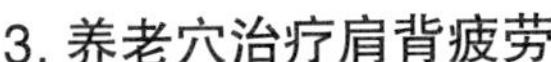

3. 养老穴治疗肩背疲劳

蔡某，女，68 岁，2014 年 10 月 9 日于上海就诊。患者常感肩背疲劳，要求针灸保健，笔者遂取双侧养老，先针右养老，针刺酸胀得气后，患者即觉右手五指有寒气排出，针感可循经传跳至左肩背处，并有温热感出现。再针左养老，患者左手五指与右肩背也出现同样的感觉，笔者和在场的朋友轮流将手掌贴近患者的手指都能够感到其指尖散发的凉气，针灸治疗结束后，患者即感眼睛较前明亮，两肩背及手指均感轻松，自身感觉非常舒服。（徐明光医案）

4. 三阴交、悬钟、太冲等穴治疗创伤性肩周炎

青某，男，48 岁，2015 年 6 月 4 日于上海就诊。患者在美国滑雪因意外摔伤右肩臂，于当地检查诊断为创伤性肩周炎，予以冷敷治疗后回国。上海华山医院骨科将其诊断为“肌腱撕裂伴骨裂”。患者后经几家医院康复科治疗都未能改善其症状。笔者检查发现该患者右肢不能正常上举，两臂上举时，双手位置相差甚远，患者自述疼痛难忍不能牵拉右肩。笔者于是在其双踝足及小腿对应处找到四个压痛穴，选取双侧三阴交、悬钟、太冲、条山穴（条口透承山）针刺，留针 20 分钟，间隙运针 2 次，针刺同时嘱患者活动右肩。针后患者自觉粘连处开始松动，又再加针刺双侧养老穴，患者自诉眼睛较前明亮，右臂上举高度明显提升。以后每日治疗 1 次，并在上穴的基础上加减，共治 7 次，基本治愈。（徐明光医案，骆国联整理）

5. 养老、三阴交等穴治疗肩部疼痛

刘某，女，67 岁，2016 年 6 月 16 日于上海浦东康桥社区卫生中心初诊。患者半年前因搬提重物后感右肩疼痛，逐渐活动受限，以至夜间疼痛无法入眠。MRI 显示“右肩袖损伤，冈上肌轻度撕裂”，患者多方求医后未见明显好转。笔者遂针刺双侧养老，先右后左，快速行针 30 秒后起针，又针双侧条口透承山、三阴交，得气后留针 20 分钟，间隙运针 2 次。针后患者即觉右肩活动度有所改善，疼痛较前缓解。此后分别于 6 月 20 日、6 月 24 日，以上述方法治疗 2 次后患者肩部疼痛情况及活动度明显改善。共治疗 5 次，患者右肩疼痛基本消失，夜间能安然入睡。（徐明光医案，张晶莹整理）

6. 养老、昆仑穴治疗颈肩酸痛

姜某，女，56 岁，2016 年 6 月 16 日于上海浦东新区康桥社区卫生服务中心就诊。患者无明显诱因出现颈肩部酸痛伴活动不利 2 周。笔者遂针刺双侧养老，并快速运针 1 分钟，针刺期间嘱患者活动颈肩。针后患者即感颈肩活动情况有明显改善，笔者又再针双侧昆仑，得气后留针 20 分钟，间隙运针 2 次。针后患者颈肩酸痛消失，颈肩肌肉较前明显轻松。（徐明光医案，张晶莹整理）

7. 养老穴治疗肩部酸痛

温某，女，26 岁，2016 年 6 月 18 日于汕头大学医学院就诊。患者右肩部酸痛已久，常感肌肉紧张，姿势僵硬伴驼背。笔者检查后发现患者痛在肩后，当手太阳小肠经循行

处，遂针刺左侧养老，捻转提插约半分多钟，待有酸胀得气感后出针。针后患者即感疼痛缓解，肩部放松。（徐百贤医案）

8. 三阴交、申脉、养老等穴治疗肩部疼痛

Hosking，男，43岁，2016年11月3日于澳大利亚悉尼中医诊所就诊。患者右肩痛1周，活动受限，已严重影响夜眠遂寻求针灸治疗。笔者检查发现其肱二头肌长头肌沟，冈上肌附着点处有明显压痛，肩臂做上举、外展、内外旋转运动均受限。笔者根据对应疗法在其左三阴交、左申脉处发现明显压痛（强度分别为+++、++），脉滑数，苔白腻，遂针刺左三阴交、左申脉、右养老以及右肩三针，并在肩三针处针刺拔罐，留针30分钟，间隙运针2次。针后患者右肩疼痛及活动度明显好转。3天后电话随访患者右肩疼痛消失，活动自如。11月7日复诊时患者各处压痛点均消失。（周玲娣医案）

9. 冲阳、解溪、养老穴治疗肩部肌肉紧张疼痛

Peter，男，46岁，护士，2017年3月15日于澳大利亚墨尔本中医诊所就诊。患者左肩部肌肉紧张疼痛数年，左手常感疲劳，影像学检查未见异常。笔者检查其肩背部左手大肠经和小肠经循行部位有多处明显压痛点，右足踝解溪和冲阳穴压痛明显（强度+++），舌偏红欠润，苔黄腻，脉弦有力。笔者先针右冲阳和解溪，并嘱患者同时活动左肩部，留针15分钟，间隙运针1次。针后患者告知左肩部患处明显轻松，痛减约85%，但局部尚有乏力感，再针取双侧养老穴加左肩拔罐，留罐10分钟后，患者左肩较前明显轻松，几乎无不适。（廖莉琴医案）

10. 养老等穴治疗颈肩部不适

李某，女，33岁，2018年7月主因颈椎无力伴肩前酸痛就诊。患者5年前因生二胎后月经出现量少色深，眼睛容易疲劳，睡眠质量欠佳，人易疲倦，唇干，有口气等症状，脉弦小，舌前裂，尖偏红，边有齿痕。笔者遂针刺取三丹田，双侧养老、血海、三阴交、太冲、太溪以及额针的颈区，留针20分钟，间隙运针2次。针刺后患者感眼睛较前明亮，颈部轻松。次日复诊患者诉夜眠与疲倦皆改善，肩前关节酸痛明显好转，同上加减治疗以巩固疗效。（徐明光医案，林骆元整理）

11. 养老、三阴交等穴治疗肩前痛

李某，女，28岁，2018年8月主因左肩前痛5年余就诊。患者左肩疼痛，活动不利，上举及后伸受限，因西医欲行封闭治疗未同意，遂寻针灸治疗。笔者取右侧养老、三阴交、条口以及左侧肩内陵、尺泽针刺治疗，留针20分钟，间隙运针2次，并在肩内陵出针后结合拔罐治疗。针右侧3针后患者即左肩痛明显好转，加刺左侧2针后患者左肩前痛几乎完全消失。随访近半年未复发。（徐明光医案，林骆元整理）

12. 三阴交、养老、丘墟穴治疗肩部疼痛

杨某，男，50岁，2019年4月26日主因右肩关节疼痛半年余，伴右肩活动不利就

诊。患者近3个月来疼痛加剧，常夜卧痛醒，严重影响睡眠，经宁波某医院2个月小针刀及针灸治疗后肩部疼痛有所减轻，但右肩臂向前、向后运动受限的情况一直未有改善。爬墙试验显示患者上臂无法平齐抬升，右手明显低于左手21cm；双手搭肩试验显示患者右手无法完成搭肩动作，双手后伸试验显示右手无法后伸触及左肩胛。笔者触诊检查发现其肩关节疼痛部位位于右肩前部肺经、肩中部三焦经及肩后部小肠经所过区域，右肩肩内陵按压痛甚。远道触诊检查，患者左侧三阴交穴、养老穴及丘墟穴附近可找到明显压痛点。笔者遂嘱学生先根据对应疗法在踝周部刮痧治疗，又在左三阴交、丘墟穴压痛点处加强点按，继而刮拭左养老穴，边刮边让患者活动右肩。刮痧治疗后患者自诉右肩痛明显减轻，右肩向前向上活动受限情况也明显改善，双手上举时右手仅低于左手6cm。为加强疗效，笔者当晚即为患者进行针灸治疗，先针刺左侧三阴交，得气后边捻转边让患者活动右肩。针后嘱患者左右手上举，双手已接近持平，又再加针左右养老穴后，患者活动肩部时已觉明显轻松。次日笔者又再针左右三阴交穴、养老穴、丘墟穴，针后患者上肢上举时已能够基本持平（图0-66）。（徐明光、吴红英医案）

按语：肩痛是临床常见病、多发病。西医多诊为“肩周炎”，中医有“漏肩风”之名，此病又称“五十肩”。西医多以物理疗法与止痛片缓解症状，中医以痹病论治，认为此病多由风寒湿邪引起。针灸局部取穴如肩三针结合拔罐能有较好的效果。此外根据对应疗法远端取穴常有立竿见影的效果。养老穴是手太阳小肠经之郄穴，用其治疗肩部疾病属于四肢两端对应法。三阴交属足太阴脾经，又是肝、脾、肾三经之交会穴，对肩内疼痛有良好的治疗效果。条山穴即条口透承山，是治疗肩痛的经验用穴，对肩臂连及肩后的疼痛有良好的治疗效果，这种治疗方法属于上下肢逆向对应法。悬钟属足少阳胆经，髓会悬钟，据对应疗法中下肢－躯干逆向对应法以及同气相求的原理，此穴对三焦经所过处的肩臂痛有良好的治疗效果。昆仑、申脉两穴均属足太阳膀胱经，此两穴对肩后部太阳经所过处的病痛有良好的治疗效果。这里需要注意使用对应取穴治疗本病的优点是可以采用运动针法，当病情需要时也可结合局部取穴如肩三针与阿是穴并予以刺后拔罐，可疏通经脉，活血化瘀。治疗之后需要提醒患者注意患肩的保暖及适当活动，有利于早日康复。

二、肘部疾患

1. 曲泉、液门、三阳络穴治疗右肘内侧酸冷

施某，男，77岁，2014年7月4日于上海就诊。患者右肘内常感酸冷，每逢冬天右手臂便不能碰自来水，夏天也需外裹棉套，且伴有夏季常左腿穿棉裤，右腿着单裤，夜间下肢盖棉被，上身盖单被的左右“阴阳腿”，上下“阴阳身”的症状，左足冷明显。患者曾经局部取穴针灸治疗后无明显缓解，且因在此过程中出现晕针，尤其害怕针灸治疗，遂请笔者前来诊治。笔者检查发现该患者肘内酸冷处为手厥阴心包经所过，左足第4趾到小腿外侧尤冷处为足少阳胆经所过，右侧三阳络穴处压痛（强度++），遂针刺

左侧曲泉，右侧液门、三阳络，均以轻柔手法施以补法，留针20分钟，间隙运针2次。针右液门时患者感左足趾有热感，针右三阳络时患者感左小腿外侧有热感。7月6日复诊患者诉针后至就诊时，右肘内及左小腿外侧酸冷均有好转。笔者故在上述治疗基础上加刺双侧中渚，施以泻法，酸胀得气后患者即感觉右中渚穴发热，在留针过程中，患者诉两足底至全脚均开始发热。两天后三诊时，患者诉第2次针后右肘内及左小腿外侧酸冷感均已明显好转，“阴阳腿”及“阴阳身”的情况也明显好转，笔者遂又同上加减治疗。至今5年多，右肘内及左小腿外侧酸冷的症状基本消失。（徐明光医案，骆国联整理）

按语：手足同名经有“同气相通，同气相求”的特点。曲泉为足厥阴肝经之合穴，应用此穴治疗肘部的病症属于上下肢顺（逆）向对应法。液门、三阳络、中渚均为手少阳三焦经之穴位，治疗本案小腿及足趾部的病症属于上下肢顺向对应法。本案患者3年之病，经过3次针灸治疗便能够取得明显的疗效，可以看出要想取得显著疗效，必须重视经络、选准穴位。

2. 下肢对应区治疗右肘关节下前臂肌肉痛

Nike Atsiaris，男，53岁，2015年4月18日于澳大利亚悉尼中医诊所就诊。患者右肘关节下前臂肌肉痛2年余，西医建议其休息半年，未予治疗。半年后患者回归工作，肌肉仍有疼痛，严重时常会被痛醒。笔者检查发现其右侧手三里穴外下方有明显压痛（强度+++），根据对应疗法，先在左膝阴市穴外上方找到压痛（强度+++），予以针刺后患者诉疼痛明显减轻；再在左膝下足三里外侧找到一压痛点（强度++），针后患者即感患处疼痛消失。考虑患者的职业性质需要长期从事汽车修理，每天都要拧几百个螺丝，为确保疗效，笔者遂在右手三里外下方压痛点加刺1针，留针20分钟，间隙运针2次。1周后复诊患者非常高兴地称症状已好转90%，笔者复查其患处及对应处的压痛均明显好转，又按上法加减巩固治疗1次（图0-59）。（徐明光医案，周玲娣整理）

按语：上例医案患者从事汽车修理工作，每天拧螺丝多达几百次，因劳累过度而造成的前臂肌肉痛，西医建议其休息半年，却不能解决问题，针灸对此治疗有较好的效果。手三里属手阳明大肠经，阴市、足三里均属足阳明胃经，根据手足同名经“同气相通，同气相求”，用对应疗法的“经对经，穴对穴”，找到对应压痛点针刺，疏通经脉使“通则不痛”，故治好了2年的顽疾。

3. 阳陵泉穴治疗筋跳症状

某男，73岁，2018年8月12日因左肘出现筋肉跳动，每次发作时，上下剧烈跳动持续3分钟左右就诊。笔者遂以指代针，点按弹拨右侧阳陵泉，点按1分钟后患者肘部筋肉跳动症状完全消失。（齐瑞医案）

按语：《黄帝内经》曰“筋会阳陵”，以阳陵泉治疗肘部疾病又属于徐氏对应疗法中的上下肢顺（逆）向对应法，阳陵泉对应肘部上下。

三、手指、腕关节疼痛

1. 治疗对应压痛点缓解手腕桡侧痛

李某，男，45岁，于1969年8月20日笔者上海下厂医疗时就诊。患者右手腕桡侧痛半年余，贴伤筋膏药无明显效果，欲求针灸治疗。笔者用“同身尺”测量发现其右手腕肺经循行的10号区处能够找到一明显压痛点（强度+++），根据上下肢逆向对应法及交叉对应法，在此压痛点对应的近左腹股沟脾经循行的10号区处也找到一明显压痛点（强度++），遂针刺该处压痛点，留针20分钟，间隙运针2次。针后患者诉右手腕痛明显好转。（徐明光医案）

2. 治疗对应压痛点缓解手腕桡骨茎突肿痛

顾某，女，48岁，1974年7月17日于上海曙光医院就诊。患者右手腕桡骨茎突肿痛4月余，曾于外院针刺局部阿是穴治疗无显效，笔者检查发现在其右手腕桡骨茎突处存在明显压痛（强度+++），且患者右手大拇指在做背伸运动时不适感明显加重，而此处压痛点采用“同身尺”测量当为肺经9~10号区所过处，根据上下肢逆向对应法及交叉对应法，通过“同身尺”测量发现此压痛点对应的近左腹股沟脾经循行的9~10号区也寻找到一压痛点（强度++）。笔者遂针刺此对应的压痛点，留针20分钟，间隙运针2次。针后患者右手腕痛已不明显，背伸右手拇指时也无不适。（徐明光医案）

按语：由于拇指或腕部活动频繁，使拇短伸肌和拇长展肌腱在桡骨茎突部腱鞘内长期相互反复摩擦，导致该处肌腱与腱鞘产生无菌性炎症反应的病症，西医称为“桡骨茎突狭窄性腱鞘炎”。此病属于中医“腕痹”的范畴，针灸治疗能够取得较好的效果，对于此病的治疗，临床上大多采用局部取穴治疗。上述医案的患者根据对应疗法，结合自制的“同身尺”测量发现当病痛处于手太阴肺经所过的10号区时，根据上下肢逆向对应法及交叉对应法，能够在其对应的近腹股沟足太阴脾经循行的10号区找到压痛点。在治疗时一般针对应压痛点1~2次即可见效，若针3次仍无显效，应改用它法治疗。

3. 太溪、中封、丘墟穴治疗手腕背痛

Jessica，女，39岁，公司行政职员，2014年11月9日于澳大利亚墨尔本中医诊所就诊。患者左背侧手腕痛反复发作半年余，向上活动腕关节即可引起尖锐痛，曾自用扶他林软膏外涂痛处，并于当地数次进行物理和干针治疗后症状无改善。患者因就诊当日清理花园时左侧腕部疼痛症状再次发作遂来就诊。就诊时患者面色疲惫，诉近日睡眠不佳，容易惊醒，月经量多，周期不定，行经时腰酸腿软，腹胀便溏。舌质淡，苔薄白腻，脉细软，尺脉尤沉。笔者触诊发现其左侧阳池、外关穴压痛明显（强度++），在其左右足相应部位的中封、太溪和丘墟穴处存在明显压痛（强度+++），左右三阴交穴也存在明显压痛（强度+++）。笔者考虑该患者证属肝脾失调、肝肾不足，病位涉及胆经、肝经、脾经和肾经，遂针刺选取双侧太溪、三阴交，右侧中封、丘墟。先针右侧太溪、中封和

丘墟。针刺时，患者配合运动针法活动其左手腕。3穴进针完毕，患者自诉左手腕活动较前灵活很多，腕关节做背伸运动时已无明显疼痛。笔者考虑到患者总体情况，继续针三阴交及太溪穴，施以补法，留针30分钟，间隙运针2次。出针后患者再活动左手腕，诉疼痛已经消失，活动自如。1周后患者复诊，诉左手腕背痛在过去1周内未再复发，腕关节活动基本不受限制，但局部偶尔有无力感，睡眠及疲惫倦怠感明显好转，腹胀减轻，故笔者又以巩固治疗。（廖莉琴医案）

4. 太溪穴治疗手腕痛

徐某，男，30岁，2016年12月于澳大利亚悉尼中医诊所就诊。患者因左手腕外侧痛1周余，曾在其他诊所针刺阳池、阳谷等穴无显效。笔者检查其左手腕阳谷穴处存在明显压痛(强度+++),根据对应疗法在该患者右足的太溪穴处也找到一明显压痛(+++),遂针刺右侧太溪穴，针刺时患者告知此穴疼痛明显，笔者嘱其活动左手腕，此时患者神奇地发现手腕疼痛明显好转，后留针30分钟，间隙运针2次。治疗3天后随访时患者诉左手腕外侧痛消失，右侧太溪穴处的针感持续2天后才消失。（周玲娣医案）

按语：踝关节与腕关节的对应方式属于上下肢顺向对应法，足踝部穴位往往是治疗手腕部病痛的有效远端穴位。Jessica医案中选取的太溪、中封和丘墟治疗手腕部的病痛，在揭示对应疗法规律的同时，也体现了“上病下治”和辨经论治在针灸治疗中的重要性和有效性。且此案患者月经失调，睡眠不佳。因肝肾同源，胆与肝相表里，肝肾与月经的正常有着密切的关系，太溪、丘墟穴分别为足少阴肾经和足少阳胆经之原穴，用足少阳经治手少阳经病症，正是“同气相通，同气相求”的体现，且胆经气血通畅有利睡眠，取太溪可以补养肾精，三阴交是肝、脾、肾三经的交会穴，可调相应脏腑功能。诸穴同用，在患者左手腕痛症解除的同时，腹胀、疲倦和睡眠症状也能明显改善。徐某案中，患者曾因手腕痛进行了相关的局部取穴治疗，对于此种治疗方式一般都会取得一定的效果，但本例疗效不佳，遂改用对应疗法。太溪为足少阴肾经之原穴，以此穴治疗左手腕痛处疼痛属于上下肢顺向对应法，这则医案再次说明了当局部针灸无显效时，选用对应远道刺法，可收到意想不到的效果。

5. 治疗对应压痛点缓解手腕桡侧痛

张某，男，40岁，1969年5月15日于上海中医药大学新针门诊部就诊。患者因左手腕桡侧痛，持物无力1月余，诊断为“腱鞘炎”，曾于其他医师处局部针刺经渠穴，治疗后未见好转，遂前来就诊。笔者检查发现患者左手腕桡骨茎突疼痛拒按（强度+++），采用自制的“同身尺”测量发现患者疼痛部位当属于肺经10号区，根据上下肢逆向对应法及交叉对应法，以“同身尺”在其对应的右腿近腹股沟脾经10号区可以触及明显压痛（强度++），遂针刺该对应压痛点，留针20分钟，间隙运针2次。针后患者诉左手腕桡侧痛消失。（徐明光医案）

按语：手腕桡侧疼痛临床常见，多为桡侧茎突腱鞘炎引起，有时局部针治效果欠佳。采用对应疗法远端取穴，找到相应压痛点并予以治疗会有满意的疗效。

6. 丘墟、申脉、解溪穴治疗右侧拇指疼痛

Jane，女，25 岁，大学生、咖啡厅兼职服务员，2016 年 3 月 16 日于澳大利亚墨尔本中医诊所就诊。患者体形偏胖，近 2 年来右侧拇指疼痛间断发作，可连及前臂外侧，无名指和小指亦常有刺痛和麻木感，未予系统治疗。患者近期因右手握力减弱，无法正常握笔写字和端送咖啡，因担心影响学业和工作遂来就诊。笔者诊查发现其舌质紫淡胖，边有齿痕，苔薄白腻，脉细软，尺脉尤沉，触诊其右阳溪，手三里穴压痛明显（强度 ++），患者上翘拇指时，诉有锐痛可沿着大肠经放射至手肘部。笔者根据对应疗法在患者同侧远端的申脉、丘墟和解溪穴发现明显压痛点（强度 +++），而在其左侧的相应穴位处也存在一定压痛，故考虑为手足之阳明、少阳、太阳经经气失调。笔者遂取右侧申脉、丘墟和解溪 3 穴进针，嘱患者进针同时活动右手腕并做放握拳动作。在进针丘墟穴和申脉穴时，患者针感强烈，诉有一股热流在身体表面流动。治疗约数分钟后患者诉右手拇指向上翘时疼痛症状缓解。笔者又加针右侧的阳溪和手三里穴，留针 30 分钟，间隙运针 2 次。出针后患者激动地发现右手指疼痛和活动受限情况基本消失，还提笔写了一行字以展示，此外患者曾因右膝髌骨“错位”行手术治疗后常感右膝不适，通过笔者的针刺治疗，患者诉右膝部不适感也明显减轻。（廖莉琴医案）

按语：在本案治疗中，取同侧压痛明显的申脉、丘墟和解溪穴，能够迅速缓解手部疼痛和手指麻木，属于上下肢顺向对应法，取足踝部穴位以治疗手腕部病症遵从“上病下取”原则。本案患者与患处对应明显的压痛敏感点在患处同侧而非对侧，这说明了气血在经络系统运行的复杂性。手足同名经在治疗中的运用进一步体现了辨经在针灸治疗中的重要性和有效性。

第八节　下肢部疾病

一、髋关节疼痛

1. 外关、阳池、外劳宫穴治疗右髋及腿痛

赵某，女，36 岁，1969 年 5 月 8 日于上海中医药大学新针门诊部就诊。患者右坐骨神经痛近 2 月，因行走不便，经外院局部针刺治疗无好转遂由家属搀扶前来就诊。患者直腿抬高试验显示右腿仅仅能抬至 40°。笔者查其右髋及腿痛偏于外侧，疼痛部位当属于足少阳胆经所过处，遂针刺选取双侧外关、阳池、外劳宫，留针 20 分钟，间隙运针 2 次后患者右髋及腿痛减轻，行走不便的情况较针前好转。次日复诊治疗同上，针后复查患者直腿抬高试验右腿可抬高至 85°，右髋及腿痛明显好转，能自己起床行走。（徐明光医案）

按语：右髋及腿痛取双侧外关、阳池、外劳宫穴治疗，属上下肢逆向对应法。

2. 肩髃、曲池、外关穴治疗下肢痛

冯某，女，38 岁，1969 年 5 月 18 日于上海中医药大学新针门诊部就诊。患者右下肢痛已久，近 2 年来在外院做局部取穴针灸治疗无显效。笔者遂针刺左侧肩髃、曲池、外关，留针 30 分钟，间隙运针 3 次。针刺治疗后患者即感右下肢痛明显好转。（徐明光医案）

按语：右下肢痛取左上肢肩髃、曲池、外关穴治疗，属于上下肢顺（逆）向对应法。临床上遇到局部治疗无显效时，可以试用远道对应法针灸，有时会收到意想不到的效果。

3. 腕骨穴治疗髋关节及腿部酸痛

张某，男，56 岁，1974 年 5 月 20 日于上海曙光医院就诊。患者右髋关节及腿部酸痛 1 月余，痛时可从髋后向下放射，行走困难，坐立不安。直腿抬高试验显示左侧抬高 85°，右侧仅可抬至 45°，痛处当足太阳膀胱经所过。笔者遂针刺双侧腕骨穴，留针 20 分钟，间隙运针 2 次。针后复查患者直腿抬高试验左右均可达 90°，右髋关节及腿部酸痛消失，可正常行走。（徐明光医案）

按语：腕部取穴位治疗髋关节及下肢疾病的方法，属于上下肢逆向对应法，上述案例的不同点在于赵某案中因痛在外侧胆经，所以用手少阳三焦经的外关、阳池结合经外奇穴之外劳宫；张某案中因痛在后方膀胱经处，所以用手太阳小肠经之腕骨穴，且《杂病穴法歌》中载有腕骨能治“腰连腿痛”，而腰连腿痛与现代的坐骨神经痛症状相似。对应疗法常取手足同名经的穴位，遵从“同气相通，同气相求，经对经，穴对穴”的原则，这样才能获得更好的疗效。

4. 治疗大腿内侧对应区域缓解膝关节刺痛

蔡某，女，67 岁，1975 年 8 月 13 日于上海曙光医院就诊。患者诉就诊前晚 11 点突然因右大腿内侧靠近膝关节刺痛难忍痛醒，并发现此处有一白斑跳动，自服 2 片止痛片后，痛仍不止，遂于今早前来针灸治疗。笔者检查其白斑处疼痛拒按，疼痛部位当属足厥阴肝经所过，用“同身尺”量位于 4 号区，以“同身尺”对应测量左前臂为手厥阴心包经 4 号区，并在此区找到一明显压痛点（强度 ++），遂针刺取左侧心包经 4 号区处压痛点，并予温针 2 壮。针后患者诉患处痛减，6 日后复诊时，患者诉自上次针后患处已无明显疼痛，复查右侧大腿白斑处压痛及左前臂对应点压痛减轻（强度 +−），继用上法巩固治疗 1 次，针后患者诉患处有明显的舒适感。8 月 22 日随访时患者疼痛症状消失。（徐明光医案）

按语：此病症发生在夜晚11点，为子时属胆经，其痛处正当肝经，因肝胆相表里，病理上相互联系，根据上下肢逆向对应法及交叉对应法，故在手足同名经的前臂手厥阴心包经处，寻找到对应压痛点，并采用温针灸而止痛。治疗后随着患处自发痛消失，对应部位的压痛也随之消失。按中医的“同病异治”原理，也可选肝经的太冲与胆经的阳陵泉相配治疗，笔者认为也有较好的治疗效果。所以对应疗法不但能为临床提供思路，

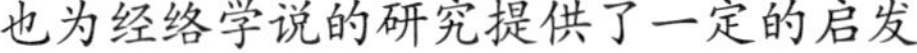
也为经络学说的研究提供了一定的启发。

5. 小海、腕骨穴治疗左腰腿痛

徐某，女，50岁，1975年9月20日于上海曙光医院就诊。患者6天前因在家中搬运重物不慎扭伤腰部，顿觉左腰胀痛，牵及左下肢疼痛，行走不便，左足不能抬高，仰卧位疼痛明显，不能转侧，只能向左侧卧，坐位也感不适，曾予热水敷用，内服三七片及外贴止痛膏等方式后均无明显治疗效果，且伴大便不通，既往有习惯性便秘史，一般4~5天1次，甚至1周才解，就诊时已有3天未解大便，人感不舒，特来针灸治疗。患者直腿抬高试验显示其左腿仅能抬高15°、右腿85°，笔者查其左侧大肠俞、秩边穴存在压痛（强度++），望其面部鼻翼旁有虚热象，遂针刺选取左侧小海、腕骨，留针20分钟，间隙运针2次。针刺得气后，患者觉左腰部温热，左腰痛明显好转，做仰卧、翻身、下蹲等动作均比针前疼痛感减轻。笔者复查其直腿抬高试验，左直腿抬高可至75°。笔者又嘱患者睡前用清凉油外涂双侧迎香穴，平时多饮温水，多吃新鲜蔬菜、水果。两日后复诊患者诉左侧腰腿痛基本消失，唯左腰部略感酸痛，患者于上次治疗当晚用清凉油外涂双侧迎香穴后，次日黎明即感肠子蠕动，起床后大便1次，昨晚又如法一用，今晨大便又解，人顿觉轻松。笔者复查其直腿抬高试验，左腿已经能抬至80°，左侧大肠俞、秩边处压痛减轻（强度±）。笔者复以上法治之，针刺双小海得气后，患者诉有一酸胀感从左腰沿下肢后部传至足，然后左腰又再次出现温热现象，自感舒适。隔日二诊，患者述左腰腿痛消失，大便通畅，左侧腰臀压痛点消失，笔者复查双直腿抬高试验双腿均为90°，望其面部鼻翼旁虚热现象也已经消失，又改用针刺左支正穴，以巩固疗效。（徐明光医案）

按语：对于中医的“腰腿痛”，针灸能够起到很好的疗效。小海为手太阳小肠经之合穴，腕骨为手太阳小肠经之原穴，小海对应腰部，腕骨对应臀部，均属于上肢-躯干顺向对应法。且《杂病穴法歌》言腕骨“能治腰连腿痛”。对于便秘一症，患者大都喜欢服中西药通便，很少选用针灸治疗，迎香为手阳明大肠经末端穴，用此穴治疗便秘属于躯干两端对应法，此处涂抹清凉油有通便作用。若大便依然不畅，可嘱患者坐于马桶上，双手搓热以中指用力按压迎香穴20~30次，一般多能即刻通便，不必依赖药物。

6. 养老穴治疗坐骨神经痛

一位加拿大英语教师，女，45岁，1990年5月9日于上海西郊宾馆中医保健苑就诊。患者自诉右坐骨神经痛1月余，曾于北京行2次针灸治疗后无明显效果。笔者遂嘱患者取坐位，针左侧养老穴，得气后患者诉有一股暖流传至右腰臀部，即觉右腰臀痛消失。（徐明光医案）

7. 养老穴治疗髋腿痛

Elizabeth，女，45岁，2012年于澳大利亚墨尔本中医诊所就诊。患者左髋关节痛牵及左腿痛3月余，入夜明显加重，侧卧不能超过3分钟，常需要服止痛片缓解症状。

笔者检查其患处当足太阳膀胱经所过，遂针刺取右侧养老穴，施提插捻转约 1 分钟，出针后患者即感左髋及左腿痛均消失，并觉眼睛较前明亮。随访 1 年患者症状未再复发，活动已不受限制，可正常行走和跑步（图 0-72）。（徐明光医案）

按语：髋腿痛是临床的常见病，多发病，针灸有很好的效果，但大多在局部取穴，笔者喜用远道对应疗法，用针少，见效快。养老穴为手太阳小肠经之郄穴用此穴治疗髋关节连及腿部疼痛的疾病属于下肢－躯干逆向对应法。对于本病的治疗关键要辨经正确，要能够做到“经对经，穴对穴”，才能收获疗效。

8. 养老穴治疗臀后部疼痛

范某，女，32 岁，2015 年 9 月 5 日于上海治疗。笔者在上海虹桥高铁站外遇见一位由两位武警战士护送坐在轮椅上的女士，问其原因，得知这位女士因雨天路滑，手提行李箱时走路过快不慎跌倒，伤及左臀后部。笔者遂为其进行针灸治疗，针刺右养老穴，得气后这位女士自觉患处有血流通过，疼痛缓解，再针左养老穴后，她本人诉可从轮椅起身走路。不久以后，这位女士便寄来感谢信及锦旗以表感谢（图 0-74）。（徐明光医案）

按语：臀后部为足太阳膀胱经所过，养老穴是手太阳小肠经之郄穴，用此穴治疗臀部疾病属于上下肢逆向对应法。笔者作为中医医师出门时常随身携带一些针具，以备临时救急之用，如此病案中条件有限，局部治疗不便，对应疗法可为临床提供方便有效的远道取穴治疗方式。

9. 养老穴治疗髋关节疼痛

邢某，女，32 岁，于 2018 年 7 月浙江义乌寺庙笔者义诊时就医。患者左侧髋关节疼痛半月余，股骨大转子处酸胀，无法平卧，平卧则疼痛难忍，下肢无法伸直，站立及坐位时下肢酸胀麻木，活动时双腿也有酸胀感，走楼梯时腿部无力。曾于 2017 年 11 月行 CT 检查提示“L_4 突出，L_5 膨出，椎管狭窄”。右腿直腿抬高试验阴性，右侧 4 字试验阳性（可牵连左臀部引起疼痛），左腿直腿抬高试验阳性（左腿抬高至 30° 即产生疼痛），左侧“4”字试验阴性。笔者遂针刺双侧养老，捻转提插 1 分钟，以及右侧中渚，脐针肾区，额针腰区，留针 20 分钟，间隙运针 2 次。当针刺右侧养老捻转提插时，患者自述有气传至上肢、肩背，再向下至左侧大腿患处，嘱其左腿抬高已能达 45°，加刺左侧养老后患者平卧位时的疼痛明显减轻，又加刺中渚等穴针后，患者平卧疼痛消失，肩背部有发热感，直腿抬高试验显示左腿抬高可达 90°，自述走路时感觉曾经的患腿比好腿还轻松。（徐明光医案，林骆元整理）

10. 对应絮刺拔罐治疗大腿感觉迟钝

一位外国妇女，48 岁，2018 年于澳大利亚墨尔本诊所就诊，患者因右侧大腿皮肤浅层感觉迟钝 8 年，伴有第 2 脚趾麻木疼痛就诊。患者 8 年前产后出现右侧大腿皮肤浅层感觉障碍，大腿胃经和胆经循行之间的 5/10 皮肤没有感觉，8/10 的第 2 脚趾有麻木疼痛的感觉，且上述症状每于静息状态下加重，活动后症状减轻，西医检查未见异常，故未予治疗。患者平素喜冷怕热，尤其在脚部。既往因感冒引起肺部积水从而导致肺部塌陷，每年冬季期间都有间断咳嗽，舌粉红，苔白厚腻，舌下瘀象明显，脉沉紧细。此患者经过笔者几次治疗后症状无明显改善，遂电话请教徐老师，徐老师建议可采用对应疗法在其左前臂对应区用七星针轻叩后拔罐，并加用脐针，笔者遂从徐老师的指导用七星针在该患者的左前臂，大肠经和三焦经之间的对应区轻叩至轻微出血后拔罐，并留罐5~7分钟，脐针取胃区向右腿第2脚趾方向刺入，每周治疗1次。笔者依据上法共治2次后，患者自述8年来第1次发现患腿感觉逐渐好转，腿部皮肤迟钝感每天都逐步减轻，脚趾已无疼痛感。（陈琪医案）

按语：对于类似本案的罕见病例，西医并无有效疗法，此时的中医针灸能够取得明显的疗效。根据对应疗法中的上下肢逆向对应法，病在足阳明胃经和足少阳胆经之间，可在手阳明大肠经和手少阳三焦经之间的对应部位进行治疗，取手足同名经因“同气相通，同气相求”。因其病在皮肤浅层所以用杨氏针灸的絮刺拔罐以活血化瘀，配以脐针后天八卦胃区向患腿方向刺，能够获得明显的疗效。

11. 养老穴治疗腰痛伴坐骨神经痛

余某，男，58岁，笔者家父同事，2019年5月就诊。患者1个月前出现腰痛及右侧坐骨神经痛，在外院经半月针灸治疗后腰痛症状消失，但仍遗留有坐骨神经痛。笔者遂针刺双侧养老，得气后采用运动针法，边运针边嘱其活动大腿，针刺治疗1分钟后，患者诉疼痛消失，活动自如。随访2月未见复发。（林骆元医案）

二、膝关节痛

1. 曲池穴治疗膝关节痛案一

陈某，女，59岁，1969年6月16日于上海就诊。患者因下楼梯时两膝关节前疼痛时作2天就诊。笔者检查其疼痛部位在足阳明胃经循行处，遂针刺曲池，得气留针20分钟，间隙运针2次。针后请患者起身试走，患者疼痛消失。2周后症状反复，笔者仍用上法续治1次，随访20年患者膝关节疼痛未再复发。（徐明光医案）

2. 曲池穴治疗膝关节痛案二

方某，女，41岁，1974年6月10日于上海曙光医院就诊。患者因右膝关节前痛，上楼时症状明显加重4年，平地行走无明显疼痛就诊，笔者遂用3寸针深刺左侧曲池，并留针30分钟，间隙运针3次。针后嘱其试走楼梯，患者诉症状减轻。1周后随访，患者上楼时右膝前部疼痛未再出现，遂再按上法续治1次，以巩固疗效。（徐明光医案）

按语：走梯时膝关节前痛，包括上楼痛、下楼痛以及上下楼梯均痛三种情况，西医认为此病症大多是髌下脂肪垫劳损所引起。对于本病的治疗膝关节局部取穴的方法较多，但效果不甚理想。曲池为手阳明大肠经之合穴，以此穴位治疗膝痛属于上下肢顺

（逆）向对应法。笔者40多年来在上海、香港、澳大利亚等地以此穴治疗该类疾病效果非常好，一般做1~2次针灸治疗便可取效，若做3次仍未见效者，可改用它法治疗。

3. 治疗同名对应区缓解桡骨茎突及左膝下内辅骨肿痛

陈某，女，62岁，1975年8月21日于上海曙光医院就诊。患者左桡骨茎突肿痛1月余已影响持物，并见左膝下内辅骨肿痛约3周，走路尤痛，蹲下稍久后影响起身站立，曾用消炎止痛膏及局部针灸治疗均无显效。笔者检查其左桡骨茎突及左膝下内辅骨均疼痛拒按，采用“同身尺”测量，其上肢疼痛部位当属手太阴肺经10号区，下肢疼痛部位当为足太阴脾经2号区，以“同身尺”在其对应部位检查发现其左大腿足太阴脾经10号区存在压痛（强度++），左上臂手太阴肺经2号区存在压痛（强度++），遂针刺取左大腿脾经10号区以及左上臂肺经2号区内的压痛点，留针20分钟，间隙运针2次。起针后嘱其行走，患者诉左膝内下痛明显好转，左手持重物时的疼痛也明显好转。2日后复诊患者诉左手腕及左膝痛均明显改善，故治疗同上。1月后随访患者疼痛症状消失，持物行走均已恢复正常。（徐明光医案）

按语：该老人患左桡骨茎突及膝下肿痛，予止痛膏及局部针灸治疗均无显效，笔者采用对应疗法，在手足同名经相应区域寻找压痛点并予以针刺治疗。根据经络学说，手足同名经有“同气相通，同气相求”的特点，远道对应针法能够疏通经脉，通则不痛，因此能够治疗上述病症，有时甚至能收意想不到的效果。

4. 曲泽等穴治疗膝内痛

蔡某，女，53岁，2009年10月9日于澳大利亚墨尔本就诊。患者右膝内痛1周，行走略有影响，要求针灸。笔者检查其患处当属足厥阴肝经所过，遂针刺左侧曲泽及患处阿是穴，留针20分钟，间隙运针2次，针后拔罐。针刺后患者诉右膝内痛较前明显好转，走动时未感不便。3日后复诊时续用上法巩固。（徐明光医案）

按语：膝痛是针灸临床常见症状，可因多种原因引起。曲泽为手厥阴心包经之合穴，用此穴位治疗膝内侧疾病属于上下肢顺（逆）向对应法，配患处阿是穴，此为远道对应与局部相结合的配穴法，可以加强治疗效果。

三、足部疼痛

1. 肩内陵穴治疗足踝扭伤

戎某，男，55岁，于上海龙华医院就诊。患者左踝扭伤数年，行走时内踝前下方有明显酸痛，笔者检查发现该患者的中封与公孙两穴之间有明显压痛，该部位涉及足太阴与足厥阴二经，因不能确定以何经为主，笔者先从厥阴试治，根据对应疗法取同名经（手厥阴心包经）之天泉穴，行泻法快速捻转100次，患者内踝处疼痛减轻，但效果不够理想。笔者再按太阴论治，又针右侧肩内陵（手太阴肺经所过）行泻法，快速捻转100次，压痛明显减轻。针后对比右侧踝关节中封与公孙间相同区域，两侧压痛无明显区别，患

者疼痛症状也已近消失。（王卜雄医案）

2. 丘墟、臑会穴治疗外踝前下方持续性酸痛

章某，男，30岁。患者就诊时诉14年前因不慎扭伤左踝，此后外踝前下方持续性酸痛，夜间久坐及休息时症状明显加重，行走活动后反减轻，久坐后必以手按摩患处良久，酸痛乃得缓解，曾经针刺电疗、熏洗、敷贴等相关治疗，未能根治。笔者检查患者左丘墟处疼痛拒按，稍按之即缩身躲避，考虑压痛部位为足少阳胆经，取同名经（手少阳）之臑会穴，快速捻转100次后，患者压痛明显减轻。笔者又针同侧臑会100次后，用力按压左侧外踝，患者诉疼痛明显减轻，后因工作关系，未能继续观察。（王卜雄医案）

3. 揉按压痛点治疗脚踝疼痛

Alex Blagojevic，男，46岁，公司职员。患者每日有上班疾走锻炼的习惯，就诊前数日因疾走时没踩稳，致左脚踝扭伤坐倒在地，随后感疼痛剧烈，行走困难，休息后仍未见好转，影像学检查未见明显异常，曾服用止痛消炎药后效果不佳。就诊时，患者外踝下方疼痛明显，伴肿胀青紫，活动脚踝疼痛加重，不能落地行走活动。笔者根据本病治疗常规的祛瘀消肿，通络止痛思路，选择筋会的阳陵泉以及局部阿是穴，昆仑，太溪，申脉，照海等穴。开始针刺时，患者在得知笔者的治疗方式后，因恐惧针刺，拒绝上述治疗。针对患者恐针心理，笔者立刻改变治疗方案，根据对应疗法中上下肢顺向对应疗法，手腕对应脚踝，笔者遂抬起患者手腕，从其小臂慢慢往手指方向捋，并努力寻找压痛点，当捋至第2遍时，在患者右手鱼际处，找到一黄豆大小结节并有明显压痛点，经过再次确认只发现这一处压痛点。笔者便开始由轻到重，由面到点对该压痛点按揉，意图减轻患者此处的压痛程度，以此方法反复按揉20分钟，笔者感觉手下的结节已经揉散，遂嘱患者活动脚踝，患者诉左足踝疼痛明显减轻，可以活动，笔者继在其下臂到大鱼际之间抹推拿油后再次按揉10分钟，然后轻摇患者脚踝做内旋、外旋各7圈后，抹以黄道益活络油。经治疗后，患者可以自行走出诊所，笔者又按此方法治疗3次后患者足踝疼痛消失，后电话随访时患者诉已能正常工作。（金敏医案）

4. 肩贞穴治疗足跟痛

张某，女，39岁，1969年5月10日于上海中医药大学新针门诊部就诊。患者因右足跟痛1月余，不能穿鞋着地行走，前来针灸。笔者查其足跟痛在外侧，当足太阳膀胱经所过处。根据对应疗法遂针刺双侧肩贞，针刺时用3寸针向肩关节方向深刺，留针20分钟，间隙运针2次。针后患者当即能穿鞋着地行走，右跟痛消失。（徐明光医案）

5. 肩贞穴治疗足跟麻

李某，女，40岁，1972年6月7日于安徽皖南山区就诊。患者每晚上床后即出现两足跟麻木不适，症状已持续1个月，影响睡眠，曾经西医治疗无显效。笔者遂针刺双侧肩贞，考虑到患者体型较胖，故针刺时用3寸长针深刺，留针20分钟，间隙运针2次。治疗当晚患者即能安稳入睡时，两足跟麻木感消失，4个月后随访患者诉症状未再复发。

（徐明光医案）

按语：踝关节扭伤是临床常见病症，针灸治疗多在局部取穴为主，但效果不甚显著。大多数踝关节扭伤在排除骨折后，多为关节与韧带的损伤。若损伤在外踝，大多位于足少阳胆经的丘墟穴和足太阳膀胱经的申脉穴附近，按照同名经取穴与对应疗法中的上下肢顺向对应法原则，可取手少阳三焦经之阳池穴与手太阳小肠之养老穴。阳池穴为三焦经原穴，养老穴是手太阳小肠经之俞穴，且取养老有通经活络，化瘀止痛的作用。亦可根据上下肢逆向对应法，选取手少阳三焦经之臑会穴和手太阳之臑俞穴。当病变部位在内踝，疼痛部位多在足厥阴肝经之中封穴和足太阴脾经之公孙穴，同理根据上下肢顺向对应法可取手厥阴心包经之大陵穴亦可根据上下肢逆向对应法，选取心包经之天泉穴和肺经的肩内陵，肩内陵虽为奇穴，但正好位于肺经所过之处。除此以外，小节穴为“董氏奇穴”中治疗踝关节扭伤的特效穴位，该穴位于拇指本节掌骨旁赤白肉际上，握拳拇指内曲取穴，该穴虽位于足太阴肺经所过，但经过临床验证其对内外踝损伤均有良好疗效，用此穴治疗足部疾病也属于上下肢顺向对应法。以上的取穴方式也进一步说明在相同的节段中的许多穴位具有相似的治疗作用。上述案例也能对畏针患者的治疗产生一定的启示，即通过在对应部位寻找敏感压痛点进行按摩治疗也能取到明显的疗效。此外对于上述案例中的足跟麻当其患处为足太阳膀胱经所过时，若在局部针刺取穴较痛时，可以根据“同气相通，同气相求”以及对应疗法中的上下肢逆向对应法，选择手太阳小肠经的肩贞穴，疏通经脉，调和气血。

6. 大陵穴治疗足跟痛

邹某，女，61 岁，1976 年 4 月 26 日于上海曙光医院就诊。患者右足跟痛 1 个月，不能着地行走。笔者检查其足跟痛在内侧，遂针刺取左侧大陵穴，得气后留针 20 分钟，间隙运针 2 次。针后患者右足跟痛症状消失，能着地行走。1 周后复诊，患者诉右足跟痛自针后未再复发，同上续治 1 次以巩固疗效。（徐明光医案）

按语：跟骨底面一侧或双侧疼痛，站立或行走加重，西医称“跟痛症”，针灸对其的治疗能够取得较好的效果，而对于该病症的治疗中临床上大多采用局部取穴的方式，采用对应取穴的治疗方式能减轻患处局部取穴的针刺疼痛。大陵为手厥阴心包经之原穴，以此穴治疗足跟痛处属上下肢顺向对应法。对于上案患者。其足跟痛在内侧，当足少阴肾经所过，根据对应疗法，为何不用手少阴心经之神门穴？当然神门也有一定的效果，选择此穴治疗足跟痛，主要因为对四肢动物的前肢着地行走，其足跟恰好对应其大陵穴的位置，人也如此。如果足跟痛在外侧，当足太阳膀胱经所过，根据对应疗法可以选手太阳小肠经之肩贞穴或腕骨穴针刺，一般针1~2次有效，若针治3次仍未见效，应改用其他方法。

7. 肩髎、养老穴治疗踝关节疼痛

徐某，男，20 岁，1981 年 6 月 24 日于上海岳阳医院就诊。患者就诊 1 小时前不慎

扭伤左踝关节，一走路即疼痛剧烈难忍，因晚上需要上台跳舞演歌剧，为不影响演出，遂前来就诊。笔者查其左侧外踝下部肿胀明显，病痛处位于足少阳胆经之丘墟穴与足太阳膀胱经之申脉穴，疼痛拒按，遂治疗先针右侧肩髎穴，得气后患者诉左踝痛好转，再针右侧养老穴，得气后患者诉左踝痛消失，再按压左侧丘墟穴及申脉穴，患者疼痛消失，当晚即能上台演出。（徐明光医案）

8. 合谷透劳宫穴治疗足心痛

王某，男，49 岁，1990 年 10 月 29 日于新加坡会展中心接受诊治。患者主因左足心痛 1 周，引起行动不便。笔者检查发现左足涌泉穴下方存在压痛，遂取右侧合谷向劳宫透刺留针 20 分钟，间隙运针 2 次。针刺治疗后左足心患处疼痛消失，行动正常（图 0–51）。（徐明光医案）

按语：合谷为手阳明大肠经，劳宫为手厥阴心包经，合谷穴透刺劳宫穴治疗左足心痛属上下肢顺向对应法。

9. 养老、丘墟等穴治疗踝关节扭伤

王某，男，26 岁，哈萨克斯坦留学生，2016 年 12 月 27 日就诊。患者 1 周前夜跑时因路面不平，不慎将右侧踝关节扭伤，即刻局部疼痛剧烈，不可碰触，前往骨伤科就诊，影像学检查未发现骨折迹象，外敷膏药后，仍遗留疼痛，遂来就诊。就诊时笔者触诊发现该患者右踝关节外侧近丘墟穴处有一明显压痛，遵上下肢顺向对应法，针刺取左手养老穴并行强刺激手法，行针半分钟左右后患者即感到疼痛减轻，又再针左侧丘墟穴，患侧痛点移向外踝下，笔者再针该患者左手小节穴并向鱼际穴透刺，以捻转手法为主，针后患者疼痛基本消失。随后笔者又在其局部围刺留针加红外线灯照射 30 分钟，其间每 10 分钟左右行手法 1 次，出针后患者疼痛消失。（俞大雄医案）

10. 手对应点治疗足痛

一位美国老总，男，55 岁，2017 年 5 月 19 日在悉尼飞往墨尔本的飞机上，诉左足第 3、4 趾间痛 2 个月，笔者遂在其右手第 3、4 指间寻找对应点，并予以针刺治疗，在对应点运针 1 分钟后患者告知患脚疼痛明显好转，笔者又嘱其站起走路，患者诉行走时也未觉疼痛，之后他又将这件事讲给了邻座乘客及乘务员，出站时边走边高兴地电告妻子这一好消息。（徐明光医案）

按语：针刺在手部对应点治疗足部疾病，此法属于上下肢顺向对应法。

第七章　徐氏对应疗法歌诀

一、由来发展

传统取穴，原有四法[1]。对应之道，法有所源。《内经》有言："善用针者，从阴引阳，从阳引阴，以右治左，以左治右[2]。"由此有谓，缪刺巨刺[3]。上病下取，下病上取[4]。头病取足，腰病取腘[5]。略明宏旨，未有更详。近有尚老[6]，同经相应，其所重者，手足之应。

王[7]徐二人，临床偶拾，腕痛医手，未获良效。意外感冒，腕痛竟消，探问缘由，注射臀部[8]。推想两处，必有缘故。引经据典，着手研究。一门深入，终成系统[9]。广为应用[10]，法验效宏。

二、对应特点

远道选穴，提供思路。
配穴灵活，医患方便。
取穴精简，见效迅速。
不宜取处，四面围攻。
应用广泛，急难皆治。
同气相求，同经相应。
同病异治，异病同治。
注重手法，气至病所。
关节病症，运动针法。
各种器具，异曲同工。

三、对应原则

辨经论治，分段对应。
宁失其穴，勿失其经。
宁失其穴，勿失其区。
经脉输穴，各自相应（经对经，穴对穴，部对部，点对点）。

四、操作方法

辨证准确，对应选穴。十种规律，可供选择。个体差异，以尺量测[11]。人体同身，注重比例。按压循捏，确定病位[12]。知为针者，信乎其左。手法器具[13]，各有所长。灵活运用，异曲同工。

五、对应形式

四肢对应，上肢下肢，顺对逆对，以逆为主。
上肢躯干，顺向对应，下肢躯干，逆向对应（以逆为主）。
四肢躯干，肘膝对置，形如胎儿，包含“四总”[14]。
四肢两端，躯干两端，互相对应，躯干为主。
前后对应，左右对应，四肢躯干，交叉对应（交叉为主）。
人体奥秘，有如《周易》，以感为体，精之至也[15]。
铜山西崩，洛钟东应。鸣鹤在阴，其子和之。
又如所谓，一为无量，小中见大[16]，合乎“全息”[17]。
由此微针[18]，由小局部，整体相应，广见效能。

六、新编八总穴歌

头项寻列缺，面口合谷收。
心胸内关谋，胁肋选支沟。
肚腹三里[19]留，腰背委中求。
少腹三阴交，酸痛取阿是。

七、进出针法

杨老传授，基于古法，略作增益，更为全面。
进针贵速，不痛之因，行针贵缓，太急伤血。
退针贵缓，太急伤气，出针贵速，速闭其孔。

八、适用方面

针灸临床，推拿按摩，刮痧拔罐，美容养生，
中医教学，经络研究，治病保健，老少皆宜。

九、注解

1. 传统取穴四法：局部、邻近、远道、随症。

2.《素问·阴阳应象大论》“善用针者，从阴引阳，从阳引阴，以右治左，以左治右”，又见自《素问·真邪论》“以左调右”。

3. 巨刺、缪刺出于《黄帝内经》的《素问·缪刺论》“缪刺，以左取右，以右取左”。《灵枢·官针》“巨刺者，左取右，右取左”。

4.“下病上取，上病下取”见于《素问·离合真邪论》“以上调下”，又见于《素问·五常政大论》“病在上，取之下，病在下，取之上”，“病在下者，高取之，病在头者，取之足，病在腰者，足取之”。《灵枢·终始》“病在上者下取之，病在下者高取之，病在头者取之足，病在腰者取之腘”。

5.“头病取足，腰病取腘”可参考注解4。

6. 尚老：指山西已故名老中医尚古愚，其生前于山西医科大学（原山西医学院）第一附属医院中医科门诊工作，在20世纪60年代尚老提出了“同经相应取穴法”，系根据《黄帝内经》中缪刺、巨刺、远道刺的原则，在临床实践中摸索出来的一种独特疗法，即手病治足，足病治手。此后其弟子杨占林又编著了《同经相应取穴法》。

7. 王：指王卜雄（1937—2010），上海中医药大学1962年本科毕业生，毕业后分配在龙华医院针灸科担任医师，曾任上海中医药大学副教授、针灸系副主任。

8. 注射臀部：青霉素肌肉注射。

9. 终成系统：1975年9月，徐明光先生撰写的2万字临床报告，作为曙光医院向国庆26周年献礼项目呈报至上海中医药大学党委。后经裘沛然与杨永璇老师审阅，对其给予较高的评价。同年11月，学院科研处在《中医研究简讯》第6期上刊登了名为《介绍了一种新的针灸疗法“对应疗法”》的文章。1976年笔者经上海曙光医院批准打印了500份学术讲稿，在院内师生中推广介绍。1981年笔者又在《上海中医药杂志》该年第1期中发表了题为《对应取穴法在临床的运用》的论文。1995年上文被收录在《中华特种针疗法》，题目被改为《对应取穴疗法》，1999年又被收录在《中国民间奇特针法》，被改名为《对应点针法》。

10. 广为应用：近50年来，笔者辗转在中国上海、杭州、香港以及新加坡、澳大利亚、日本等地，于临床上广泛应用此疗法，并不断发展，取得了良好的疗效。自1976年起经过医院领导的批准印发500份讲稿以后，笔者开始在上海中医药大学附属曙光医院为大学本科毕业生做经络对应疗法的针灸提高讲座。之后，笔者又分别在澳大利亚维多利亚省中医药专业学会、澳大利亚全国中医药针灸学会联合会昆士兰分会、上海中医药大学附属曙光医院、上海市浦东新区中医协会及上海针灸医师沙龙等多地与同道讲授示范杨氏针灸与对应疗法。

11. 以尺测量：2015年笔者参加中国针灸学会年会，汇报了题目为《对应疗法及同身尺的由来与发展》的报告，该报告中讲述了笔者在20世纪70年代，为寻找对应点，自创的“人体同身比例尺”（简称同身尺）。

12. 按压循捏，确定病位：在病患对应的部位上做按压循捏，常能发现有疼痛、酸胀或舒适感的部位，即可以此作对应点。

13. 手法器具：即包括各种刺激手段，如针刺（毫针）、温针、艾灸、三棱针（采血针）刺血、皮肤针叩打、拔罐、推拿、砭石（刮痧）、磁疗、低频脉冲、小剂量药物穴位注射、指针、药物外敷等。

14. 四总穴歌：肚腹三里留，腰背委中求，头项寻列缺，面口合谷收。

15. 以感为体，精之至也：《世说新语·文学》：“殷荆州（即殷浩）曾问远公（即东晋高僧慧远）：‘《易》以何为体？’答曰：‘《易》以感为体。’殷曰：‘铜山西崩，灵钟东应，便是《易》耶？’远公笑而不答。”梁·刘孝标注引《东方朔传》曰：“孝武皇帝时，未央宫前殿钟无故自鸣，三日三夜不止。诏问太史待诏王朔。朔言：恐有兵气。更问东方朔，朔曰：‘臣闻铜者山之子，山者铜之母，以阴阳气类言之，子母相感，山恐有崩弛者，故钟先鸣，《易》曰：“鸣鹤在阴，其子和之。精之至也，其应在后五日内。’居三日，南郡太守上书言，山崩延袤二十余里。”铜山崩、洛钟应，实际上是地震、山崩产生的共振共鸣。根据上述传说记载，以“铜山西崩，洛钟东应”表示重大事件相互影响，彼此呼应。

16. 一为无量，小中见大：见《楞严经》卷十：“是故于中，一为无量，无量为一。小中现大，大中现小。”

17. 合乎“全息”：山东大学教授张颖清于1981年撰成著作《生物全息律》，从而发明了人体全息规律。

18. 微针：针灸微针系统包括头（皮）针、额针、面针、鼻针、眼针、耳针、人中针、唇针、口针、舌针、舌下针、颈项针、胸针、腹针、脐针、夹脊针、手针、足针、腕踝针、第2掌骨侧针法等。

19. 三里：包括手三里、足三里。

（徐明光）

附录一　懂得“对应”，思过半矣
——学习徐明光老师“对应疗法”取穴的体会

中国的针灸医学源远流长，至今已延传数千年，2010年的申遗成功，标志着针灸已经成为世界文化不可或缺的重要组成部分。尽管针灸疗法已经大量的走向海外，但其根依然在国内。经过近数十年的针灸发展，针灸治疗的技术不断推陈出新，层出不穷，呈现出一派百花齐放的局面，如耳针、头皮针、腹针、眼针、小针刀、钩针、电针、银质针等，这些雨后春笋般出现的针刺疗法丰富了祖国针灸医学的内容。

但在这种繁荣局面下，笔者认为一些普遍性的问题急待解决，通过学习徐明光老师的“对应疗法”后，笔者发现此疗法能切中时弊，能够为后学者开拓临床取穴思路，从而提高临床疗效，有利于针灸学的发展。

一、当前体针研究与临床中存在的问题

1. 针灸的发展存在着“干弱支强”局面

虽然各种新创制的针刺疗法各有千秋，但是从针灸学的发展来看，还是应当以体针作为主流针法。因此上述的耳针、头皮针、腹针、眼针、小针刀、钩针、电针、银质针等针刺治疗方法相对于体针来讲都只能算做“支”，而体针才能称之为“干”。这里将体针与其他针法分成支与干，绝没有将各种疗法做轩轾之分的目的，只是为了强调体针是针灸学发展中不可或缺的内容，其地位是没有哪种疗法可以替代，《黄帝内经》中虽然有“九针”之说，但其主要内容依然还是讲毫针，各家虽然可以发挥自家一己之长，但是不能喧宾夺主。现代的各种新型针法众多，研究也颇为热闹，可对于体针研究与推进却略显不足。

2. 体针临床上普遍存在着仅知局部取穴的现象

徐明光、王卜雄两位老师研究发明对应疗法开始于1963年，在1966年以后的几年其间，他们调查当时针灸界的施术状况，发现普遍存在着哪里痛针刺哪里的取穴方式。时至今日这种取穴方式依然占据着主流地位。近20年来，有不少针灸名家在出版物上介绍的组穴，亦大都是将患处附近几个穴合用以配方，并名为某几针，这似乎已经成为一种风尚。读这类医家的经验，对不善于学习的人而言易产生不重视远道取穴的影响。

3. 体针临床上普遍存在着的滥施针的倾向

现在许多针灸医师每次施治不是仅刺几针，有时会刺多针，而且这种情况越演越

厉，有时一次针灸可刺十余针，甚至沿整条经络成排而刺者亦不少见，这样的针刺方式，针灸界的一些前辈讥刺其就如“插地藏香”，而“插秧式”针刺方式使得患者体表如“刺猬”一般。

周楣声前辈在其《填海录》第五讲“灸针与孔穴的关系”一章中的第六节“孔穴作用的协同与抵销”中批评了滥施针的危害，其内容十分精彩，书中这样说到：“当今之世，从事于针灸工作者，莫不是以‘多’取胜。特别是针刺或采用温针时，常常数十针齐下，犹如乱箭穿身，而在应用温针时，也是连接成串，犹如火龙缠绕。应用这种方法的目的，无非是想漫天撒网，以多取胜，殊不知适得其反。”针灸如用药，都是贵精而忌多。少则精，多则滥，在数十针齐下时，如果要问是哪一针与哪一穴所起的作用，操作者却是对此茫然不知，更何况各穴之间的反应与作用基本上互相协同者甚少，而彼此抵销者甚多。对于这个关键问题却很少为人们所注意，这也是针灸工作的缺陷与遗憾。

周老在此还引用了明代医家李梴《医学入门》中的话：“百病以一针为率，更多不过二针，通身针者可恶。”于今仍可视作针砭时弊之言。

二、问题成因浅析

1. 疏于探讨针法，容易尽取阿是穴

针刺治疗可以分为两部分，一是针法，即如何取穴；二是刺法，强调手法等操作。对于如何取穴，现在深究其道者少，临床上大都选用容易取得的阿是穴，对于这一点，徐明光老师曾言近代常有在“四总穴歌”后加上“酸痛取阿是”一句，后来他发觉，酸痛取阿是穴的治疗效果并不好，容易造成取穴简单化，不多思索有何更加有效的治疗穴位，仅仅在痛处针刺。现今的针灸医师即使有远近结合取穴的经验指导，但仍对远道取穴重视不够，造成临床上远端取穴的疗效不及局部取穴的错误认识。

2. 过分强调刺法，易使人对体针产生畏难情绪，从而转趋他法

“真理再向前超越一步就成谬误”，取阿是穴的原则没错，但不能太偏重，与此相类似的是在对于刺法的认识上现代人多过分强调要有一定的手法才能取效，如当今针刺名家，在介绍经验上常突出其针刺的手法，而较少谈及取穴之道。笔者并不否认刺法的重要性，同样的取穴，由于手法的不同，效果也有高下之分。但是手法的学成不是一朝一夕可以做到，如果在学习针灸的过程之中过分强调手法的重要性，常常会使后学者畏而却步，因此在体针的学习中难以取得成就，常常会转向体针之外的其他针法或新的疗法，如追求刺激量的电针从某种意义上来说便是对手法的代替。特别是20世纪80年代山东中医药大学张颖清教授发明的全息理论，受其学说之启迪，以人体局部对应全身的治疗方式纷纷出现。所谓失之东隅，收之桑榆，从在针灸学术的发展总体上看，这些新生的针灸疗法丰富拓宽了针灸学的治疗方法，但却使得对于体针的研究反而减少。

3. 针具的易得，方便了滥施针者

20世纪五六十年代之前，针灸师使用的毫针大都是反复使用的，有的是用马口铁制作而成需要经常研磨去锈，因而每位医师所备用针具其实并不多，至于置备的金针与银针，则更为稀少。这种情况下用针过多的现象就会受到制约。从20世纪70年代后，为防止交叉感染开始强调一次性用针的使用，并随着现代金属工艺制作的进步，对于毫针的制作已经完全不是问题，因而由于针具不足所造成的选穴较少的现象已经大大减少，这样进一步促成了滥用针的行医风气。此外，针刺的收费与所刺穴位数相关，这在高树中教授的《一针疗法》便有相应的描述，书中这样写到："有一次，我在学术会议上做了'一针疗法'的讲座，几个月后，一位针灸大夫告诉我说：'您介绍的方法确实好，但是本来扎几十针需治疗一段时间的病，用您介绍的方法几次治好了，而且只针一针也没法向患者多收费，您说我们要少挣多少钱啊!'我很欣赏这位同行的实话实说，但我更希望她只是开了句玩笑。我知道，只想用针灸挣钱的人不应该读我这本小书，而是应该先用心去读药王孙思邈《千金要方》中的'大医精诚'"。

笔者认为对于滥施针的现象，无论是出于你的动机不纯或者还是医术不良，其结果都是疗效不彰，只是徒增患者痛苦。动机不纯者不可取，而志愿于以行医治病救人者来说则应该在医术上精益求精，追寻取穴精而疗效宏之道。

三、对应疗法有取穴精少，有规律可循之优点

《三国志·华佗传》中形容华佗的行医是这样描述的："精方药，其疗疾，合汤不过数种……若当灸，不过一两处，病亦应除。若当针，亦不过一两处，下针言'当引某许，若至，语人。'病者言'已到'，应便拔针，病亦行差。"笔者每读此段文字，为之神往，并认为其用药、行针、施灸皆能精要有效，可为后世楷模，只是我们未得其传。自从有幸得徐明光老师传授对应疗法后，在取穴精要上有所领悟，临床疗效上大有提高。由此感到如果他的这一治疗经验能发扬光大，能够真正为潜心研究医道者开拓取穴思路，避免用针取穴过度，提高临床疗效，功莫大焉。

1. 徐明光老师的对应疗法提出早且相对总结较全面

其实从"对应"的意义上来讲，符合全息理论发展起来的耳针、腹针、头皮针等亦都能算是对应疗法，这些针法是身体某一局部与全身的对应。而本书所论及的对应疗法，是人体全身上下左右的对应。近年来各类书刊上已经可以看到类似的体针对应疗法，但这些对应疗法其实是《黄帝内经》中"巨刺""缪刺"的发展。至今可以查阅到最早以"对应疗法"命名来总结取穴规律，并形成系统的学术文章仍当推王卜雄、徐明光两位发表在《上海中医药杂志》1981年第1期上刊登的"对应取穴法在临床的运用"一文。据徐明光老师讲，他们的研究肇始于1963年的对一个患者病情变化的偶然关注，之后，1975年他们将研究所得写成2万字文稿呈给上海中医药大学党委，又将其缩写成了2千多字的摘要，发往全国各医学研究所。1981年《上海中医药杂志》上介绍了7种

对应法，并又经过30多年的孜孜研究，将对应疗法总结为10种。

2. 在前人远道取穴的经验基础上推陈出新

孔子讲：“学而不思则罔，思而不学则殆。”王卜雄、徐明光两位老师的发现这一对应疗法的过程也可谓是善思善学。王卜雄医师曾遇到一位久治不愈的手腕痛患者，突然间有一天该患者的手腕痛不治而愈，对于这种现象，王卜雄医师并未视而不见，经过追问，才知道该患者曾经因为感冒而在右臀部进行过肌肉注射。之后王卜雄、徐明光两位老师受此启迪，开始了远道取穴的疗效研究。为作求证，他们从古代针灸文献入手，而最能反映效穴，便是朗朗上口的针灸歌赋，而且近代针灸大家承淡安在其私人办学过程中亦以歌赋作为的主要的授课内容。

现存的古代针灸歌赋主要以元明两代居多，这不是偶然的，因为此前历史上盛行的主要是灸法而非针法。唐代王焘的重灸轻针很有代表性。他认为“针能杀生人，不能起死人”笔者臆度这可能与其当时制作针具的水平落后有关。记得承淡安先生曾指出，前人强调“一穴中不能针灸并施”，他推断这可能与前人不注意消毒与针具的粗劣有关。因为针孔大针后再灸易感染。针具在宋元以后，较之此前隋唐是有了进步，所以针法开始盛行。手法可能也是同样的原因，在此时开始流行。

王、徐两位从针灸歌赋中专择远道取穴的内容，并加以排列归纳后果然收获颇丰。他们发现肢体上某一部位出现的病症，其治疗效穴对应地出现在另一部位，反之，另一部位的病症，其治疗效穴出现在其他对应部位。总之，病痛点与治疗点是相互对应的，可以互逆的。前述患者腕部疼痛在另一侧臀部针刺后获愈，即合乎《医学入门·杂病穴法歌》中“腰连腿疼腕骨升”句，腰腿疼可以取腕骨治疗。反之，腕骨穴即腕部疼痛，也可以取臀部的秩边穴治疗。这也就是至今10种对应法中的“上下肢逆向对应法”的由来。而这一颇切实用的取穴规律少有人知。

对应疗法总结了局部与局部的对应规律，即将歌赋中原来分散的治疗疾病经验，建立了一套理论系统，可以指导临床之用。

3. 针灸效穴理解较之以往更直观确切

对应疗法是对前人歌赋效穴归纳后得出的规律，这种规律又能反推效穴发挥疗效的原因。笔者初次听到徐明光老师讲解《四总穴歌》何以有效，有耳目一新的感觉。这首歌诀简单易记，连一般的针灸爱好者亦熟悉。以往对其的解释都以该穴所主经络的作用为缘由。如承淡安前辈的这样解释：“肚腹之疾，多为肠胃病，所属亦为脾胃二经。故凡治肚腹之疾，以三里穴为主。腰背为太阳经之分野，故治腰背之疾，以委中为主穴。头项、面口指颈项与头之前半部而言，为大肠经之分野。列缺为肺之络，而通于大肠经者，故列缺与合谷均为治头项面目之主穴。”这样的解释显然存在着这样一个问题，既然肚腹之疾取胃经，胃经较长，其间穴位甚多，何以不取它穴而以取足三里为胜。其他三穴的解释亦都存在着这样的问题。

从徐明光老师的理解来看《四总穴歌》其实符合对应疗法中肘膝对置–躯干对应法

的规律，此一对应法徐老师又称之为“胎儿法”，即人体处在胚胎状态时，四肢蜷缩在躯干前，此时两腿上足三里的部位正对应于腹部，合乎“肚腹三里留”；同样的，膝盖收缩在腹前，而其后部正对应于躯体的腰背部，即“腰背委中求”；两手放置在脸部前，此时合谷正对应于脸部，列缺对应于项部，即是“面口合谷收”，“头项寻列缺”。这些穴位都分别与人体某一部位有着相对应的关系，从而提示对该部位有治疗作用。如此对“四总穴歌”规律的认识比之以前解释更加显得直观、亲切。

这里不由得想起在中国经络起源的讨论中，从长沙马王堆汉墓中发现的《足臂十一脉灸经》，日本《医心方》中辑自中国隋唐的《黄帝虾蟆经》等都认为，人们最早发现的是人体两点之间有对应关系，将之串联以成经脉则是后起的事情。黄龙祥教授在其《中国针灸学术史大纲》中也有这样的推测。

不仅是《四总穴歌》的解释，迄今许多针灸书籍解释穴位治疗某病，大都以此穴属于某脏腑经脉，或以所属经的表里经作用等理论为基础，这样的解释有些泛泛而谈，对应疗法的相关理论也可以帮助理解这些穴位如何发挥治疗效果。

4. 对应疗法拓宽了取穴的思路

王、徐两位老师由针灸歌赋中总结的对应规律有数种，着些取穴方式拓宽了临床取穴的思路。比如治疗颈部疾病，既可以根据肘膝对置-躯干对应法选取手腕部穴位，也可以根据下肢-躯干逆向对应法选取足踝部穴位。此外对于此病症的治疗，徐老善于运用养老穴，在民间有“徐养老”之誉称。前举的“腰连腿疼腕骨升”，腕骨可治腰腿疼，养老穴与之相近，所以亦可治腰腿疼。徐老师在用穴时善于以对应疗法的理论结合其他的针灸理论，比如对养老穴的使用，就是根据该穴位不但是老年人的保健穴，对年轻人也有帮助，具有滋养作用，有助于视力的改善，故常为其所用。此外，对应疗法治疗疾病也体现出其选穴的灵活性，如脚踝部疾病，可以根据上下肢逆向对应法取肩部穴位，但是如果天气寒冷，脱衣不便，则又可以根据上下肢顺向对应法与交叉对应法取对侧手腕部穴位。

5.“人身寸寸皆是穴”，重在对应

对应疗法是从研究古代歌赋中远道效穴入手的，在此基础上总结的规律强调其点与点的对应。这对应的两点，其中一点或两点可能皆是穴位所在，亦可能都不是穴位，但即使这些对应点都不是穴位，仍可作为治疗点。徐老师常讲“人身寸寸皆是穴”就是这一意思，他曾列举了一则治疗南亚某国总统的医学顾问的验案，该位顾问的左大腿内侧有一痛点，久治不愈，按之则剧痛，不能忍受，检查其痛点在足厥阴肝经所过处。徐老师根据上下肢逆向对应法，试在其右前臂手厥阴心包经所过找到了一明显的压痛点，这是患者自己此前未曾发现的，而且为验证此处的压痛点是否与患处的痛点相对应，徐老用自制的“人体同身比例尺”测量发现病痛点在左大腿内侧略偏下，而对应的痛点在右前臂内侧面偏上，徐老师确认此为对应点针刺一针后，该顾问大腿的痛点顿时消除。

关于徐老师自制的“人体同身比例尺”是将某病患部所在的肢体（如上例是大腿）

折成10等份，又将相对应的肢体部（如上例是前臂），亦折成10等份，以比例等份相同处作为对应点。

此外，徐老师作“人身处处皆是穴”之说在介绍治疗鼻衄时指出，可以根据肢体前后对称法，若一侧鼻衄，可在其另一侧的发际处寻找对应点以刺激，可以起到止血作用，不一定非要在风池穴上。

与现在相近于对应疗法的其他各家相比较，他们大都是以左右对称性、交叉对应为主要治疗手段。这些医家为了加深学习者的印象，大都会在人体图像上标点，并用两点的连线表明这层对应关系，有的还弃用该处的传统穴名，取以新名，如将臂上的曲泽与膝上的犊鼻改成肘痛点与膝痛点。其实这样的做法容易使人按图索骥，只是按照这些标志点使用对应法，是无法全面了解对应疗法的。

6. 对应疗法是远道取穴，容易结合运动针法，有利于调气

针灸的治疗是调气调血，有时调血是通过调气以达成目的。笔者很欣赏王毅则对此的论述。我们在谈到调气时并非全赖于医师之手法，尚有数种，涉及到患者的配合，与体姿的舒坦，调气诸法，并非全在手指。如远端取效，针下得气后令患者徐徐活动痛处，渐次加大幅度，患部之气自然流通，是一法也；让患者受针时保持舒适体位，或躺卧或俯坐，宽其胸膈，利其气上下交流，是又一法也；针已得气，气不过节，令患者下意识咳气数声，或吞咽送气，病气亦随之而震，则又一法也。此皆简捷，只要叮嘱病家动作配合，便能彰其效验。上述所列之法，以针刺时患者活动患处为其首，现今已经将这种针刺手法称之为“运动针法”。

在临床上，有不少是疾病属于肢体痹痛，所以针刺后运动肢体可以促进患处的气血流通。远道取穴容易兼行此法。如果是局部取穴，且刺针较多的活，则患处就不能在行针时活动，而且有因刺激量大，针刺过多，反而增加了对该部位的损伤。

7. 对应疗法取穴少有利于探索手法

徐明光老师师承上海名家杨永璇老师，他颇欣赏杨老讲的十六字“进针贵缓，太急伤血；出针贵缓，太急伤气”，十分简约而切实际，似乎未曾谈到更多的高深手法。笔者以为这种情况犹如选药对证后，再谈剂量；取穴精准后，再论手法。由于对应疗法是远道取穴，取穴少而精，这样的取穴方式容易使术者去体会针下感觉，只有在这种情况下才能更好地体会手法的作用，只要看许多擅长手法的针灸名家，就可以发现这些手法都是针刺某一穴体会到的，而不是在滥用针法的情况下。

四、结语

徐明光老师的业师杨永璇在阅读了徐老师的对应疗法的临床总结后便倍加赞许，上海中医药大学科研处也对本疗法给予了肯定，这充分说明了对应疗法的临床现实意义。

学了对应疗法，开拓了取穴之路。对应疗法其实是远道取穴法，这种理论体系的建立使得远道取穴有一定的规律可循，不仅针灸疗法可作为取穴指导，而且在推拿等领域方面亦可发挥一定的指导作用，甚至一般的民众亦可学习使用，此法简而效宏，值得推广。当然最值得学习对应疗法的人群还是当属针灸临床工作者，这种方法可以取穴精少，疗效显著，矫正了当前只知局部取穴，滥施针刺之弊端。此外，我们也可以循着徐明光老师的思路，对这套理论不断完善，总结更多的对应方式。

（俞中元、俞大雄）

参考文献

[1] 周楣声.周楣声医学全集·填海录［M］.青岛：青岛出版社，2012：1187.

[2] 高树中.一针疗法［M］.济南：济南出版社，2016：9.

[3] 王卜雄，徐明光.对应取穴法在临床的应用［J］.上海中医药杂志，1981（1）：36.

[4] 俞中元.不以规矩，何以成方圆［J］.中国针灸，2000（6）：371.

[5] 承为奋，周才生.承淡安针灸医话［J］.浙江中医杂志，1996（9）：387.

[6] 俞中元.中国百年百名中医临床家丛书·承淡安［M］.北京：中国中医药出版社，2003：293.

[7] 黄龙祥.中国针灸学术史大纲［M］.北京：华夏出版社，2001.

[8] 五部医话编写委员会.当代中医名家医话［M］.北京：北京科学技术出版社，2012：98.

[9] 刘炎.中华特种诊疗法［M］.上海：上海科学技术文献出版社，1995.

[10] 梁繁荣.中国民间奇特针法［M］.上海：上海科学技术出版社，1999.

[11] 王忠诚.神经外科学［M］.武汉：湖北科学技术出版社，1998：470-472.

[12] 郭建昌.颈椎病临床表现与X线表现对照分析［J］.医学美学美容旬刊，2015（1）：224-224.

[13] Iwanami A, Toyama Y. Cervical spondylosis [J]. Nihon Rinsho, 2014, 72(10):1755-1760.

[14] Northover J R, Wild J B, Braybrooke J, et al. The epidemiology of cervical spondylotic myelopathy [J]. Skeletal Radiology, 2012, 41 (12):1543.

[15] Wang C, Tian F, Zhou Y, et al. The incidence of cervical spondylosis decreases with aging in the elderly, and increases with aging in the young and adult population: a hospital-based clinical analysis [J]. Clinical Interventions in Aging, 2016, 11:47-53.

[16] 张少群，李义凯.颈椎病研究的历史沿革［J］.中国康复医学杂志，2016，31（11）:1273-1276.

[17] 杨建国.针刺治疗椎动脉型颈椎病临床研究［J］.中医学报，2013，28（4）：613-614.

[18] 张永刚，张宏志.颈椎病的基本概念、分型及诊治原则［J］.中华全科医师

杂志，2007，6（3）:135-138.

［19］穆善升，于洋.风池穴加夹脊电针治疗椎动脉型颈椎病的临床疗效观察［J］.针灸临床杂志，2011，27（11）:36-37.

［20］国家中医药管理局.中医病症诊断疗效标准［M］.南京:南京大学出版社，1994.

［21］朴镐骏，李平.中医对颈椎病诊断、治疗的研究［J］.西部中医药，2008，21（5）: 5-7.

［22］孙美玲.近年来颈椎病的中医治疗概况［J］.中医学报，2010，25（3）:586-589.

［23］陈倚天，许秉诚.后溪穴配申脉穴治疗颈型颈椎病［J］.湖北中医杂志，2012，34（3）:62-63.

［24］魏瑞仙，巴艳东.针刺昆仑治疗颈性眩晕的疗效观察［J］.针灸临床杂志，2011，27（12）:27-29.

［25］陈翔峰，张晓艳，吴松.针刺太溪、复溜治疗神经根型颈椎病疗效观察［J］.湖北中医药大学学报，2015（2）:103-104.

附录二　师生缘

明师缘，中医情

我和杨氏针灸创始人杨永璇先生的嫡传弟子、徐氏对应疗法创始人徐明光先生的师生缘，可追溯到2005年。澳大利亚春寒料峭的一天，一朋友因受多年过敏性鼻炎和胃病折磨，询问我有无好的中医师可以推荐，我想起了经常路过的一诊所上标识“徐明光中医师，原上海中医药大学附属曙光医院主诊医师”，这个想法源于对国内大学附属医院老医师的信任感。于是，我就陪着朋友一同前往。徐老师看过我的朋友后，通过四诊合参，针药并用，虽然取穴用针数不多，而起针时朋友即觉鼻腔通畅，前额闷痛感消失，感觉头部轻松了许多，脘腹痞闷也大减，我立其身旁可闻其肠鸣音。留针过程中我注意到徐老接上的针灸治疗仪精致小巧，与医院常用款不同，事后才知这个小小的经络诊断仪也是他自己的发明。徐老开中药处方时，还提起他的老师裘沛然先生治疗慢性胃病的经验。朋友服药5剂后，脘腹饱胀隐痛明显减轻，在亲眼见证了师出名门的徐老师针药结合的显著疗效，以及对医术高明、医德高尚的中医名家裘沛然先生亦敬仰已久，我主动介绍了自己是国内一附属医院中西医结合神经内科医师，希望有机会跟徐老进一步学习以提高中医临床技能，在海外继续弘扬中医，徐老听后欣然同意，在离开诊所时我们留了彼此的联络方式。

第一面之缘后，徐老师热情地邀请我参与到他的一些健康公益活动和社区中医讲座中，这些讲座包括中医食疗，简易穴位对应取穴，自我按摩预防缓解常见病等。在协助徐老准备电子版讲稿，一起交流讨论过程中，我对杨氏针灸和徐氏对应疗法的理论、沿革和临床应用有了更深入的了解，之后在诊所跟随徐老临床实践中，亲身体验了老师的养老穴和杨永璇老先生善用的阴刺法等的治疗手段，使我临床技能不断得以提升，进一步激发了传承杨氏针灸和对应疗法的信心和决心。徐老医者仁心仁术，态度谦和，治学严谨，医术高明，同时徐老言传身教，勤于经验总结，乐于同我对病案相关的经典中医文献展开讨论，解析裘沛然老师和杨永璇老师在类似病例上的治疗经验；他亦兼收并蓄，思维活跃，善于接纳中医治疗的新进展和针灸疗法的新技术，真正做到了中医的继承和发扬。裘老所倡导的“中医特色，时代气息”，在徐老师身上得到了十足的体现。

回首过去的10余年，我不断地勤于临床实践，于澳大利亚大学从事中医药教育工作，协助徐老师的杨氏针灸与对应疗法论文摘要的英文翻译，参与杨氏针灸荟萃书稿的整理校对，以及澳大利亚中医药针灸学会暨国际学术会议中有关杨氏针灸的专题讲解，不忘初衷，身体力行于海外传播中医药文化。

文字的叙述较之于徐老多年来诸多精彩的临床针灸案例总是显得苍白无力。在此，仅略举隅徐老治疗一例多年假性截瘫的病例以飨读者，也算是对本书的读者以抛砖引玉。

澳大利亚一位23岁女患者，因双下肢萎废依赖轮椅多年，于2010年7月来徐老师诊所求治。患者起因为月经病，每月行经痛甚，引及腰背骶部作痛，双下肢进行性乏力，无法独立行走，伴月经周期紊乱等症状。西医诊断为“子宫内膜异位症”，盆腔内严重瘀血，先后3次手术及10余年药物治疗仍未缓解病情。老师诊断此属假性截瘫，证属脾肾阳虚，痰湿瘀血内阻，结合杨老传授的经验，取百会，气海温针3壮，以补法刺双侧气冲、足三里、三阴交，留针30分钟，间隙运针2次，加血海20分钟后拔罐。又结合徐老师发明的舒络强身仪代替针刺太溪穴，治疗20分钟。针后徐老师让患者尝试站立与行走，她居然就在诊所里站了起来，并独自行走十多米！患者激动地泪流满面，当场拥抱老师并一再感谢！出门时，候诊室的患者们都感到惊讶，坐着轮椅进去，竟然走着出来！觉得中医针灸太神奇了！

我们常可听到中医界某某名医或大师之称谓，然非所有名医名师皆明医明师也，在讲究营销急功近利的当下，不乏沽名钓誉者。于我，徐师则是明医、是明师，因其总是理法清明通达，乐于明示后学者，不计较名利，却每每因针药并用助人去沉疴，复健康而声名远扬。

感恩明师！

（撰稿人：廖莉琴，医学博士，澳大利亚注册中医师、针灸师，澳大利亚自然医学院高级讲师、中医针灸本科课程负责人，原广州中医药大学副教授、神经内科副主任医师）

明师引路，悉尼闪光

我与徐明光老师结缘，是在2014年12月，那一年在上海曙光医院东院进修，作为一名澳大利亚中医师和针灸师的我，在沪巧遇澳大利亚中医师和针灸师、一代针灸大师杨永璇的高徒徐明光老师，实属非常幸运，得知他又是上海老乡时，顿时倍感亲切。徐老师每周六在传统中医科门诊治疗疑难杂症，周三在病房查房带教，师出名门，而且又是国医大师裘沛然先生高足的徐老师，针灸手法独特，对应取穴精准，针到病除的医案很多，总有患者来求加号。跟师临床的那段日子，亲眼所见老师没有一次能够准时吃上饭，不论门诊还是病房，老师忘我工作的身影，让我至今记忆犹新。

传统中医科和针灸科的共用治疗室有20张诊疗床，我在见习时遇到一位转院过来的中风患者，2个月前因小腿血栓去某院手术，术中不慎使血栓栓塞在大脑，昏迷了1周，经脑病科救治苏醒后遗留半身不遂的症状，经过住院治疗一直未见好转，遂转入曙光东院脑科，建议针灸治疗。我对此患者深感同情，向其女儿介绍说徐老师擅长治疗此病，次日母女推着轮椅来看徐老师，由于患者上床困难，由家属和老师学生帮助将其扶上治疗床，老师把脉安慰患者后，遵照杨老经验，先针无病手足，后针有病手足，首选养老穴，以疏通手足太阳经，再加三丹田补其精气神，遵杨老“百会持平衡”加针百会穴，根据“治痿独取阳明”又重用手足阳明经等穴，针后患者惊喜发现自己能下床了！当场站起来要去厕所，在场的人们都感到十分惊讶。治疗2次后，患者就能持着拐杖行走。三诊时，正好逢上海教育电视台前来采访杨氏针灸传人徐明光老师，请其站在院内桥上接受采访，适逢上演这精彩的一幕，一时传为佳话。

2015年3月，徐老师在传统中医科病房查房时，有一位针灸科病房的女患者因胃胀难受住院，要求徐老师为她针灸，老师告诉她要征得主管医师同意后方可为她针灸，于是她请示了主管医师，经同意后，请徐老师为她治疗。徐老师为其检查后认为其病症是“肝气犯胃，肝胃不和”，取双侧舒肝穴，针刺得气后患者胃胀难受顿觉消失，人感轻松，当日下午便能出院。

在这之前，我在澳大利亚悉尼诊所针灸治疗患者时从未像老师这样用一二针就能治好病，来曙光医院跟徐老师临床学习后，治疗效果有了很大的提高。亲眼见到徐老师治疗疑难症，有时仅用一两针便可以取得明显的治疗效果，“对应疗法”之速效让我深感佩服。我很庆幸求学行医路上遇到了明师，并在几个月中学到了很多杨氏针灸与徐氏对应疗法的宝贵经验。跟师实践中，老师手把手带教，每一个病例都讲解得十分细致，让我获益良多。而当时跟着徐老师查房的还有来自美国、日本、韩国、泰国、马来西亚的研究生。回到悉尼后我学以致用，针灸治疗效果有很大的提高，受到许多西方人的欢迎。遂每年邀请徐老师来悉尼诊所诊治疑难病症，继续跟随老师学习提高。

2016年5月，一位91岁的澳大利亚老年妇女，腹部胀痛，大小便不畅，坐长途车3小时慕名前来针灸。徐老师先针三丹田，补其精气神，再针支沟、偏历，通利大小便，后针三阴交，并采用“阴刺法”针刺双侧太溪穴，运针之时，患者说口中有津液从舌根流出，腹痛消失，出针后就可以下床大小便。治疗之后，她连连惊叹，对此赞不绝口称：“好久没有这样畅快的感觉了！”并拥抱住了徐老师（图0–58）。

2018年4月，一名澳大利亚汽车修理师前来诊治，因工作繁重每天反复拧螺丝导致手臂劳损，右上臂疼痛，经西医治疗1年多无显效，西医建议其休养半年。该患者开始上班后拧螺丝时疼痛又再次复发，徐老师按照上下肢顺（逆）向对应法，在他左小腿扎了两针，15分钟后，让患者转动右上臂，患者疼痛立即消失，他惊奇地称赞：“针灸太神奇了！”半年后电话随访，臂痛再未复发（图0–59）。

徐老师来悉尼会诊的同时，必去佛堂义诊，并办健康讲座为男女老少针灸，及时缓解他们的病痛，受到大家的好评！记得2018年5月，在佛堂为一位小脑共济失调走路不稳的患者治疗时，徐老师施针百会、养老、后溪、悬钟等穴15分钟，取针后让患者试着走路，患者竟然奇迹般地能够步伐平稳地走路，在场的人连连赞扬徐老高尚的医德和精湛的医术，令在场的海内外华人都深受感动！

“笔为苍生始可珍”，这是国医大师裘沛然先师在上海中医药大学书法展览会上的题词，徐老师从裘老的教导进一步中体悟出“医为苍生始可珍”。

4年多来，徐老师的口传心授，使我的针灸医术得到了很大提升，杨氏针灸与徐氏对应疗法的诊疗特色，让我的临床思路也得到了拓宽，和我一起毕业于悉尼中医学院的30多名中医师和针灸师中，真正在中医行业执业的不多，而能通过针灸治疗疑难病症取得显效的更可谓是凤毛麟角。作为明师的传人，医者仁心德为本，我一定不辜负老师的期望，帮助救治更多的患者，并传承杨氏针灸与徐氏对应疗法。

在此分享一下我在悉尼诊所的几个典型医案。2018年4月，一位经期前后腹痛难忍子宫严重出血需要手术的患者，经朋友推荐前来诊治，我以对应疗法为主，结合随症取穴，针承浆、百会、三丹田、子宫、血海、三阴交2次后，患者不规则出血完全停止，腹痛症状消失。“我感觉又活过来了！”针刺治疗后患者惊呼道，来针灸前西医建议其切除子宫，当患者身体恢复，取消手术预约时，她欣喜地欢呼道：“你的针灸为我创造了奇迹！”（图0-67）。

2019年6月，一澳籍中年男患者，小指和无名指无法屈伸，我用对应疗法在其脚趾第4、5趾间的八风穴施针，边捻边请患者活动手指，15分钟起针后，患者发现其手指已运动自如。治愈后患者翘起大拇指不停地赞叹：“中医针灸太神奇了！”

师恩难忘，感谢明师！

（撰稿人：周玲娣，澳大利亚注册中医师、针灸师，悉尼中医学院本科）

亲身感受徐明光老师的对应疗法

我和徐明光老师的结识源自2015年全国针灸年会上，我与在2014年针灸年会上认识的李熳老师一同认识了徐明光老师，当时便对老师的治疗经验和创新精神印象十分深刻，后来有幸在上海跟过徐老师1次门诊，徐老师对患者的悉心照料，以及几位视力下降的患者都仅用养老远道取穴，便可以使视力得到改善和提高等场景给我留下很深的印象。

2016年，得知徐老师正在将杨老赠送的30余本手稿整理成中文电子版，经老师邀请，我在工作之余承担了一本杨老手稿的整理工作。2017年8月23日，徐老师意外地出现在我的办公室门口（其实是徐老师路过来给一位同事送些资料），徐老师也没有预料到我在这里工作。我非常高兴地邀请徐老师入座，忆及去年整理杨老手稿一事，老师表示我当时给他留下了很好的印象。聊天之间，我请求老师为我扎针缓解一下疲劳，于是徐老师便取穴针刺了养老和足三里，针感十分强烈，针养老有针感可上传至肘，针足三里不但局部酸麻并且下传至小腿。此时，我想起困扰我很久的左侧骶髂关节痛，常可连及膝关节，最近常常夜间疼痛，影响睡眠。于是冒昧将我的病痛向徐老师提起，没想到徐老师答应并立即给我加了右手的腕骨和中渚两针，针腕骨时针感可传到大鱼际，针中渚时传至手腕，且针感十分强烈。徐老师运针时我左手按压骶髂关节，仍感到有压痛，运针结束我再按压竟然立刻不痛，只是有些许酸胀。然后我再次提及近日右侧肩井处有条索状的阵痛，转颈时有牵涉痛，徐老师又在我左手处加了一针中渚，运针时我耸肩仍感到右肩颈痛，然而当我落肩，再转颈时第一次感受到针到痛减！连我这个做科研近10年，一切以事实为依据的人，也不得不感叹针灸对应疗法的神奇！

由于亲身经历，我从患者的角度体会了医者的德、术、仁、爱。徐老师有着一切为患者着想的医者仁心，他在每个患者治疗结束都会奉上一杯温水。这次的针感是我有史以来所经历的最强烈的一次，扎完针回到家中直到睡前仍然感到针处的酸麻胀。因而更加体会到古人强调的“针感”“气至病所”在疗效中的重要性。

师生相遇绝非偶然，这是上天的安排，感恩！

（撰稿人：丰晓溟，医学博士，山东中医药大学本硕连读七年制、复旦大学中西医结合博士，上海市针灸经络研究所助理研究员，2017—2018年美国哈佛大学医学院访问学者）

恩师情

时光荏苒，日月如梭。回想起第一次与徐老师相遇是在1996年夏，上海香山中医医院内科病房，当时徐老师带领着我们这一批中医实习生查房，老师丰富的理论知识结合临床实践经验让我们这些实习医师受益匪浅，学到了很多书本上学不到的知识，绝对满满的干货。通过聊天我才知道眼前的徐老师师从裘沛然、杨永璇等中医大家，是杨氏针灸的嫡传弟子。

徐老师工作安排十分紧凑，但有问必答是老师一贯的工作作风，所以经常为了回答学生的疑问连午饭也吃不上，老师一丝不苟、谆谆教导的样子深深地刻在我的脑海中。

恰巧我父亲患有严重慢性鼻炎、鼻息肉，已发展到影响正常呼吸需要手术的程度，曾在其他医院使用多种方法治疗效果都不明显。我抱着忐忑的心情想请徐老师为家父诊治，没想到徐老师一口答应。合谷、印堂、迎香，老师手起针落，行针同时与我父亲聊天，分散其注意力。经过前后2次治疗，总共不到1个小时，奇迹出现了，针后父亲即觉呼吸顺畅，鼻涕明显减少，症状逐步好转，1个月后鼻腔镜复查，鼻息肉竟然神奇地消失。当时我就十分仰慕老师精湛的医术和宽厚仁心，下定决心跟师学艺、继承传统针灸技术。

门诊跟师过程中，亲眼看到近视眼、干眼症、骨关节病、失眠症、慢性胃炎、哮喘、围绝经期综合征等病患在老师的精心诊治下，病情均能明显好转，有的效果立竿见影。例如一位79岁的女性患者因落枕颈项部疼痛，活动受限，之前经其他医师按摩后落枕明显好转，但在按摩中发现右颈项部有一个硬结的疼痛点，故请徐老师诊疗，徐老师先取右侧患处针刺结节尚未缩小，遂用对应疗法，取左侧中渚及地五会，平补平泻，得气后，留针5分钟，检查其患处结节明显缩小，再按揉右侧风池穴1分钟，患者自觉颈项部结节完全消失，颈部活动自如。患者连呼神医，屡屡道谢。这样类似的病例数不胜数使得老师的门诊经常要延迟到晚上9、10点才能下班。

徐老师高瞻远瞩，辛勤工作，在完成门诊后还不忘发扬和传承杨老的医术，整理杨老手稿和电子版校对工作，老师的执着精神和精益求精的工作态度始终是我前进的动力和方向。

我在日常临床治疗中应用徐老师的“对应疗法”和“养老穴”均得到了满意效果。“授人以鱼不如授人以渔”，徐老师把他毕生所学无私的倾囊传授，使我在继承和发扬中医传统针灸医术过程中少走了很多弯路，老师的儒雅、细心和高尚的医德令我敬仰，无愧为杨氏针灸嫡传大师！

（撰稿人:方顺济，上海市长征镇社区卫生服务中心主治医师，上海中医药大学本科）

缘起曙光，因师以明

医，仁术也。仁人君子，必笃于情。

2014年在上海曙光医院邂逅徐老师。那天，曙光医院举办杨氏针灸的培训班，我有幸聆听了徐老师的讲座。关于针灸大家杨永璇和徐老师师生之间的故事，我还是首次听说，同时也被深深打动。有感于杨老夫妇对徐老师的喜爱和教导，有感于徐老师对杨老的尊敬和责任，我当时便想如果我能遇到这样一位好老师该多好。天遂人愿，徐老师讲座完并没有离场，而是耐心的回答场内问题，不厌其烦的演示如何针刺养老穴。我本不善交流，但是遇到一位好老师，我不愿放弃，于是我默默地等，一直等到徐老师解答完最后一个问题，我才上前表达了对徐老师的仰慕。徐老师是一个善良的人，也许他当时对我并没有什么印象，但是仍然给我留下了联系方式。

后来，有幸参加了徐老师一次关于“对应疗法”的小范围讲课，这彻底改变了我对针灸取穴的看法。原来不仅“四总穴歌”可以用对应取穴来解释，而且许多针灸歌赋也可以用对应取穴来解释，甚至许多“一针一病”的神奇疗法也能用对应取穴来解释。听完徐老师的讲座，我犹如醍醐灌顶般开悟了，发现一切变得如此简单。课间一个乳腺囊肿的患者，因为要手术而忧心忡忡，被徐老师扎两针下巨虚治疗后患者重新找回了信心；一个车祸后尾骨受伤，自感尾部重坠多年的患者经徐老师两针养老及承浆、百会治疗后露出了笑容……

老师看中我稳重好学，有空时带我拜访了不少名家，有朱氏一指禅代表性传承人朱鼎成老师，有针灸大师李鼎老师，徐老师在带我开阔眼界的同时，又严格要求我学习古代经典理论。我也帮着老师梳理了杨老的手稿，学习了杨氏针灸的真髓，老师是严谨而又严格的，对待书稿中的每一个字甚至每一个标点都精益求精。一篇文章，往往要修改几遍才能通过。徐老师的教导，使我逐渐领会了到了杨氏针灸的要义。学习杨氏针灸，首重“德”字，就如裘老的赠诗所言“杨公厚德世难求，堪作医林孺子牛”。杨老经常挂在嘴边的话是“对于患者，只要有百分之一的希望，我们就要尽百分之百的努力”。

有一肝癌晚期的患者，尽管病情很重，徐老师仍然费心尽力地帮患者针灸、开药、食疗加上艾灸。每一次治疗后，患者都会感到轻松很多，其女儿和保姆都对疗效感到十分惊奇，3次针灸后。后因化疗周期已到，患者身体虚弱不能承受，病情逐渐恶化而病故。对于这件事，徐老师告诉我有些重症虽然治愈的难度很大，但是如果能够通过治疗缓解患者一丝痛苦也是值得的。

徐老师就是这样为了患者，常常不辞辛劳，上午的患者要看到下午2点，下午的患者要看到晚上9点。徐老师的心中有一盏明灯，照亮了他，也指引着我们，而这盏明灯就是全心全意为患者服务。

在研究了50余年的对应疗法即将付梓之时，徐老师仍然不忘学生，让我写一下两个人的师生情缘。我自感学无所成，业无所立，承蒙恩师不弃，略书言语以记之。

（撰稿人：朱斌，上海市六灶社区卫生服务中心主治医师，天津中医药大学本科，上海中医药大学附属岳阳医院硕士研究生）

得遇明师，无上胜缘

我和恩师相识的机缘，首先要感谢我的研究生导师马睿杰教授。我读研究生时从事浙江针灸学术流派的整理与研究这一课题。当时上海中医同仁对海派中医名家及流派整理工作走在全国前列。2014年5月，马老师告诉我近日在上海有一场海派中医学术流派的讲座，建议我前往学习取经。5月24日，我从杭州专程前往上海。该讲座设在上海曙光医院东院学术报告厅，主题为海派中医“杨氏针灸”流派的学术经验及传承，讲座介绍上海针灸名家杨永璇老前辈经验，徐明光老师作为特邀嘉宾做了最后报告。

徐老师的报告讲述了多年跟师心得和临床经验，毫无私吝之心，使与会者受益匪浅。他特别介绍的杨老治疗脑中风主张“先针无病手足，后针有病手足”和治疗“假性截瘫”取穴关元、气海、百会，下肢只宜取气冲穴的宝贵经验给我留下了深刻的印象。讲座结束后，众多与会者围拥在徐老师身边请教。老师平易近人，对我们的提问是有问必答，他又谈及信仰佛教并茹素20余年，我因受家庭影响亦有佛教信仰，故与老师交谈感觉亲近不少。2014年9月的一天，我接到学姐电告徐老师来上海，约我们上次讲座相识的几位既学佛又学医的有缘人会面小聚，我当即欣喜不已。此次相聚约在10月3日，老师与我们7位相约一素食馆内，大家相谈甚欢。

席间，邵医师追述其18岁时患剧烈痛经，经徐老师2针治愈，老师随即告知她当时针刺的穴位名“髀区穴”，位于髂前上棘后下45°，距髂前上棘3寸处，日本小野氏曾将其命名为“小野氏臀点”，言其对痛经及脾胃病有良好的疗效。徐老师又讲其通过多年临床实践发现，若压痛在左侧多为胃部疾病，反之则可能为十二指肠疾病。而据

《灵枢·邪客》篇的记载："脾有邪，其气留于两髀。""小野氏臀点"正好位于髀区，可见古人早已发现该处可诊治脾胃病等，因此区在传统经络穴位图上属于空白区域，故徐老师将其命名为"髀区穴"，不仅可以治疗脾胃病，而且对妇科疾病也有良好效果。邵医师后将此法用于针灸临床，也治好2例痛经。

曹学姐患有颈椎病，当场请徐老师为其治疗。针取后溪穴，我发现老师取穴点并非教材上的握拳后从掌横纹尽头端，而在纹端外侧紧贴掌骨进针，如此针法可大大减轻进针疼痛，酸胀得气感亦明显加强，主要因为常规取穴点位于赤白肉际处，痛感较强。老师又强调类似合谷，足三里等穴也要紧贴骨边进针，此一取穴经验乃由国医大师裘沛然先师所传授，徐老师跟随裘老身边多年，尽得其真传。

2015年3月，徐老师在上海曙光医院做了"对应疗法"的专题讲座。此后老师教导我归纳针灸歌赋中的远道取穴，通过整理，我发现远道取穴大部分符合徐老师总结的对应疗法规律，这激起我对"对应疗法"的更大的兴趣，为此我写了题为《对针刺远道取穴原理的思考——针刺效应的产生有"感应"与"感传"两种》和《从针灸歌赋看对应疗法的意义》两文，分别发表在《中国针灸》2018年第7期和《上海针灸杂志》2018年第8期上。此后临床通过实践验证，发现"对应疗法"具有意想不到的疗效，不少疑难杂症和多年顽疾，往往一针或者数针即能起效，让我惊奇不已。

徐老师从澳大利亚回国期间，我有机会常请教老师，协助整理杨老及徐老师的临床经验。家父与我临床上遇到的许多疑难病例，邀请徐老师会诊，往往可以取得满意的疗效，让我受益良多。

印象最深刻的病例当数2015年5月，家父接诊了一位16岁截瘫患者，在一次鼻炎发作后即出现周期性截瘫，经中西医治疗均无效。徐老师会诊认为其符合杨老所定义的"假性截瘫"的范畴，先针刺三丹田与百会穴，再针双侧养老穴。针刺左侧养老时，患者描述针感沿肘上传到肩后，再跳至对侧肩后，沿背腰下传至足小指。针右侧养老时，亦出现同样针感。出针后嘱患者下床，患者即能自行站立和行走，但不够有力。徐老师又再加针气冲穴，针尖朝向髀关方向，针刺左侧气冲穴时，患者感觉针感跳跃至右侧气冲穴，得气感从右下肢向下传至第2趾端，右侧亦然。出针后患者当即感觉身体灵活，能够自行穿袜，下床轻松行走，并举上肢拍手以示欢欣之情，在场之人无不十分惊叹（图0-73）。

跟师学习中，老师一丝不苟严谨的治学态度，忘我的工作精神深深地影响着我。在协助徐老师修改书稿过程中，他教导我要一遍遍反复审阅、一句句深思熟虑，他强调要学习当年裘沛然先师编撰《辞海》的严谨作风，每个词语都要反复斟酌、每句标点均需仔细校对。徐老师的尊师重道、好学严谨亦为学生们所称赞。他怀有慈悲之心，帮助众生。即使在公共场所，一遇到有需要救治的患者，老师都会热心为其诊治，不取分文。

得遇恩师，我三生有幸！

（撰稿人：俞大雄，浙江大学校医院中医科医师，浙江中医药大学针灸学研究生）

此生遇明师，一生学医道

我与徐明光老师相识，是在上海市民间中医特色诊疗技术评价中心组织的民间技术验证研究项目招标时，看到徐老师申报的对应疗法的介绍后，便被其系统的理论框架和别有特色的诊疗思路所吸引，好奇是怎么一位民间高人对针灸有如此深刻且独到的见解，于是怀着试一试的心态申报了验证项目——对应疗法治疗颈椎病的疗效观察。

在项目洽谈会上，我惊讶于徐老师是杨氏针灸第二代传人的身份，折服于徐老师深厚的中医针灸理论学识，更被徐老师身上认真、严谨、细致的学术品质所感染，暗下决心一定好好向徐老师请教学习，将验证项目设计得既合理科学又忠于对应疗法的根本，通过项目研究数据说明对应疗法在临床治疗上的有效性和实用性，并将这一方法推广、发扬。

虽然徐明光老师长居澳大利亚，来上海的时间有限，但依赖于现代互联网的便利，并不影响项目工作的推进，我们时常能通过各种信息化手段实时沟通，徐老师对于项目的进展也给予充分的支持和肯定，给了我很大的帮助和指导。同时只要徐老师一回上海，我们便想方设法请他来给我们项目组培训、讲课及临床带教演示，以期尽可能展示徐氏对应疗法在临床的诊疗特色。在历时2年的项目研究中，我们项目组先后发表了2篇相关学术论文，其中1篇《针刺治疗颈椎病的临床疗效比较》发表在核心期刊《四川中医》上。在项目验收汇报会上，与会专家对于徐明光老师的“对应疗法”也给予了高度评价，认可了我们研究的科学性及对应疗法的有效性，并认为徐老师是我国提出对应概念的先驱者（1975年便已有了相关的学术记载），都非常期待徐老师的相关著作早日面世。

通过与徐明光老师长期的接触，我深受老先生的教导，更在他身上体会到一颗全心全意为患者解除病痛的医者仁心，从而坚定了我在祖国传统医学上不断前行的决心。徐老师也认可我的为人和学习态度，愿意与我结为师生，传道授业解惑，他的无私帮助、教育、提点，让我在传统医学道路上不断奋进。在今后的工作与学习中，我会以徐明光老师为榜样，认真踏实、勤奋努力、不畏艰难，学习传承“杨氏针灸”和“徐氏对应疗法”，并将其推广、发扬，为更多的患者服务。

（撰稿人:张晶莹，上海市延吉社区卫生服务中心主治医师，上海中医药大学本科，上海中医药大学针灸经络研究所研究生）

学医奇缘

2017年10月3日，本人于台湾南投县埔里天元佛院认识了来自澳大利亚的徐明光中医师，上海杨永璇大师之徒——海派中医杨氏针灸第二代传人，他对于杨氏针灸传承和发展贡献较大。其学生遍布海内外，其针灸手法，对应取穴、用药经验独到，往往针到病除。他本人生活简朴，工作繁忙，应接不暇的患者求助和学生请教是他每日的写照，有时甚至到了废寝忘食的地步。本人由感于徐老的悬壶济世，医术精湛，希望跟师学习，徐老欣然接受，也愿将杨氏针灸传授于我。2018年3月15日在上海又得见徐老师，徐老热情地接待了我，我们相谈甚欢，并有幸在诊所为徐老师针灸。本人检查后发现恩师太溪穴至中都穴段的皮肤黯黑，老师说是长期睡眠不足疲劳所致，嘱我为其针灸，一则检我的针法，二则以授针道，三则验其成效。我遂配以养老（不留针），合谷，太冲，太溪，舒肝穴，三阴交，阴陵泉，足三里，上巨虚（均双），百会。兼艾灸中脘，神阙。针毕老师认可了我的针法，并期许有加，此后，徐老师又将“阴刺法”传授于我。“阴刺法”原是《黄帝内经》中治疗寒厥之法，先师杨永璇传与老师双手进针以此治寒厥，之后徐老师又发皇古意，双手同时针刺照海透太溪，以抽坎填离，可使津液满口，徐老名之曰“南水北调”，取太溪与照海以使口齿生津，符合对应疗法中的“下肢-躯干逆向对应法”。此法遵循古意，双手进针，使主治范围增加。

事隔数月，2018年5月22日，家慈口唇干燥，不欲饮水已有数日，喜温恶寒，畏风，舌淡而苔少微干。脉沉细稍弦，但欲寐。余辩证为少阴虚寒不能蒸腾津液。治以温通少阴阳气，采用阴刺法，行补法针刺双侧太溪，留针15分钟。进针时针家母感足底有热、麻、微触电感，后觉唾液渐生，诸证释然。此症仅用阴刺太溪而已，却能在片刻见效，初试牛刀，信心倍增。感往恩师之教，如今试之，赫然见效。不啻先圣遗医道，当今岂能立奇功？

回想徐老师告诫习医之道，依然历历在目。夫学医者，不离跟师；若能跟师，宿世有缘；若遇明师，三生有幸，高屋建瓴，势如破竹。自学能成，必下功夫；勤奋好学，矢志读书。书不尽言，言不尽意，增广见闻，大处着眼。放宽思路，勿执己见，乖辟自恃，悔悟必多。汲取众长，不断进取，如此学医，方有进步，跟师如是，莫执一端，济世救人，不负所学，裨益群生，以医弘道。是为老师之告诫和勉励，聊表至此，记以鉴之。

己亥年五月下浣学生梁文瀚书于龙门山

（撰稿人：梁文瀚，5岁始读《易经》，7岁能背诵，现能背诵《黄帝内经》60%，18岁获得世界针灸联合会的中医师、针灸师资格证书）

明师指路，医道永承

遇见徐明光老师，是我一辈子的幸运。

徐老师是家父的好友，老师与家父小聚杭州时，常给我父母针灸调理身体。2018年本人高考前夕，徐老师来杭，得知我复习迎考身体疲倦，常常眼睛干涩，父亲便请徐老师到学校为我针灸。老师给我针养老、百会、四神聪等穴，经过3次调理后，我挑灯夜战精力充沛，头脑也变得十分清醒。中医针灸如此神奇，从此让我产生了学医学针之念。在高考填报志愿，犹豫今后的人生之路时，徐老师及时给我指点了迷津。当我如愿收到浙江中医药大学针灸推拿专业本科录取通知书时，我的学医之路充满了光明。

国医大师朱良春曾说："学习中医，经典是基础，师传是关键。"2018年仲夏，我正式跟随徐老师学习。中医治学当溯本求源，徐老师教导我要多读经典《黄帝内经》《针灸大成》《针灸甲乙经》等经典古籍，还手把手指点我进针、捻针及锻炼指力，以此"读经典，做临床"便开始我的从医学习之路。清代陆九芸曾云："读书而不临证，不可以为医；临证而不读书，亦不可以为医。"深知师承和经典中医古籍乃医家所谓的"医门之柱石"也。

启蒙就遇到明师，我已十分有幸，而能跟在他身边临床实践，实乃幸之又幸。所以我一丝不苟，学得尤其认真，格外珍惜跟师的每一天。跟随徐老师学习的那段时光，我与老师同吃、同住、同工作。从扎第一针开始，老师就对我寄予了较高的期望，"胆欲大而心欲细"，恩师常用杨永璇先师的教导来鼓励我，我在父母及妹妹身上练习针灸，老师扎一侧穴位，我就找准穴位针对侧，这样一对一的教学，让我进步很快。杨氏针灸和徐氏对应疗法的临床妙用，让我深深地着迷。

暑假跟师见习期间，我看到徐老师给父母的亲友针灸治疗，效果十分显著，仅仅运用两针养老穴便将多年的颈椎病、腰椎间盘突出症、坐骨神经痛解决，心中敬佩之情油然而生。当老师给家母用阴刺法针刺双侧"太溪穴"时，家母自述每次运针之时，口中便有津液从舌根涌出，用阴刺法针刺"照海穴"透"太溪穴"时，家母诉整个口中都有津液涌出，她本人也对此感到非常神奇。

跟随徐老师去寺庙中为香客义诊时，我亲眼所见老师两针"养老穴"治愈一位33岁患坐骨神经痛的女青年，患者自述运针时，有一股气传导到肩部，再传到背腰部，整个腰背发热，针前大腿疼痛无法抬起，针后大腿疼痛消失，能轻松抬高与身体垂直。一位45岁股骨头坏死的患者拄着双拐前来求诊，徐老师也用"养老穴"及杨氏针法共8针，针后患者丢掉双拐即能行走。还有一位89岁高龄老太，患丹毒症及糖尿病10余年，平日行走不便，腿脚无力时常跌跤，经老师3次针灸后行走自如，步伐轻松，半年后随访再未复发跌跤。最为惊奇的案例是，一位先天性轻度脑瘫患者，行走不稳伴流口涎、口舌僵硬言语不清，老师做了2次针灸治疗后，患者步履恢复平稳，交流口齿清晰，完全不流口涎。恩师医术之高明，医德之高尚，让众人赞叹不已！

恩师倾心教导，要求我大胆给他针刺一些常用要穴，以检验我的针法，让我体悟下针、运针、出针之感，徐老师也根据我的取穴准确度、手法熟练度给予及时指正，我的针灸技术由此日益提高。之后我开始经常给家人及亲友做针灸保健，调理一些常见的病症，颇有显效。如一位家父的好友，82岁患腰突症，躺在床上腰腿部肌肉撕裂状疼痛难忍，西医建议手术治疗，老先生邀我为其做针灸治疗，仅针刺"养老穴"等共7针，患者当场腰腿部疼痛明显缓解，能轻松起床活动，次日疼痛完全消失，随访半年未复发。

又如一位家父的同事患坐骨神经痛，在杭州经专家针灸治疗半月尚无明显效果，要我为其针灸，我运用徐老师所授两针“养老穴”，当即治好了他的坐骨神经痛，随访一个半月未复发。老师听闻后十分欣慰！

“徐氏对应疗法”用针少、见效快，在临床上真正做到了大道至简，达到“疏则畅、畅则通、通则和、和则安、安则健、健则寿”的理想治疗效果。继承并发扬杨氏针灸、徐氏对应疗法是我毕生的责任与使命。

医路任重而道远。感恩明师一路指引！

（撰稿人：林骆元，浙江中医药大学针灸推拿学本科学生）

难忘明师情，恩泽30年

在20世纪80年代，我有缘遇见恩师徐明光老师。

我弟弟是徐老师的日本翻译，有一年我嫂子要去日本跟徐老师学针灸，那时的我体弱多病，所以就一同前往。记得那次我感冒很久未愈，便请徐老师为我治疗，老师就用电吹风热吹本人的颈项风池、肩井，后背风门、肺俞及前胸天突、中府、云门等穴位3分钟，我的感冒、鼻塞、头痛的症状竟有了明显减轻。之后我每次觉得要感冒的时候就用此法预治，我还把这个方法教给了许多经常感冒的朋友，大家都说这个方法简便实用，而且效果立竿见影。大道至简，中医之道也。

与徐老师结缘的30多年，感恩难忘的往事，一段段数不胜数。最为感激的是恩师治愈了重病的家父与家母。我母亲身体一直虚弱，长期头痛。2013年10月，她突发脑梗，舌头僵硬，口不能言，行动迟钝，西医专家诊断此类脑梗好转的可能性很小。恰逢徐老师接受曙光医院邀请回国编写杨老手稿，心急火燎的我们赶紧请求徐老师前来救治，为保证每日可为家母针灸治疗，老师特地搬来住在我父母家。每日给我母亲针灸，同时还手把手教我，前3天老师亲自扎针并讲解具体穴位，之后每日老师就安排他扎右侧穴位，我来针左边。为了让我更快地学好，老师还让我在他身上练针，指点我每个穴位扎的有无到位。老师扎针不多，但疗效显著。几天后，家母病情就大有好转，可以正常讲话了，行走已无障碍。随后，我一直按照老师教的方法给家母做针灸保健。一个疗程后，亲朋好友见面，都说根本看不出母亲曾经得过脑梗。母亲现已86岁高龄，由于经常让我给她做针灸保健，现在基本上不吃药，精神气色不错（图0-55）。

家父30多年来，半边身体总是感觉不适，左边穿棉裤，右边穿单裤，睡觉时上半身要盖薄被子，下半身要盖厚被子，手不能碰冷水，双肘及两膝以下酸冷，既往有腰椎间盘突出症病史多年。经徐老师用对应疗法针灸1次后，父亲的手肘酸痛明显减轻，双脚发热。之后，父亲在高楼平台卷袖到肘吹风也无酸痛，再巩固2次治疗后，父亲几十年的顽疾基本治愈。

我的至亲们深受老师之恩，我弟弟亦不例外。弟弟的颈椎病，项背冷痛，过敏性鼻炎，前庭功能紊乱引起眩晕欲呕、耳鸣重听等病症都被老师一一治愈。最为难忘的一幕是2017年11月弟弟耳鸣眩晕听力下降，经徐老师用长针深刺听宫穴后当场耳鸣消失，听力明显提高。“感觉像一扇紧闭的门，突然被打开了！”针后弟弟兴奋地形容当时的感受。还有我侄女患左臂螺旋形骨折经徐老师治疗痊愈的例子，至今仍历历在目。侄女在澳大利亚珀斯学校组织玩滑水梯落地时撞到了手肘，虽及时送医治疗，但骨折手术后桡神经受损，左手腕无法抬起，左手大拇指、食指和中指伸曲障碍，需带手托度日，西医专家预测一年半才能恢复。徐老师得知其伤势，连忙住到我侄女家给她针灸治疗，经3次对应加局部针灸后，上症逐渐好转，共治8次，不仅手伤症状完全治愈，而且原有的痛经也消除。后返澳大利亚医院复诊，专家医师都为侄女桡神经受损恢复如此之快感到惊讶！后来，徐老师还用精湛的针灸手法治好了我婆婆的糖尿病。这么多年，我们全家对徐老师的感激之情无以言表，唯有深深感恩（图0–56）！

徐老师的医德医术，我们全家都特别敬佩，我们的朋友也受益良多。弟弟的翻译客户一位日本老太太，双膝关节肿痛，无法下地行走，经老师治疗后，可以自己出游。一位日本医学博士患有黄斑变性，老师为他做了针灸后，症状也有明显的改善。后日本友人又多次邀请徐老师赴日治疗，祖国针灸在海外再次绽放开花！

弟弟朋友的丈人患有十分严重的颈椎病，往后转头时常会昏倒，遍访医院未能改善症状，一次偶然的机会求治徐老师，在为其针刺养老穴后，患者的颈性眩晕消除（图0–70）。还有我的朋友小李，腰酸腿疼，夜尿频多，失眠多梦，经徐老师1次针灸后，症状大有好转，之后我又为她巩固针灸了2次，便彻底治愈了。朋友感叹“名师出高徒也！”

我弟弟的一位上海金融界的朋友，在2015年年初去美国滑雪，发生意外，摔伤了右肩臂，美国医院拍片后，诊断为“创伤性肩周炎”，采用冷敷后回国，上海华山医院骨科诊断为“肌腱撕裂及骨裂”，他经几家医院康复科治疗几个月后未能改善其症状，我弟弟介绍徐明光老师给他诊治。2015年6月初诊，老师针前先让患者进行“爬墙试验”，患者上举双手时，双手位置相差甚远，并自述疼痛难忍不能牵拉右肩，于是徐老师在其双踝对应处找到4个压痛点并予以针刺治疗，同时嘱其活动右肩，患者即觉得粘连处开始松动，20分钟取针后，再嘱其右肩上举，右手抬高的高度上升了16 cm！前后共治疗7次，基本治愈。患者觉得非常惊喜，十分感谢徐老师的治疗。

感谢老师毫无保留的传授，让我在恩师的言传身教下学到了许多真本领。医者父母心，徐老师急患者所急，想患者所想，解人病痛，是一位可敬可佩的好医师、好老师！也是我学医路上的一盏指路明灯！再次感恩明师！

（撰稿人：骆国联，中医爱好者）

不惑遇明师，此生承医道

读万卷书，不如行万里路；行万里路，不如名师指路。名师易得，明师难求也。不惑之年，从一名外企财务经理转行从事中医，求学行医路上，有幸得到多位名师指引，而一路最大的荣幸，是遇到了明师——针灸专家徐明光老师，从此医道传承，有幸得以长期跟随其左右。

2017年11月2日，首届中医养生保健国际论坛暨“医养结合”学术交流会在上海曙光医院举办，中医名家云集。会议中徐明光老师作《养老穴在临床中的妙用》演讲，一个个震撼的案例让台下惊叹不已，有坐着轮椅进来到针后轻松迈出诊室，眼前飞蚊乱舞到针后飞蚊无踪的病例，还有慢性疲劳综合征、颈肩腰背痛、各种眼疾等举不胜举的医案。徐老师在临床几乎每人必针养老穴，因为运用“养老穴”调治了从头到脚诸多疑难杂症，徐老师常被人们誉称为“徐养老”。“早闻神针张太溪，今遇针神徐养老”。一针养老，竟能征服如此多的疑难杂症！老师现场无私义诊，更让我深深体验到了他手下针法的神奇！针如游刃，提插如弓，轻捻快转半分钟，出针浑身焕轻松！

作为上海中医药协会中医讲师的我，当场诚挚地向徐老提出跟师学习意愿。承蒙老师的青睐，11月9日我有幸开始正式跟随徐明光老师学习。每周2次针灸门诊，徐老师手把手亲自传授杨氏针灸、徐氏对应疗法、脐针疗法、针灸美容减肥等医术，跟师每日临床，恩师口传心授医术，我每例细细记录。从四诊合参到辨证诊治，感恩老师每次孜孜不倦倾囊相授！临床亲眼所见一个个惊奇案例，一位踝关节骨裂半年无法下地的患者，经过恩师3次针灸，便让他快步行走自如。一位漏尿严重，夜尿频多的老伯，两针便让他从此脱离了纸尿裤!徐老师的诊室每日预约满满，患者络绎不绝。徐老师针到病除、一针行走海内外的绝活，让我深有感悟，恩师针下的功夫，源于其50年来日日勤奋临床的积累。学而悟，习而练，能者多劳，故劳者亦多能也，恩师的为人和教导，深深引领了我，踏实、努力，一路向前。当年恩师在针灸大师杨永璇、国医大师裘沛然膝下跟师多年，对于他的埋头实干，两位大师一直对其青睐有加。

医本仁术，德乃医本。凡大医者，集医道医术之大成也。作为一个医师，要急患者所急，只要有1%的希望，我们就要尽100%的努力！徐老师作为一代针灸专家，飞机上、火车中、轮船内、马路边施针。恩师徐老这样救死扶伤、免费施救的例子数不胜数。第一天跟随老师门诊，70多岁的他就废寝忘食连续站立诊治了10小时。每一次大型讲座，老师忘我义诊，弯腰敬业的身影让在场的每一位都肃然起敬！

“医为苍生始可珍”，徐老师常引用裘沛然先师的教导勉励我，恩师50余年一直身体力行。本人跟随恩师亲见其拔针无私相助最感人的案例，是2019年5月17日参观上海国际医疗器械博览会期间，老师用针灸让一位严重丧失听力达10余年的台湾参展商当场摘掉了助听器！5月31日《上海中医药报》刊登了我的此篇新闻报道《小小银针显神奇》，一时传为佳话。

现将此篇精彩医案与读者做一分享。

5月17日医博会，徐老师走到台湾馆一展台，体验该公司的能量养生舱后，他与董事长张先生交谈，发现张先生谈话时常有扭头转耳的动作，交流颇为费力。原来，69岁的张先生左耳丧失听力已逾10年，右耳尚有残余听力，目前只有依靠助听器。看见张先生苦恼的神情，徐老师主动提出为其免费做针灸改善听力。从未体验过针灸的张先生有些犹豫，老师先给他把脉，发现张先生双侧脉象均较弦，左关尤甚，而寸尺弦中带虚，遂推断他血压偏高，估计收缩压160mmHg左右，舒张压在90mmHg以上，且心肺功能欠佳，肾亏。张先生称赞其说很准，他今晨刚测血压正是160/94mmHg。接着徐老师望其舌象，发现其苔薄白中黄腻带裂纹，舌尖红，舌下静脉瘀象明显，唇干。结合其有神疲乏力、外寒内热、睡眠不安、夜卧尿频等不适，徐明光老师诊断其证属气阴两虚，脾肾阳虚。张先生听后颇为认可，遂接受了针灸的建议。

老师让张先生闭上眼睛，先针左侧的养老穴，张先生诉似有股电流上传左肘；再针其右侧的养老穴，也有相似的传感。1分钟后张先生睁开眼睛，惊奇地说："眼睛一下子变得明亮了！"又再针承浆、百会穴，留针几分钟后，其觉整个肩膀轻松，而且面色出现红润，心慌也得到缓解。接着徐老师再针其右侧听宫、翳风穴，并结合一次手法。几分钟后嘱张先生摘下助听器试听。"可以听到声音了，声音很清晰！"张先生喜不自胜，大声喊起来，随即一把将助听器塞入了公文包。之后徐老师又为其再针左侧听宫、翳风穴。留针期间，张先生满脸惊喜感叹："失聪多年的左耳，竟然也能听到一点声音了！戴了10年的助听器，当场可以摘掉了，徐医师的针灸太神奇！"见证这一奇迹的围观者无不翘起了大拇指。悬壶济世，针到病除！恩师之医德医术，让杏林后学永生敬仰。

恩师每日悉心教导，点亮我成长道路上的一盏明灯。细致入微地教我循经点穴，字斟句酌地教我修改医案，老师严谨治学、精益求精的风范，是我中医求学路上永远的榜样！每年从澳大利亚来沪，老师都会长驻我中医工作室进行指导。师生情深，老师不仅手把手施教，而且还经常鼓励我在他身上练针，老师曾赴日本在榻榻米上弯腰针灸，偶有腰疾发生，有一天晨起直不起腰，老师遂教我在他额头扎了一针，他即刻能起身外出！老师为书稿时常熬夜，导致有次胁肋隐痛，让我给他扎两针舒肝穴后，顿觉两胁舒适，宽胸展开了笑颜。看到我针灸立竿见影的疗效，老师发自内心地喜悦。有幸得到恩师赏识，使我能够长期跟随他身边临床，同时还协助他整理修改对应疗法及杨氏针灸书稿。老师还鼓励热爱中医、喜爱文字的我经常给中医药报投稿。对应疗法歌诀出炉，文稿修改日益丰满，笔耕路上，感恩老师一路指引成长！当我在中医讲台上讲解恩师的点穴妙招，教大家应用简便的徐氏对应疗法按揉保健治病时，恩师更是感到由衷地欣慰。为将对应疗法拓展应用到更宽的领域，老师积极指点引导我在临床中研究对应刮痧案例，功夫不负有心人，一例又一例惊喜的医案，让《徐氏对应疗法》更加鲜活与生动。

"胆欲大而心欲细，智欲圆而行欲方。"牢记恩师教导，不辜负杨氏针灸传人的使命与责任。杨永璇先师和徐明光老师的谆谆教诲，永远激励着我在中医路上不断前行！

前进路上，且行且努力。感恩明师！

（撰稿人：吴红英，特种刮痧第二代传人、中医高级调理师，上海中医药协会浦东分会中医讲师，上海市静安区老年大学中医讲师）

我和徐明光老师的师生缘

我和老师的缘分，要追溯到2017年5月。有一天，我在微信针灸群里看到一篇《在裘沛然先生身边》的文章，文字质朴，真切感人，细节之处让我动容。我发现署名和推文是徐明光，就冒昧加他的微信，我自身并非从事针灸，充其量是个盲修瞎练的爱好者，不了解针灸界的泰山北斗，也不知道这位“徐明光”是何许人，但就是那个无意中的“加好友”，影响了我后来的人生轨迹。

因为我是一名作家，打理着一个叫“畔问仁医”的人文医学访谈微信公众号，请不同的医师表述不同的人生，每个傍晚都有更新，写了有六七百篇，总共有400多万字，也算是一个专业领域的“网红”。我发现我的文章徐老师有时会点赞，有时还附有评论。我想他应该还是很欣赏我的文字吧，或者，这些文字对他来说是入眼的。一个作者其实最在意的就是这个。我曾和他聊起过裘老的这篇文字，想在裘老诞辰纪念日，在“畔问仁医”上发表这篇文字，但由于考虑到文章体例等因素遂作罢。此后与他也有微信往来。

我第一次见到老师是2017年8月26日。那一天，我作为“肢端推拿”民间中医诊疗技术的持有人，去曙光医院参加中华中医药学会民间特色诊疗技术研究学术年会，民间中医高手云集。我在台下观摩，此时看到一位头发花白，身材不高，精神奕奕的老人在上台演讲。听到中途才惊觉，这不就是和我加了几个月微信的徐老吗？他是一位旅居澳大利亚的著名针灸师，在海外弘扬中国文化，而且师出名门，是一代宗师杨永璇先生的高足，且在裘沛然先生的身边工作过多年，深得裘老指点。而此刻他正在进行演讲的内容是关于他从20世纪60年代就从事研究的“对应疗法”，因为我也是宁波人，听出了他的方言，觉得格外亲切。

“对应疗法”我也是第一次听说，仔细听来便产生了莫大兴趣，因为其在实践中，与“肢端推拿”有某些相似之处，且在理论上大大丰富了“肢端推拿”的理论体系。于是在会后我找到了他，他一眼就认出了我，不过他被人群团团围住演示“养老穴”的针法，我们没能说几句话。因为在刚才的讲座中，他提到了一个具有神奇功效的经穴——手太阳小肠经上的“养老穴”，由于他擅用该穴，几乎每症必用，并用得出神入化，素有“徐养老”之称。我在人群外围旁观，他当场治愈了一例飞蚊症，这使举座皆惊，在场的人都叹为神针。老师身边的人越围越多，他也有求必应。我想徐公真是善良。拍了几段“转手取养老”的视频后，因无法和他告别就离开了会场。一念闪过，真希望有机会要和这位老人学几招。

这两年我没有停止过写作、出书、做节目，坚持微信公众号的更新。与此同时，因为“肢端推拿”经过了两年的临床检验，使我获得了民间中医诊疗技术评估中心同意推广的证书，我也在临床实践上积累了较多的病例。我有一个习惯，许多病例都会以微信朋友圈的发文保存起来，两年多来，大大小小写了100多个病例，偶尔见到老师在病例下点赞，我为此而喜悦。

再一次见到老师是2019年5月5日。那天我去曙光医院参加“上海针灸沙龙”举办的讲座，讲课的正是徐老师，内容是“杨氏针灸与对应疗法”。我坐在第一排，出乎我的意料，他竟然通过上下互动向大家介绍我，肯定了我这几年在文字和肢端推拿领域的作为，一下子让我红了脸颊，一股热流直接涌上脑门，在大庭广众下，一种突如其来的激动经久不散。

讲课结束后，徐老师照例被围得水泄不通，人人争着与他合影，并且讨教“养老穴”的针法，他不厌其烦，细心地讲解。当晚我在微信中感谢了他，他也邀请我去他在上海的暂居处小坐，我欣然前往。

那次拜访，我们谈的很多。他说起在杨老和裘老身边的许多往事，我相信那是真实的。老一辈的中医人，医者父母心，不图名利爵位，只专注于将所有的绝学用于救治那些处于水深火热的患者。他的心肠很热，据常随身边的吴姐说，他在展会内、飞机上、火车中、游轮里、候车室经常是路见危难，拔针相助，而且总是沉疴立起，应手而愈。我想，这才是真正的医者，有着菩萨心的医者。老人的儒雅、睿智、谦和、善良、细心是给我最大的感受。

彼时，我左侧口腔内刺痛，疑似三叉神经痛，症状已经有多日，老师见我疼痛不已，遂亲手施治，我亲眼得见他通过把脉、舌象、触诊，使我身上的各种不适无一能逃过他的法眼。老师在我的三丹田、养老、太冲、合谷等穴针刺，把我全身受瘀受堵的气血经络几乎都调理了一遍。每刺一针，他会告诉我取此穴的原因，及与对应疗法的关系。我心中狂喜，老师已经在把我当作他的学生了。针起后，口腔内的疼痛感消弭大半，老师说这是我长期劳累，熬夜工作所致，并非三叉神经的问题，千叮万嘱我不要熬夜。在老师身边有一种祥和感，这种感觉是来自他自身的秉性和气场。那天，我回到了家，舒畅而愉悦。

我有幸与徐明光老师正式确立了师生的缘分，这对一个“半路汉”来说，是多么大的造化。在中年的时候得遇明师，是我一生之福报。老师称我“唐医师”，他说这样是有用意的，希望我能成为一位真正的受人景仰的医师。我始终记得这是极其重要的角色，必须为之鞠躬尽瘁，死而后已。

我遇到疑难病例讨教恩师的时候，他回复总是事无巨细，除了治法配伍，还有治则纲要，甚至还有他的体悟。我按照他的方法治疗，的确会收到有意想不到的疗效，更重要的是老师是在启发我治疗疾病的思维方式，这是我过去仅仅靠自己揣摩无法企及的。恩师是怎样的存在，他在学问上培养你，在人格上影响你，在处事上指点你，为此我深深感到幸福，背后有高山可仰，前路充满锦绣。

谢谢您，徐明光恩师。

（撰稿人：唐晔，专业作家，“晔问仁医”的人文医学访谈微信公众号创办者，“肢端推拿”民间中医诊疗技术的持有人）

附录三　对应疗法相关图

一、对应疗法全身参考图

全身对应图为20世纪70年代由上海中医药大学解剖教研室绘图师张兆丰先生所绘（附图1）。

二、对应疗法分段示意图

以下分段示意图为20世纪70年代由上海中医药大学解剖教研室绘图师张兆丰先生所绘制（附图2、附图3、附图4）。

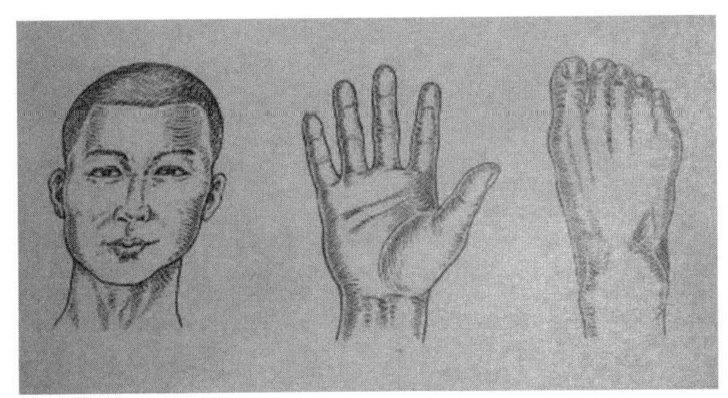

头面——手——足

颈项——腕——踝

附图2　对应疗法分段示意图（一）

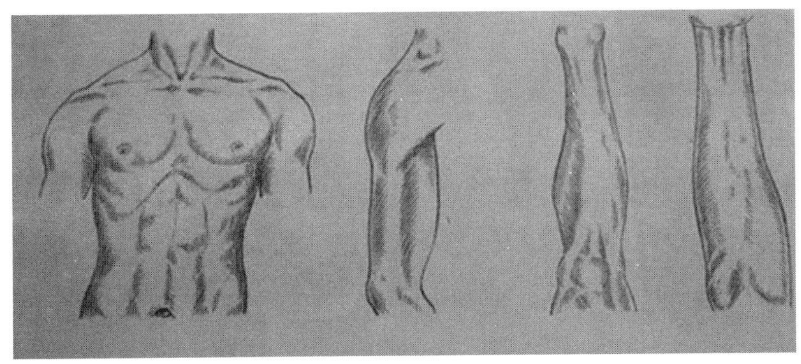

胸脘（背）——上臂——小腿——前臂

神阙（命门）——肘——膝——肘

附图3　对应疗法分段示意图（二）

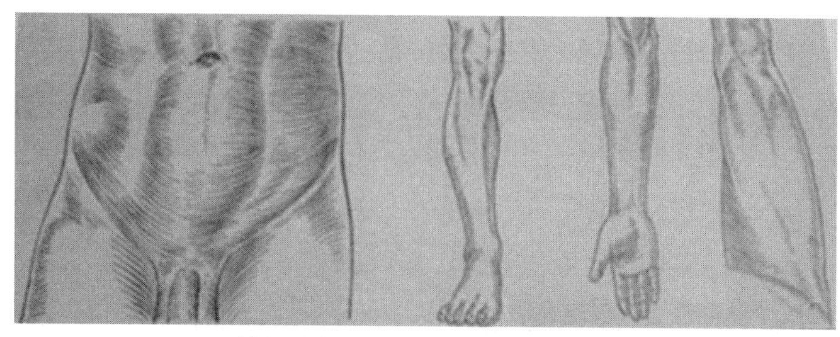

神阙（命门）——膝——肘——膝

下腹（腰骶）——小腿——前臂——大腿

附图 4　对应疗法分段示意图（三）

三、人体 10 种对应形式示范动作图

人体10种对应形式示范动作图参见附图5~附图14。

四、其他对应法

其他对应法示范动作图参见附图15~附图18。

五、新针疗法主要穴位图

新针疗法主要穴位图原载于1969年上海中医药大学与上海第二医学院合编的《新针疗法手册》，该书当时由笔者负责编写及点穴（附图19）。

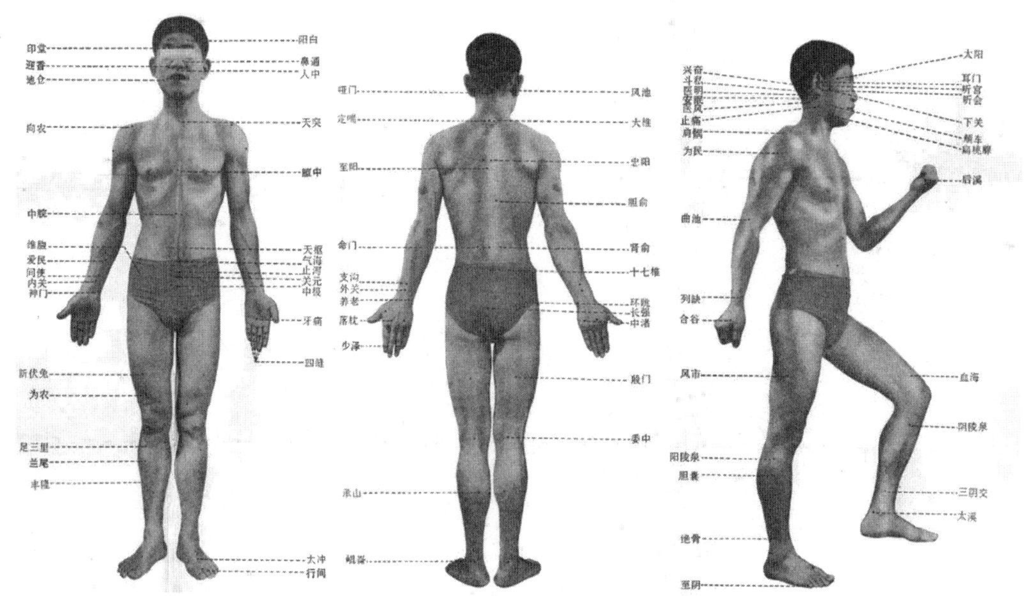

附图 19　新针疗法主要穴位图

编后语

20世纪60年代，笔者通过临床实践与查阅大量资料，创立了“对应疗法”，更准确地说，是发现了“对应疗法”。对应疗法揭示的规律普遍存在于人体，亦可说是对《黄帝内经》中“巨刺”“缪刺”“上病下取”“下病上取”理论的进一步发挥。该理论最初只是指导治疗疼痛类疾病，后来发现，其对于内、外、妇、儿、骨伤、皮肤、五官各科疾病亦具有意想不到的疗效。

该疗法一经创立，即递交裘沛然与杨永璇两位老师审阅，受到恩师们较高评价与鼓励。此后，笔者辗转全国多地及新加坡、澳大利亚、日本等，使用对应疗法治疗疾病上万例，均获得了满意的疗效。其间笔者亦在多地讲学，赢得了良好的声誉。

对应疗法自创立以来，最初是以内部文件交流学习的方式使用，并未对该疗法作详细系统阐述。一方面是因为笔者自20世纪90年代移民澳大利亚后无暇著述，另一方面，笔者受中医界耆宿裘沛然恩师严谨的治学精神影响，希冀将内容丰富完善后再行出版。2014年，在上海海派中医评审组组长、上海中医药大学原校长严世芸教授的关注下，上海中医药大学附属曙光医院聘请笔者为非物质文化遗产“杨氏针灸流派传承研究基地”顾问，负责整理恩师杨永璇老师的学术经验。以此契机，笔者遂每年回国两次，在此期间举办了杨氏针灸与对应疗法相关讲座数次，遇到了许多故知新友，其中有许多年富力强有志于发扬祖国传统医学的学生。他们积极地学习对应疗法，并用之于临床，获得了良好的疗效。他们非常希望笔者能将此讲义整理成书，扩大针灸治疗的思路，造福于社会大众。受此鼓励，吾虽年逾古稀，仍决心将对应疗法50余年的经验公之于众，希望对针灸学的发展做出应有的贡献。

笔者虽然总结了10种对应取穴方法，但实际上远未止此，以此书抛砖引玉，期望更多的同仁与后来者能探索人体的奥秘，总结、发现更多有价值的对应规律。

我一直不忘好友王卜雄医师，当初是他将其临床上偶然发现与我分享，才有对应疗法的发轫之始，谨以此书纪念王卜雄医师！

最后，感谢父母对我的养育之恩，感谢家人对我工作与研究的支持，感谢恩师裘沛然先生、杨永璇先生等多位前辈对我的悉心教导，感谢李鼎教授、吴焕淦会长的不吝赐序，感谢中国科学院院士陈子元教授和澳洲全国中医药针灸学会联合会会长林子强教授为本书题词，感谢浙江省中医药研究院俞中元主任医师为本书的修改多次提出宝贵意见，感谢上海市针灸经络研究所刘立公研究员、叶明柱副主任医师的鼎力支持，感谢笔者好友，原上海中医药大学解剖教研室绘图师张兆丰先生早年为对应疗法绘图，感谢墨尔本Love Australia Pty Ltd摄影师对旧照翻新，并对中国中医药出版社编审单宝枝博士为本书出版给予的大力协助，以及支持的同道和学生，一并表示真诚的感谢！

徐明光

2019年9月于墨尔本

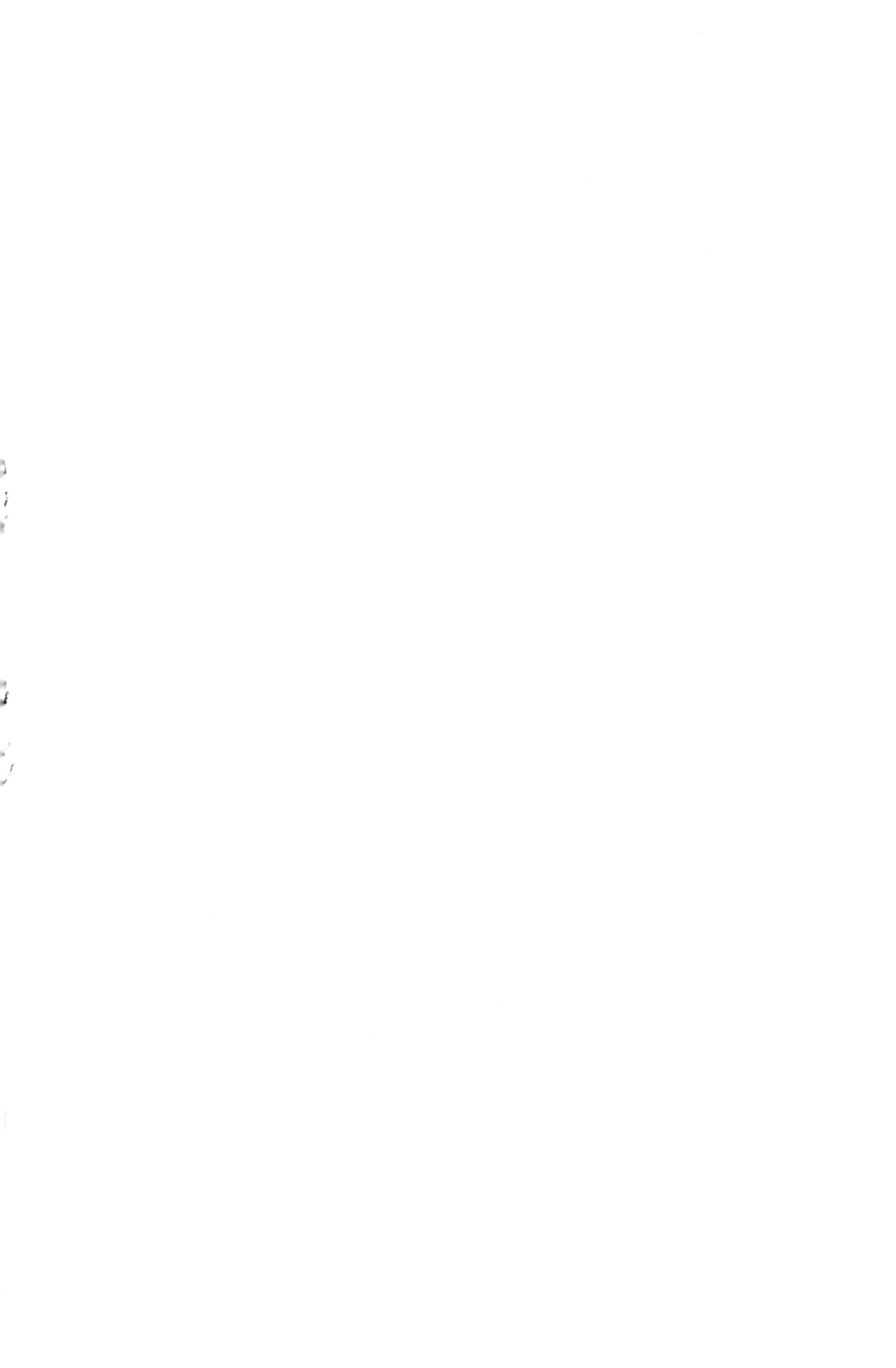